BILL GATES

**WIE WIR DIE NÄCHSTE
PANDEMIE VERHINDERN**

BILL GATES

WIE WIR DIE NÄCHSTE PANDEMIE VERHINDERN

Aus dem amerikanischen Englisch von
Karlheinz Dürr, Ursula Held,
Karsten Petersen und Cornelia Stoll

Mit 46 Schwarz-Weiß-Abbildungen

PIPER

Mehr über unsere Autorinnen, Autoren und Bücher:
www.piper.de

Von Bill Gates liegen im Piper Verlag vor:
Wie wir die Klimakatastrophe verhindern
Wie wir die nächste Pandemie verhindern

Inhalte fremder Webseiten, auf die in diesem Buch
(etwa durch Links) hingewiesen wird,
macht sich der Verlag nicht zu eigen. Eine Haftung
dafür übernimmt der Verlag nicht.

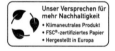 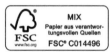

ISBN 978-3-492-07170-3
Die Originalausgabe erschien 2022 unter dem Titel
How to Prevent the Next Pandemic bei Alfred A. Knopf,
a division of Penguin Random House LLC, New York
Alle Rechte vorbehalten, insbesondere das Recht
der Vervielfältigung und Verbreitung, in Teilen oder
im Ganzen.
Copyright © 2022 by Bill Gates
Für die deutsche Ausgabe:
© Piper Verlag GmbH, München 2022
Satz: Tobias Wantzen, Bremen
Gesetzt aus der Adobe Garamond Pro
Litho: Lorenz & Zeller, Inning am Ammersee
Druck und Bindung: GGP Media, Pößneck
Printed in Germany

*Für die Menschen, die während der COVID-19-Pandemie
an vorderster Front im Einsatz waren und ihr Leben riskierten,
und für die Wissenschaftler und Entscheidungsträger,
die dafür sorgen können, dass diese Helfer nie wieder in so
eine Lage kommen.*

*Und in Erinnerung an Dr. Paul Farmer, der die Welt mit
seinem Engagement für die Rettung von Menschenleben
inspirierte. Die Autorenerlöse aus diesem Buch werden seiner
Organisation* Partners in Health *gespendet.*

INHALT

Einführung 9

1 Aus COVID-19 lernen 32

2 Ein Pandemie-Präventionsteam aufstellen 56

3 Bei der Früherkennung von Ausbrüchen besser werden 68

4 Den Menschen sofort beim Selbstschutz helfen 104

5 Die Suche nach neuen Wirkstoffen beschleunigen 138

6 Die Impfstoffherstellung vorbereiten 170

7 Üben, üben und nochmals üben 218

8 Die globale Gesundheitslücke schließen 238

9 Pandemieprävention planen und finanzieren 262

Nachwort: Wie Corona unsere digitale Zukunft prägt 289

Glossar 306
Dank 309
Anmerkungen 314
Register 329

EINFÜHRUNG

Als ich 2020 an einem Freitagabend Mitte Februar beim Dinner saß, wurde mir klar, dass sich COVID-19 zu einer globalen Katastrophe auswachsen würde.

Seit einigen Wochen war ich mit Experten* der Bill & Melinda Gates Foundation im Gespräch über eine neue ansteckende Atemwegserkrankung, die zuerst in China aufgetaucht war, sich inzwischen aber auch anderswo ausbreitete. Wir haben das Glück, ein Team von hervorragenden Fachleuten mit jahrzehntelanger Erfahrung in der Erkennung, Behandlung und vorbeugenden Bekämpfung von Infektionskrankheiten zu haben, und dieses Team hat die Ausbreitung von COVID-19 genau beobachtet. Das Virus war schnell auch in Afrika aufgetaucht, und aufgrund der ersten Lagebeurteilung der Stiftung und entsprechender Anfragen von afrikanischen Regierungen hatten wir Mittel bereitgestellt, um zu helfen, die weitere Ausbreitung des Virus zu bekämpfen, und um die Länder darin zu unterstützen, vorbereitet zu sein, falls die Seuche um sich greifen sollte. Wir hofften zwar, das Virus werde sich nicht über die ganze Welt ausbreiten, doch wir mussten mit dem Schlimmsten rechnen, solange wir es nicht besser wussten.

---

* *Anmerkung des Übersetzers:* Um den Lesefluss nicht zu stören, wird in diesem Buch der Einfachheit halber bei der Bezeichnung von Personen oder Personengruppen in den meisten Fällen nur die männliche oder weibliche Form verwendet. Selbstverständlich ist dabei stets die jeweils andere Form gleichrangig miteinbezogen.

Zu diesem Zeitpunkt gab es noch Gründe für die Hoffnung, dass die Ausbreitung des Virus eingedämmt werden konnte und es keine Pandemie entfesseln würde. Die chinesische Regierung hatte beispiellose Sicherheitsvorkehrungen getroffen, um die Millionenstadt Wuhan abzuriegeln – die Stadt, in der das Virus erstmals aufgetaucht war. Schulen und öffentliche Plätze wurden geschlossen, und die Bürger erhielten Ausgangskarten, mit denen sie jeden zweiten Tag für jeweils eine halbe Stunde aus dem Haus gehen durften.[1] Die Ausbreitung des Virus war noch so begrenzt, dass die meisten Länder die Menschen ohne Einschränkungen reisen ließen. Ich war noch Anfang Februar nach Südafrika geflogen, um an einem Prominenten-Tennismatch für wohltätige Zwecke teilzunehmen.

Als ich nach meiner Rückkehr aus Südafrika wieder in der Gates Foundation war, wollte ich mich in einem ausführlichen Gespräch über COVID-19 informieren lassen. Ich hatte eine zentrale Frage, an die ich ständig denken musste und über die ich mich gründlich informieren wollte: Konnte COVID-19 eingedämmt werden, oder würde sich die Seuche über die ganze Welt ausbreiten?

Ich griff zu einer bevorzugten Taktik, die ich seit Jahren immer wieder einsetze: das Arbeitsdinner. Eine Agenda ist dafür nicht nötig; man lädt einfach ein paar kluge Menschen ein, vielleicht ein Dutzend oder so, versorgt sie mit Essen und Getränken, stellt ein paar Fragen in den Raum und hört zu, wenn sie anfangen, laut darüber nachzudenken. Ein paar der besten Gespräche meines Arbeitslebens habe ich mit einer Gabel in der Hand und einer Serviette auf dem Schoß erlebt.

Ein paar Tage nach meiner Rückkehr aus Südafrika fragte ich also per E-Mail an, ob es am nächsten Freitag passen würde: »Wir könnten versuchen, uns mit den Leuten, deren Arbeit etwas mit dem Coronavirus zu tun hat, zum Dinner zu treffen, um uns auszutauschen.« Trotz ihrer vollen Terminkalender waren fast alle so nett, zuzusagen, und so kamen an jenem Freitagabend ein Dutzend Experten von der Gates Foundation und anderen Organisationen zum Dinner in meinem Büro etwas außerhalb von Seattle zusammen. Bei Rippchen und verschiedenen Salaten wandten wir uns der Schlüsselfrage zu: Würde COVID-19 sich zu einer Pandemie ausweiten?

Wie ich an diesem Abend erfuhr, ließen die Zahlen nichts Gutes für die Menschheit erwarten. Vor allem, weil COVID-19 durch die Luft übertragen wird – wodurch es ansteckender ist als ein Virus, das durch Körperkontakt übertragen wird wie HIV oder Ebola –, bestand kaum Hoffnung, die Ausbreitung des Virus auf einige wenige Länder beschränken zu können. Innerhalb weniger Monate würden sich viele Millionen Menschen in aller Welt mit der Krankheit infizieren, und Millionen würden daran sterben.

Ich war fassungslos, dass die meisten Regierungen angesichts dieser drohenden Katastrophe nicht stärker beunruhigt waren, und fragte in die Runde:»Warum handeln die Regierungen nicht entschiedener?«

Ein Wissenschaftler im Team, der südafrikanische Forscher Keith Klugman, der von der Emory University zu unserer Stiftung gekommen war, sagte nur:»Eigentlich müssten sie das.«

Ansteckende Krankheiten – sowohl solche, die sich zu Pandemien ausweiten können, als auch solche, bei denen das nicht der Fall ist – sind für mich eine Art Obsession. Im Gegensatz zu den Themen meiner vorigen Bücher, Software und Klimawandel, sind tödliche Infektionskrankheiten im Allgemeinen nichts, worüber die Menschen nachdenken wollen. (COVID-19 ist die Ausnahme, die diese Regel bestätigt.) Ich musste lernen, auf Partys meine Begeisterung für Gespräche über AIDS-Therapien und Malaria-Impfstoffe zu zügeln.

Meine Leidenschaft für dieses Thema nahm vor 25 Jahren ihren Anfang, und zwar im Januar 1997, als Melinda und ich in der *New York Times* einen Artikel von Nicholas Kristof lasen. Nick berichtete darin, dass jedes Jahr 3,1 Millionen Menschen an Durchfall (Diarrhö) sterben, fast alle von ihnen Kinder.[2] Wir waren schockiert – drei Millionen Kinder pro Jahr. Wie konnten so viele Kinder an etwas sterben, das, soweit wir wussten, kaum mehr als eine unbequeme Lästigkeit ist?

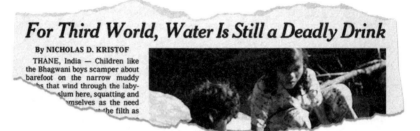

For Third World, Water Is Still a Deadly Drink
By NICHOLAS D. KRISTOF
THANE, India — Children like the Bhagwani boys scamper about barefoot on the narrow muddy ⁓s that wind through the laby- ⁓slum here, squatting and ⁓mselves as the need ⁓he filth as

Aus der *New York Times*. © 1997 The New York Times Company. Alle Rechte vorbehalten. Abgedruckt mit Genehmigung.[3]

Aus dem Artikel erfuhren wir, dass die einfache, lebensrettende Medizin gegen Durchfall – eine preisgünstige Flüssigkeit, welche die verlorenen Nährstoffe ersetzt – für viele Millionen Kinder unerreichbar ist. Dies schien uns ein Problem zu sein, das zu lösen wir helfen konnten, und so begannen wir, Hilfsgelder bereitzustellen, um das Mittel in größeren Mengen zu verbreiten und die Entwicklung eines Impfstoffs zu fördern, der Durchfallerkrankungen von vornherein verhindern kann.*

Ich wollte mehr wissen. Ich nahm zu Bill Foege Kontakt auf, einem der Epidemiologen, dem wir die Ausrottung der Pocken zu verdanken haben, und ehemaligem Chef der Centers for Disease Control and Prevention (CDC, US-Behörde für Seuchenschutz und -prävention). Bill gab mir einen Stapel von 81 Lehrbüchern und Fachartikeln über Pocken, Malaria und öffentliche Gesundheit in armen Ländern; ich las alles, so schnell ich konnte, und bat ihn um mehr. Eines der Bücher, die mich am stärksten beeindruckten, trug den profanen Titel *World Development Report 1993: Investing in Health, Volume 1* (»Weltentwicklungsbericht

---
* In Kapitel 3 werde ich berichten, was daraus geworden ist.

1993: Investieren in Gesundheit, Band 1«).[4] Meine Obsession für Infektionskrankheiten – und vor allem Infektionskrankheiten in Ländern mit niedrigen oder mittleren Einkommen – hatte begonnen.

Wenn man beginnt, sich über Infektionskrankheiten zu informieren, kommt man schnell auf das Thema Ausbrüche, Epidemien und Pandemien. Die Definitionen für diese Begriffe sind weniger genau, als Sie vielleicht denken. Als Faustregel kann man sagen, dass ein Ausbruch vorliegt, wenn eine Krankheit in einem lokalen Gebiet ausbricht, eine Epidemie, wenn sich ein Ausbruch innerhalb eines Landes oder einer Region weiter ausbreitet, und eine Pandemie, wenn eine Epidemie weltweit auftritt und mehr als einen Kontinent betrifft. Und es gibt Krankheiten, die nicht kommen und gehen, sondern ständig in einer bestimmten Region anzutreffen sind – sie sind als *endemische* Krankheiten bekannt. So ist zum Beispiel Malaria in vielen äquatornahen Regionen endemisch. Falls COVID-19 nie ganz verschwinden sollte, wird es über kurz oder lang als endemische Krankheit klassifiziert werden.

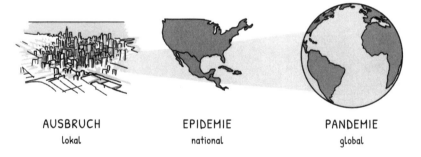

| AUSBRUCH | EPIDEMIE | PANDEMIE |
| lokal | national | global |

Es ist nichts Ungewöhnliches, wenn ein neuer Krankheitserreger entdeckt wird. Laut Weltgesundheitsorganisation (World Health Organization, WHO) haben Wissenschaftler in den vergangenen fünfzig Jahren über 1500 davon identifiziert, von denen die meisten zunächst bei Tieren auftraten und dann auf Menschen übergriffen (Zoonose).

13

Einige davon haben kaum Schaden verursacht; andere, etwa HIV, sind zu Katastrophen geworden. Durch HIV/AIDS sind über 36 Millionen Menschen ums Leben gekommen; heute leben über 37 Millionen Menschen mit HIV. Im Jahr 2020 kamen 1,5 Millionen neue Fälle hinzu; allerdings sinkt die Zahl neuer Fälle von Jahr zu Jahr, da Infizierte, die in geeigneter Weise mit einem antiviralen Medikament (Virostatikum) behandelt werden, die Krankheit nicht weitergeben.[5] Und mit Ausnahme der Pocken – der einzigen Krankheit des Menschen, die jemals vollständig ausgerottet wurde – sind die alten Infektionskrankheiten nach wie vor unter uns. Selbst die Pest, welche die meisten von uns mit dem Mittelalter assoziieren, kommt immer noch vor; 2017 zum Beispiel brach sie in Madagaskar aus, infizierte über 2400 Menschen und forderte über 200 Todesopfer.[6] Bei der WHO gehen jedes Jahr Berichte über mindestens vierzig Cholera-Ausbrüche ein. Zwischen 1976 und 2018 kam es zu 24 lokalisierten Ausbrüchen und einer Epidemie von Ebola. Wenn man die kleineren davon mitzählt, treten jedes Jahr vermutlich über 200 Ausbrüche von Infektionskrankheiten auf.

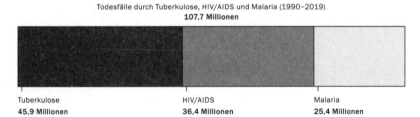

Endemische Killer. HIV/AIDS, Malaria und Tuberkulose haben seit 1990 weltweit über 100 Millionen Todesopfer gefordert. (Institute for Health Metrics and Evaluation)[7]

AIDS und andere »stille Epidemien«, wie sie genannt werden – Tuberkulose, Malaria und andere – sowie Durchfallerkrankungen und Müttersterblichkeit stehen im Mittelpunkt der weltweiten Arbeit der Gates Foundation zur Verbesserung der öffentlichen

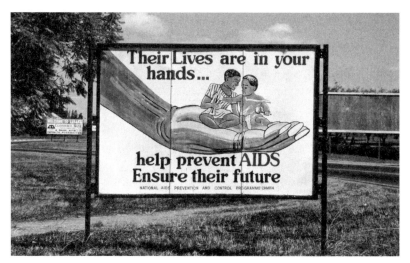

Ein Plakat, das zu AIDS-Aufklärung und -Prävention in Lusaka, der Hauptstadt Sambias, aufruft.[8]

Gesundheit. Im Jahr 2000 forderten diese Krankheiten insgesamt über 15 Millionen Todesopfer, viele von ihnen Kinder, und dennoch wurde erschreckend wenig Geld für ihre Bekämpfung ausgegeben.[9] Melinda und ich erkannten dies als den Bereich, in dem unsere Ressourcen und unser Wissen darüber, wie man Teams aufbaut, um neue Innovationen zu schaffen, die größte Wirkung erzielen können.

Dies ist das Thema eines weitverbreiteten Missverständnisses über die Arbeit unserer Stiftung zur Förderung der öffentlichen Gesundheit: Sie konzentriert sich keineswegs darauf, Menschen in reichen Ländern vor Krankheiten zu schützen, sondern hat vielmehr das Ziel, die Lücke in der medizinischen Versorgung zwischen Hoch- und Niedriglohnländern zu verkleinern. Zwar haben wir im Zuge dieser Arbeit eine Menge über Krankheiten gelernt, die auch reichen Ländern zusetzen können, und ein Teil der von uns bereitgestellten Mittel wird zur Bekämpfung dieser Krankheiten beitragen, aber sie stehen nicht im Zentrum unserer Fördertätigkeit. Die Privatwirtschaft, die Regierungen reicher

15

Länder und andere Philanthropen stellen umfangreiche Ressourcen für solche Initiativen zur Verfügung.

Pandemien betreffen natürlich alle Länder, und ich habe viel über dieses Thema nachgedacht, seit ich begann, mich mit ansteckenden Krankheiten zu beschäftigen. Viren, die die Atemwege angreifen, sogenannte »respiratorische Viren« oder »Atemwegsviren« – darunter auch die Influenza-Familie (Grippeerreger) und die Coronavirus-Familie – sind besonders gefährlich, weil sie sich so schnell ausbreiten können.

Und die Wahrscheinlichkeit, dass eine Pandemie ausbrechen wird, steigt ständig. Das liegt unter anderem daran, dass der Mensch infolge des Wachstums der Städte immer weiter in natürliche Lebensräume eindringt, immer häufiger mit Tieren interagiert und dadurch mehr Gelegenheiten für Krankheitserreger entstehen, vom Tier auf den Menschen überzuspringen. Ein anderer Grund ist, dass der internationale Reiseverkehr rapide zunimmt (zumindest bis COVID-19 dessen Wachstum verlangsamte): Im Jahr 2019, also vor COVID-19, gab es 1,4 Milliarden internationale Ankünfte pro Jahr – 1950 waren es nur 25 Millionen.[10] Die Tatsache, dass es seit einem Jahrhundert keine katastrophale Pandemie mehr gegeben hat – die letzte war die Grippe von 1918, die ungefähr fünfzig Millionen Menschen das Leben kostete –, ist zum großen Teil reinem Glück geschuldet.

Im Jahr 2019 war die Möglichkeit einer Grippepandemie relativ gut bekannt; viele Menschen hatten von der Grippe von 1918 zumindest schon einmal gehört, und vielleicht konnten sie sich auch noch an die Schweinegrippe-Pandemie von 2009 bis 2010 erinnern. Als ich mir all dieses Wissen aneignete, in den frühen 2000er-Jahren, wurde über Coronaviren – die eine der drei Virusarten sind, welche die meisten einfachen Erkältungen verursachen – nicht annähernd so oft gesprochen wie über Grippe.

Je mehr ich erfuhr, desto klarer wurde mir, wie schlecht die Welt auf eine schwere Epidemie durch Atemwegsviren vorbereitet war. Ich las einen Bericht über die Reaktion der WHO auf die Schweinegrippe-Pandemie von 2009, der mit einer geradezu

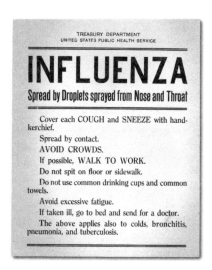

Ein Plakat der US-Regierung, mit dem die Bevölkerung während der Grippepandemie von 1918 zu sorgfältiger Hygiene und Social Distancing aufgefordert wird.

prophetischen Warnung endete: »Die Welt ist schlecht vorbereitet, um auf eine schwere Influenza-Epidemie oder eine andere, ähnlich globale, anhaltende und bedrohliche Notlage der öffentlichen Gesundheit wirkungsvoll reagieren zu können.« Der Bericht enthielt einen Plan, der Schritt für Schritt aufzeigte, welche Maßnahmen getroffen werden sollten, damit ein Gemeinwesen vorbereitet ist. Nur wenige dieser Schritte wurden tatsächlich umgesetzt.

Im darauffolgenden Jahr begann mein Freund Nathan Myhrvold mir von seinen Forschungen zu den größten Bedrohungen für die Menschheit zu erzählen. Auch wenn eine menschengemachte Biowaffe – eine im Labor erzeugte Krankheit – seine größte Sorge war, standen in der freien Natur vorkommende Viren doch ebenfalls ziemlich weit oben auf seiner Liste.

Ich kenne Nathan seit Jahrzehnten. Er hat Microsofts richtungsweisende Forschungsabteilung aufgebaut und ist ein Universalgelehrter, der über Kochen (!), Dinosaurier, Astrophysik und diverse andere Themen geforscht hat. Er neigt nicht dazu, Risiken zu übertreiben. Nachdem er mir erklärt hatte, dass Regierungen in aller Welt praktisch nichts taten, um sich auf Pandemien jedweder Art – seien sie natürlichen Ursprungs oder menschengemacht – vorzubereiten, unterhielten wir uns darüber, wie sich das ändern ließe.*

Nathan verwendet eine Analogie, die ich passend finde. Das Gebäude, in dem Sie sich gerade aufhalten (vorausgesetzt, Sie lesen dieses Buch nicht am Strand), ist wahrscheinlich mit Rauchmeldern ausgestattet. Die Wahrscheinlichkeit, dass dieses Gebäude, in dem Sie sich befinden, heute durch ein Feuer zerstört wird, ist sehr gering – tatsächlich könnten hundert Jahre ins Land gehen, ohne dass es durch einen Brand zerstört wird. Aber dieses Gebäude ist natürlich nicht das einzige, und irgendwo auf der Welt brennt genau in diesem Moment ein Gebäude ab. Diese ständige Erinnerung ist der Grund, warum wir Rauchmelder installieren: Um uns gegen etwas zu schützen, das zwar selten vorkommt, aber dann sehr zerstörerisch sein kann.

Wenn es um Pandemien geht, kann man sich die Welt als ein großes Gebäude vorstellen, das zwar mit Rauchmeldern ausgestattet ist, die aber nicht besonders empfindlich sind und Schwierigkeiten haben, miteinander zu kommunizieren. Wenn in der Küche ein Feuer ausbricht, könnte es aufs Esszimmer überspringen, bevor genügend Menschen es mitbekommen haben, um sich an die Arbeit zu machen und es zu löschen. Und der Alarm geht nur ungefähr alle hundert Jahre los, sodass man leicht vergisst, dass die Gefahr immer präsent ist.

Es ist schwer, sich vorzustellen, wie schnell eine Krankheit sich ausbreiten kann, da exponentielles Wachstum ein Phänomen ist,

---

* Schließlich verfasste Nathan einen Beitrag über diese Ideen, der unter dem Titel »Strategic Terrorism: A Call to Action« (»Strategischer Terrorismus: ein Aufruf zum Handeln«) in dem Blog *Lawfare* erschien. Sie können den Text hier finden: https://papers.ssrn.com. Ich würde empfehlen, ihn nicht vorm Schlafengehen zu lesen – er ist ernüchternd.

mit dem die meisten von uns im Alltag nichts zu tun haben. Aber ziehen Sie einfach mal diese Zahlen in Betracht: Wenn am ersten Tag 100 Menschen eine ansteckende Krankheit haben und sich die Fallzahl jeden Tag verdoppelt, wird am 27. Tag die gesamte Weltbevölkerung infiziert sein.

Seit dem Frühjahr 2014 ließ ich mich vom Gesundheitsteam der Gates Foundation per E-Mail über einen Krankheitsausbruch informieren, der sich bedrohlich anhörte: Im Südosten des kleinen westafrikanischen Landes Guinea waren einige Fälle von Infektionen mit dem Ebola-Virus registriert worden. Im Juli dieses Jahres wurden in Conakry, der Hauptstadt Guineas, und in den Hauptstädten von Guineas Nachbarländern Liberia und Sierra Leone Ebola-Fälle diagnostiziert.[11] Am Ende hatte sich das Virus auf sieben weitere Länder ausgebreitet, darunter auch die Vereinigten Staaten, und über 11 000 Todesopfer gefordert.

Ebola ist eine furchterregende Krankheit. In vielen Fällen führt sie dazu, dass Patienten aus sämtlichen Körperöffnungen bluten, aber glücklicherweise kann sie wegen ihrer kurzen Inkubationszeit und lähmenden Symptome nicht zig Millionen Menschen infizieren. Ebola wird ausschließlich durch physischen Kontakt mit den Körperflüssigkeiten einer infizierten Person übertragen, und wenn es so weit ist, dass Infizierte wirklich ansteckend sind, sind sie bereits zu krank, um noch herumlaufen zu können. Das größte Infektionsrisiko besteht bei Menschen, die Ebola-Patienten pflegen, sei es zu Hause oder im Krankenhaus, und bei Begräbnissen, wenn jemand den Leichnam einer Person wäscht, die an der Krankheit gestorben ist.

Obwohl klar war, dass Ebola nicht allzu viele US-Amerikaner umbringen würde, ermahnte es sie, dass ansteckende Krankheiten weite Entfernungen zurücklegen können. Mit dem Ebola-Ausbruch war ein entsetzlicher Erreger nicht nur in die Vereinigten Staaten gekommen, sondern auch nach Großbritannien und Italien – beliebte Reiseziele amerikanischer Touristen. Die Tatsache, dass es in diesen drei Ländern insgesamt nur sechs Erkrankte und einen Todesfall gegeben hatte, im Vergleich zu über

19

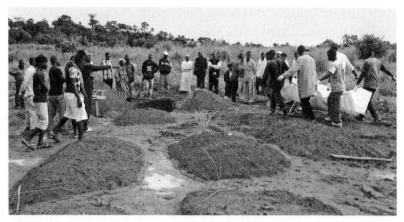

Während der Ebola-Epidemie, die von 2014 bis 2016 in Westafrika grassierte, infizierten sich zahlreiche Menschen auf Begräbnissen mit dem Virus, weil sie in engen Kontakt mit einem kurz zuvor verstorbenen Opfer der Krankheit kamen.[12]

11 000 in Westafrika, spielte keine Rolle, die Aufmerksamkeit der Amerikaner für Epidemien war geweckt – zumindest für eine Weile.

Ich dachte, das könne vielleicht eine Gelegenheit sein, um auf die Tatsache hinzuweisen, dass die Welt nicht darauf vorbereitet war, effektiv mit einer Infektionskrankheit umzugehen, die im Gegensatz zu Ebola tatsächlich eine Pandemie verursachen kann. *Wenn Sie glauben, dass Ebola schon schlimm ist, möchte ich Ihnen sagen, was die Grippe anrichten kann.* Über die Weihnachtsfeiertage 2014 begann ich, ein Memo zu schreiben, mit dem ich zeigen wollte, wie lückenhaft die von der Welt gegen Pandemien getroffenen Vorkehrungen waren – wie Ebola es gezeigt hatte.

Die Lücken waren enorm. Es gab kein systematisches Verfahren, um die Ausbreitung einer Krankheit in einem Gemeinwesen zurückzuverfolgen. Diagnostische Tests waren entweder überhaupt nicht zu bekommen, oder sie brauchten mehrere Tage, um Ergebnisse zu produzieren – eine Ewigkeit, wenn man Menschen isolieren muss, weil sie sich infiziert haben. Es gab ein Freiwilligennetzwerk von mutigen Experten für Infektionskrankheiten, die in die betroffenen Länder reisten, um dort den Behörden zu helfen, aber es gab kein großes Vollzeitteam bezahlter Experten. Und selbst wenn es so ein Team gegeben hätte, existierte kein Plan, um es dort einzusetzen, wo es gebraucht wurde.

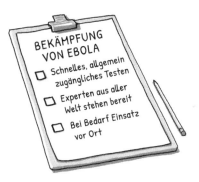

Mit anderen Worten: Das Problem war nicht etwa, dass es ein System gab, das nicht gut genug funktionierte, sondern vielmehr, dass es praktisch überhaupt kein System gab.

Ich war immer noch nicht davon überzeugt, dass es für die Gates Foundation sinnvoll sei, dieses Problem zu einer ihrer Top-Prioritäten zu machen. Denn schließlich konzentrieren wir uns auf Bereiche, in denen die Märkte es nicht schaffen, große Probleme zu lösen, und ich dachte, dass die Regierungen reicher Länder, aufgeschreckt durch die Ebola-Epidemie, aktiv werden würden, weil sie verstanden hatten, was auf dem Spiel stand. Im Jahr 2015 veröffentlichte ich einen Artikel im *New England Journal of Medicine*, in dem ich darauf aufmerksam machte, wie schlecht die Welt vorbereitet sei, und darlegte, was getan werden müsse, um dieses Problem zu lösen. Dann hielt ich auf der Grundlage dieser Warnung einen TED-Talk zu dem Thema »The Next Epidemic? We're Not Ready« (»Die nächste Epidemie? Wir sind nicht bereit«), komplett mit einer Animation, die zeigte, dass durch eine Grippe-Epidemie, die ebenso ansteckend ist wie jene von 1918, dreißig Millionen Menschen sterben würden. Ich wollte ganz bewusst die Menschen wach rütteln, um dafür zu sorgen, dass die Welt Vorkehrungen traf – ich wies darauf hin, dass es zu billionenschweren wirtschaftlichen Verlusten und massiven Verwerfungen kommen würde. Dieser TED-Talk wurde bisher 43 Millionen Mal abgerufen, doch 95 Prozent dieser Abrufe fanden erst statt, als die COVID-19-Pandemie begonnen hatte.

In einer Partnerschaft mit den Regierungen von Deutschland, Japan und Norwegen sowie dem Wellcome Trust rief die Gates Foundation eine Organisation namens CEPI ins Leben – die Coalition for Epidemic Preparedness Innovations (sinngemäß etwa: »Koalition für Innovationen in der Epidemievorbeugung«) –, um die Arbeit an der Entwicklung von Impfstoffen gegen neue Infektionskrankheiten zu beschleunigen und einen Beitrag zu leisten, dass diese Impfstoffe die Menschen in den ärmsten Ländern auch erreichen. Darüber hinaus stellte ich Mittel bereit für eine lokale Studie in Seattle, die Seattle Flu Study, um zu untersuchen, wie Grippe und andere Atemwegserkrankungen sich in einem Gemeinwesen ausbreiten.

Obwohl CEPI und die Seattle Flu Study gute Investitionen waren, die sich als nützlich erwiesen, als COVID-19 kam, wurde sonst nicht viel erreicht. Über 110 Länder analysierten ihre Vorkehrungen, und die WHO skizzierte Maßnahmen, um die vorhandenen Lücken zu schließen, aber niemand handelte aufgrund dieser Analysen und Pläne. Verbesserungen wurden zwar gefordert, aber nie umgesetzt.

Sechs Jahre nachdem ich meinen TED-Talk gehalten und den Artikel im *NEJM* veröffentlicht hatte, breitete sich COVID-19 überall auf der Welt aus, und viele Reporter und Freunde fragten mich, ob ich mir wünschen würde, damals, im Jahr 2015, mehr getan zu haben. Doch ich weiß nicht, wie ich noch mehr Aufmerksamkeit für die Notwendigkeit hätte erreichen können, bessere Tools zu entwickeln und zu üben, sie zügig flächendeckend einzusetzen. Vielleicht hätte ich dieses Buch schon 2015 schreiben sollen; ich bezweifle aber, dass es allzu viele Leser gefunden hätte.

22

Anfang Januar 2020 machte sich das Team der Gates Foundation, das wir nach der Ebola-Epidemie aufgebaut hatten, um Krankheitsausbrüche zu beobachten, an die Arbeit, um die Ausbreitung von SARS-CoV-2 nachzuverfolgen – dem Virus, von dem wir heute wissen, dass es COVID-19 verursacht.*

Am 23. Januar erhielten Melinda und ich eine E-Mail von Trevor Mundel, dem Chef unserer globalen Arbeit für öffentliche Gesundheit, in der er die Lagebeurteilung seines Teams zusammenfasste und eine erste Finanzierungsrunde für unsere Arbeit zur Bekämpfung von COVID-19 anforderte. »Leider«, so schrieb er, »greift der Coronavirus-Ausbruch immer weiter um sich und hat das Potenzial, sich zu einer ernsten Pandemie auszuweiten (es ist zu früh, um sicher zu sein, aber es ist entscheidend, unverzüglich zu handeln).«**

Melinda und ich haben seit Langem ein System, um Entscheidungen über dringende Anfragen zu treffen, die nicht auf unsere jährliche Strategieüberprüfung warten können. Wer die Anfrage zuerst sieht, schickt sie an den anderen und sagt so etwas wie: »Das sieht gut aus – meinst du, dass wir das bewilligen sollten?«

---

* Ein Wort zur Terminologie. »SARS-CoV-2« ist die Bezeichnung für das Virus, das die Krankheit »COVID-19« verursacht. Die Abkürzung »SARS« steht für den englischen Begriff »Severe Acute Respiratory Syndrome« (»Schweres akutes Atemwegssyndrom«), »COVID« steht für »Corona Virus Disease« (»Coronavirus-Krankheit«). Formal gesehen bezieht sich »COVID« also auf alle Krankheiten, die von Coronaviren verursacht werden, von denen »COVID-19« lediglich eine ist. (Die »19« bezeichnet das Jahr 2019, in dem dieses Virus entdeckt wurde.) Wenn ich im Folgenden um der besseren Lesbarkeit willen von dem »Coronavirus« schreibe, meine ich damit »SARS-CoV-2«.

** In dieser Einführung habe ich die Gates Foundation bereits mehrfach erwähnt, und ich werde sie im ganzen Buch hier und da erwähnen. Und zwar nicht etwa, weil ich prahlen will, sondern weil unsere Teams bei einem großen Teil unserer Projekte, um Impfstoffe, Therapie- und Diagnoseverfahren für COVID-19 zu entwickeln, eine wichtige Rolle spielen. Es wäre schwierig, diese Geschichte zu erzählen, ohne ihre Arbeit hier und da zu erwähnen.

Dann antwortet der andere mit einer E-Mail und genehmigt die Ausgabe. Da wir beide Co-Vorsitzende der Stiftung sind, folgen wir nach wie vor diesem System, um wichtige Entscheidungen im Rahmen der Stiftungsarbeit zu treffen, obwohl wir nicht mehr verheiratet sind und inzwischen mit einem Stiftungsrat arbeiten.

Zehn Minuten nachdem ich Trevors E-Mail erhalten hatte, schlug ich Melinda vor, seine Anforderung zu bewilligen; sie sah die Sache genauso und antwortete ihm: »Wir bewilligen hiermit $5 M [5 Millionen Dollar], und wir sind uns darüber im Klaren, dass in Zukunft möglicherweise noch mehr Geld gebraucht wird. Wir sind froh, dass das Team so schnell auf diese Sache reagiert hat. Es ist sehr besorgniserregend.«

Wie wir beide schon vermutet hatten, wurde definitiv mehr Geld gebraucht, was bei dem Dinner Mitte Februar und bei vielen anderen Meetings klar wurde. Inzwischen hat die Stiftung über 2 Milliarden Dollar bereitgestellt, um COVID-19 zu bekämpfen; dazu zählen Initiativen, um die Ausbreitung der Krankheit zu hemmen, Impfstoffe und Medikamente zu entwickeln und darauf hinzuwirken, dass diese lebensrettenden Tools möglichst viele Menschen in armen Ländern erreichen.

Seit Beginn der Pandemie hatte ich Gelegenheit, mit zahllosen Gesundheitsexperten innerhalb und außerhalb der Stiftung zusammenzuarbeiten und von ihnen zu lernen. Einen von ihnen will ich hier ausdrücklich nennen.

Im März 2020 telefonierte ich zum ersten Mal mit Anthony Fauci, dem Chef des Instituts für Infektionskrankheiten der National Institutes of Health (NIH, »Nationale Gesundheitsinstitute«). Ich habe das Glück, Tony schon vor vielen Jahren kennengelernt zu haben (lange bevor er auf den Titelseiten von Popkultur-Magazinen erschien), und ich wollte hören, was er von der ganzen Sache hielt – vor allem seine Meinung zu dem Potenzial der diversen Impfstoffe und Medikamente, die entwickelt wurden. Unsere Stiftung förderte viele dieser Initiativen, und ich wollte sicherstellen, dass unsere Agenda zur Entwicklung und zum Einsatz von Innovationen in die gleiche Richtung ging wie

24

seine. Außerdem wollte ich verstehen, was er über Dinge wie Social Distancing und das Tragen von Masken öffentlich sagte, damit ich das Gleiche sagen konnte, wenn ich Interviews gab.

Wir hatten ein produktives erstes Gespräch, und im weiteren Verlauf des Jahres stimmten wir uns jeden Monat ab, sprachen über die Fortschritte bei der Entwicklung von verschiedenen Medikamenten und Impfstoffen und entwickelten Strategien, wie die in den Vereinigten Staaten gemachte Arbeit der übrigen Welt zugutekommen könnte. Wir gaben sogar ein paar Interviews zusammen. Es war mir eine Ehre, neben ihm zu sitzen (natürlich nur im virtuellen Raum).

Eine Nebenwirkung der Entscheidung, an die Öffentlichkeit zu gehen, ist jedoch, dass sie noch mehr Kritik an der Arbeit der Gates Foundation provoziert hat, wie ich sie schon seit Jahren höre. Die stichhaltigste Version davon geht ungefähr so: Bill Gates ist ein nicht durch demokratische Wahlen legitimierter Milliardär – wer ist er denn, dass er die Agenda zu Fragen der öffentlichen Gesundheit oder sonst was setzt? Diese Kritik wird oft mit drei Argumenten untermauert: Die Gates Foundation habe viel zu viel Einfluss, ich würde zu großes Vertrauen in die Privatwirtschaft als Motor des Wandels setzen, und ich sei ein allzu technikbegeisterter Mensch, der meine, dass all unsere Probleme durch neue Erfindungen behoben werden können.

Es ist zweifellos richtig, dass ich nie in ein öffentliches Amt gewählt wurde, und das strebe ich auch nicht an. Und ich bin auch der Meinung, dass es nicht gut für die Gesellschaft ist, wenn reiche Leute unangebrachten Einfluss haben.

Doch die Gates Foundation macht keineswegs ein Geheimnis daraus, wie sie ihre Ressourcen und ihren Einfluss einsetzt. Wir teilen ganz offen mit, welche Projekte wir fördern und welche Ergebnisse sie gebracht haben – die Fehlschläge ebenso wie die Erfolge. Und wir wissen, dass manche unserer Kritiker nicht an die Öffentlichkeit gehen, weil sie nicht riskieren wollen, Fördermittel von uns zu verlieren. Das ist einer der Gründe dafür, dass wir besonderen Wert darauf legen, externe Experten zu konsultieren

25

und uns um unterschiedliche Standpunkte zu bemühen. (Im Jahr 2022 haben wir aus ähnlichen Gründen unseren Stiftungsrat erweitert.) Wir verfolgen das Ziel, die Qualität der Ideen zu verbessern, die in staatliches Handeln einfließen, und Mittel für die Ideen bereitzustellen, die vermutlich die größte Wirkung haben werden.

Auch Kritiker haben recht, die sagen, die Stiftung habe sich zu einem sehr großen Förderer einiger großer Initiativen und Institutionen entwickelt, die hauptsächlich die Domäne von Regierungen seien, etwa des Kampfes gegen Polio (Poliomyelitis, spinale Kinderlähmung) und der Unterstützung von Organisationen wie der WHO. Das liegt aber hauptsächlich daran, dass dies Bereiche sind, die großen Bedarf an Fördermitteln haben, aber nicht annähernd genug Geld und Unterstützung von staatlichen Stellen bekommen, obwohl ihre Arbeit, wie diese Pandemie gezeigt hat, eindeutig der Gesellschaft insgesamt zugutekommt. Niemand wäre glücklicher als ich, wenn die Mittel der Gates Foundation in den kommenden Jahren zu einem wesentlich kleineren Anteil der globalen Ausgaben würden, weil es sich – wie ich in diesem Buch zeigen werde – um Investitionen in eine gesündere und produktivere Welt handelt.

In diesem Zusammenhang ist manchmal auch die Kritik zu hören, es sei nicht fair, dass einige wenige Menschen wie ich während der Pandemie reicher wurden, während so viele andere Menschen zu leiden hatten. Das ist völlig richtig. Mein Wohlstand hat mich weitgehend von den Folgen der COVID-19-Pandemie abgeschirmt – ich weiß nicht, wie es ist, wenn das eigene Leben durch die Pandemie zerstört wird. Das Beste, was ich tun kann, ist, mein schon vor Jahren abgegebenes Versprechen zu halten, den größten Teil meines Vermögens auf eine Art und Weise an die Gesellschaft zurückzugeben, die die Welt gerechter macht.

Und ja, ich bin ein Technikfreak. Innovation ist mein Hammer, mit dem ich jeden Nagel, der mir unterkommt, einzuschlagen versuche. Als einer der Gründer eines erfolgreichen Technologieunternehmens glaube ich fest an die Macht der Privatwirtschaft, Innovation voranzutreiben. Aber Innovation muss nicht

26

unbedingt eine neue Maschine oder ein Impfstoff sein, so wichtig diese auch sein mögen; sie kann auch eine neue Art sein, Dinge zu tun, eine neue Politik oder ein cleveres Konzept, um ein öffentliches Gut zu finanzieren. In diesem Buch werde ich von einigen dieser Innovationen berichten, da großartige neue Produkte nur dann den maximalen Nutzen bewirken können, wenn sie die Menschen erreichen, die sie am dringendsten brauchen. Und im Gesundheitswesen erfordert das oft die Zusammenarbeit mit staatlichen Stellen, die selbst in den ärmsten Ländern fast immer diejenigen sind, die öffentliche Dienstleistungen erbringen. Darum werde ich dafür plädieren, die öffentlichen Gesundheitssysteme zu stärken, die – wenn sie gut funktionieren – als erste Verteidigungslinie gegen aufkommende Infektionskrankheiten dienen können.

Aber nicht jede Kritik an mir ist so stichhaltig. Im gesamten bisherigen Verlauf der COVID-19-Pandemie musste ich staunen, wie oft ich zum Objekt wilder Verschwörungstheorien gemacht wurde. Das ist zwar keine ganz neue Erfahrung für mich – absonderliche Ideen über Microsoft sind seit Jahrzehnten im Umlauf –, aber heute sind die Angriffe heftiger. Ich wusste nie so recht, ob ich auf solche Ideen reagieren soll oder nicht; wenn ich sie ignoriere, verbreiten sie sich immer weiter. Aber kann ich Menschen, die an solche Verschwörungstheorien glauben, wirklich überzeugen, wenn ich öffentlich sage: »Ich bin nicht daran interessiert, deine Bewegungen zu verfolgen, es ist mir völlig egal, wohin du gehst oder fährst, und in Impfstoffen gibt es wirklich keinen Bewegungstracker«? Jedenfalls habe ich beschlossen, in Zukunft einfach weiter meine Arbeit zu machen und zu hoffen, dass die Wahrheit die Lügen überleben wird.

Vor Jahren hat der renommierte Epidemiologe Larry Brilliant einen denkwürdigen Satz geprägt: »Ausbrüche sind unvermeidlich, aber Pandemien sind es nicht.« Schon immer haben sich unter Menschen Krankheiten ausgebreitet, aber sie müssen sich nicht zu einer globalen Katastrophe ausweiten. Das Thema die-

27

ses Buches ist, wie Regierungen, Wissenschaftler, Unternehmen und Einzelpersonen ein System aufbauen können, das die unvermeidlichen Ausbrüche eindämmen kann, sodass sie nicht zu Pandemien werden.

Momentan gibt es aus offensichtlichen Gründen mehr Beweggründe als jemals zuvor, das in Angriff zu nehmen. Jeder Mensch, der eine COVID-19-Infektion überstanden hat, wird das nie vergessen. Ganz so, wie der Zweite Weltkrieg die Weltsicht der Generation meiner Eltern verändert hat, wird COVID-19 verändern, wie wir die Welt sehen.

Aber wir müssen nicht den Rest unseres Lebens in Angst vor einer weiteren Pandemie verbringen. Die Welt kann allen Menschen eine grundlegende medizinische Versorgung bieten und bereit sein, auf neu aufkommende Krankheiten wirkungsvoll zu reagieren und sie einzudämmen.

Wie würde das praktisch aussehen? Stellen Sie sich bitte einmal folgendes Szenario vor:

Wissenschaftliche Forschung ermöglicht es uns, alle Atemwegspathogene zu verstehen, und bereitet uns darauf vor, Tools wie Diagnoseverfahren, antivirale Medikamente und Impfstoffe wesentlich schneller, als es heute möglich ist, zu entwickeln und in großen Mengen zu produzieren.

Universelle Impfstoffe schützen jeden Menschen vor jedem Stamm derjenigen Atemwegspathogene, die am wahrscheinlichsten eine Pandemie verursachen könnten: Corona- und Influenzaviren.

Eine potenziell bedrohliche Krankheit wird im Handumdrehen von den lokalen Gesundheitsämtern erkannt, die selbst in den ärmsten Ländern der Welt effektiv arbeiten.

Alle außergewöhnlichen Erkrankungen werden an kompetente Labors gemeldet, wo der Erreger untersucht wird.

Die Ergebnisse werden in eine globale Datenbank hochgeladen, die von einem eigens dafür abgestellten Team überwacht wird.

Wenn eine Bedrohung entdeckt wird, schlagen die betreffenden Regierungen Alarm und leiten staatliche Empfehlungen für Reisen, Social Distancing und Notfallplanung in die Wege.

Regierungen beginnen damit, das grobe Instrumentarium, über das wir schon jetzt verfügen, effektiv einzusetzen – beispielsweise in Form von Quarantänemaßnahmen, antiviralen Medikamenten, die gegen fast alle Virenstämme schützen, sowie diagnostischen Tests, die in jeder Gesundheitsklinik, am Arbeitsplatz oder zu Hause durchgeführt werden können.

Wenn das nicht genügt, machen die Innovatoren der Welt sich unverzüglich an die Arbeit, um Tests, Medikamente und Impfstoffe gegen den Krankheitserreger zu entwickeln. Insbesondere Diagnosetests werden schon sehr bald in großen Mengen produziert, sodass innerhalb kurzer Zeit sehr viele Menschen getestet werden können.

Neue Medikamente und Impfstoffe werden schnell zugelassen, weil wir uns schon vorher darauf verständigt haben, wie entsprechende Versuchsreihen zügig durchgeführt und die Ergebnisse zur Verfügung gestellt werden sollen. Sobald eine Substanz produktionsreif ist, kann sie sofort in großen Mengen hergestellt werden, weil die dafür benötigten Produktionsstätten bereits vorhanden und zugelassen sind.

Niemand wird übergangen, weil wir bereits dafür gesorgt haben, dass wir Impfstoffe schnell genug produzieren können, um alle zu versorgen.

Alles gelangt dorthin, wo es gebraucht wird und sobald es gebraucht wird, da wir Systeme aufgebaut haben, um die Produkte bis zum Patienten selbst zu liefern. Die gesamte Kommunikation über die Lage ist eindeutig und verständlich und vermeidet das Entstehen von Panik.

Und das alles passiert schnell. Vom ersten Alarmsignal bis zur Produktion von genug sicherem und wirksamem* Impfstoff, um die Bevölkerung der Welt zu schützen, vergehen gerade einmal sechs Monate.

Für manche Leser dieses Buches wird dieses Szenario allzu ehrgeizig klingen. Es sind zweifellos hochgesteckte Ziele, doch wir sind schon auf dem Weg in diese Richtung. Im Jahr 2021 kündigte das Weiße Haus einen Plan an, um in der nächsten Epidemie innerhalb von 100 Tagen einen Impfstoff entwickeln zu lassen, sofern die dafür benötigten Mittel bewilligt werden.[13] Und die Vorlaufzeiten werden schon jetzt kürzer: Von dem Zeitpunkt, da das Coronavirus genetisch analysiert war, vergingen nur zwölf Monate bis zu dem Tag, an dem die ersten Impfstoffe getestet und einsatzbereit waren – ein Prozess, der normalerweise mindestens fünf Jahre in Anspruch nimmt. Und technologische Fortschritte, die während dieser Pandemie gemacht wurden, werden das in Zukunft noch weiter beschleunigen. Wenn wir – Regierungen, Geldgeber, Privatwirtschaft – die richtigen Entscheidungen treffen und die richtigen Investitionen machen, können wir es schaffen. Tatsächlich sehe ich sogar die Chance, nicht nur schlimme Entwicklungen zu verhindern, sondern sogar etwas ganz Außer-

---

* In der Medizin haben die Wörter »Effektivität« *(effectiveness)* und »Wirksamkeit« *(efficacy)* unterschiedliche Bedeutungen. »Wirksamkeit« misst, wie gut ein Impfstoff in einer klinischen Versuchsreihe wirkt. »Effektivität« ist dagegen eine Kennzahl, die besagt, wie gut er in der realen Welt funktioniert. Der Einfachheit halber werde ich für beide Bedeutungen den Begriff »Wirksamkeit« verwenden.

gewöhnliches zu erreichen: ganze Familien von Atemwegspathogenen auszurotten. Das würde das Ende von Coronaviren wie COVID-19 bedeuten – und sogar das Ende der Grippe. Jedes Jahr führt allein die Influenza dazu, dass ungefähr eine Milliarde Menschen erkranken, darunter drei bis fünf Millionen schwere Fälle, bei denen die Betroffenen ins Krankenhaus müssen.[14] Und die Grippe fordert mindestens 300 000 Todesopfer jährlich. Wenn man noch die Erkrankungen durch Coronaviren hinzuzählt, von denen manche die normale Erkältung verursachen, wäre der Nutzen einer Ausrottung dieser Pathogene immens.

In jedem Kapitel dieses Buches wird einer der Schritte erklärt, die wir schaffen müssen, um vorbereitet zu sein. Zusammen ergeben sie einen Plan, wie wir Pandemien als Bedrohung für die Menschheit beseitigen und die Wahrscheinlichkeit verringern können, dass jemals wieder ein Mensch eine Coronavirus-Erkrankung durchstehen muss.

Noch ein letzter Gedanke, bevor wir tiefer in die Materie einsteigen: COVID-19 ist eine Krankheit, die sich rapide verändert. Seit ich begonnen habe, dieses Buch zu schreiben, sind etliche Varianten des Virus aufgetaucht, zuletzt Omikron, und andere sind wieder verschwunden. Einige Medikamente, die in frühen Studien vielversprechend aussahen, erwiesen sich als weniger wirkungsvoll, als manche Menschen (auch ich) gehofft hatten. Es gibt Fragen zu Impfstoffen – etwa, wie lange sie vor einer Infektion schützen können –, die erst nach einer gewissen Zeit beantwortet werden können.

In diesem Buch habe ich mein Möglichstes getan, um das festzuhalten, was zum Zeitpunkt des Erscheinens richtig ist, aber durchaus in dem Bewusstsein, dass sich der Stand der Dinge unvermeidlicherweise in den kommenden Monaten und Jahren ändern wird. Jedenfalls werden die wichtigsten Punkte des Pandemie-Präventionsplans, den ich vorschlage, dennoch relevant bleiben. Die Welt hat noch viel Arbeit zu erledigen, bevor sie hoffen darf, verhindern zu können, dass lokale Ausbrüche sich zu globalen Katastrophen entwickeln.

KAPITEL 1

Aus COVID-19 lernen

Es sagt sich leicht, dass wir Menschen nicht aus der Vergangenheit lernen – aber manchmal tun wir das durchaus. Warum hat es noch keinen Dritten Weltkrieg gegeben? Unter anderem, weil 1945 die Staats- und Regierungschefs der Welt einen Blick auf die Geschichte warfen und beschlossen, dass es bessere Wege gebe, um ihre Differenzen beizulegen.

Das ist die Perspektive, aus der ich die Lektionen aus COVID-19 betrachte. Wir können aus der Pandemie lernen und beschließen, uns in Zukunft besser vor tödlichen Krankheiten zu schützen – tatsächlich ist es zwingend geboten, einen Plan zu entwickeln und ihn schon jetzt zu finanzieren, bevor COVID-19 zu Schnee von gestern wird, das Gefühl der Dringlichkeit schwindet und die Aufmerksamkeit der Weltöffentlichkeit sich anderen Dingen zuwendet.*

Viele Berichte haben die guten und die schlechten Seiten der Reaktion der Welt auf COVID-19 dokumentiert, und ich habe eine Menge aus ihnen gelernt. Ich habe auch eine Reihe von

---

* Zu dem Wort »wir«: Ich verwende es in diesem Buch auf unterschiedliche Weise. Manchmal beziehe ich mich auf die Arbeit, an der ich persönlich beteiligt bin (oder an der die Gates Foundation beteiligt ist). Der Einfachheit halber verwende ich das Wort »wir« aber auch, wenn ich mich generell auf den globalen Gesundheitssektor oder auf die Weltgemeinschaft – die Menschheit – als Ganzes beziehe. Ich werde versuchen, im jeweiligen Zusammenhang deutlich zu machen, was ich im Einzelnen meine.

zentralen Lektionen aus meiner Arbeit für globale Gesundheit zusammengetragen – etwa Projekte wie das Ausmerzen von Polio – und aus der täglichen Beobachtung der Pandemie mit Experten der Gates Foundation und von Regierungen, aus der akademischen Welt und dem Privatsektor. Ein Schlüsselaspekt ist, sich die Länder genauer anzusehen, die besser abgeschnitten haben als andere.

Früh genug das Richtige zu tun zahlt sich später enorm aus

Ich weiß, es klingt merkwürdig, aber meine Lieblingswebsite ist eine Datenfundgrube, die Zahlen und Statistiken über Krankheiten und Gesundheitsprobleme in aller Welt bereitstellt. Sie heißt Global Burden of Disease (GBD, »Globale Krankheitslast«)* und bietet einen ganz erstaunlichen Detailreichtum. (In dem Jahresbericht 2019 sind 286 Todesursachen und 369 Krankheits- und Verletzungsarten in 204 Ländern und Hoheitsgebieten erfasst.) Wenn Sie wissen wollen, wie Menschen leben, was sie krank macht und wie diese Dinge sich im Laufe der Zeit verändern, ist diese Website die beste Quelle. Ich kann Stunden damit verbringen, mir dort die Daten anzusehen.

Die Website wird vom Institute for Health Metrics and Evaluation (IHME, »Institut für globale Gesundheitsstatistik und Wirkungsevaluierung«) betrieben, das an der University of Washington in meiner Heimatstadt Seattle angesiedelt ist. Wie der Name schon vermuten lässt, hat sich das IHME auf die Erfassung und Auswertung von Gesundheitsdaten in so gut wie allen Ländern und Regionen der Welt spezialisiert. Außerdem entwickelt es Computermodelle, um damit Zusammenhänge zwischen Ursache und Wirkung zu erforschen: Welche Faktoren

---

* Siehe https://vizhub.healthdata.org/gbd-compare.

können erklären, warum die Zahl der Erkrankungen (Inzidenz) in einem bestimmten Land steigt oder fällt? Wie sieht die Prognose aus?

Seit Anfang 2020 habe ich das Team am IHME mit Fragen zu COVID-19 bombardiert. Ich wollte herausfinden, welche Gemeinsamkeiten die Länder haben, die am erfolgreichsten mit COVID-19 fertigwerden: Was machen sie alle richtig? Sobald wir diese Frage einigermaßen sicher beantwortet haben, werden wir wissen, welche Maßnahmen am effektivsten sind, und dann können wir andere Länder ermutigen, sie ebenfalls umzusetzen.

Zu diesem Zweck müssen wir aber erst einmal definieren, was denn eigentlich »erfolgreich« bedeuten soll – was gar nicht so einfach ist, wie man vielleicht denken könnte. Man kann nicht einfach fragen, wie viele infizierte Menschen in einem bestimmten Land an COVID-19 gestorben sind, denn diese Statistik wird durch die Tatsache verzerrt, dass ältere Menschen häufiger an COVID-19 sterben als jüngere. Das bedeutet, dass Länder mit einer besonders alten Bevölkerung sehr wahrscheinlich schlechter abschneiden werden. (Ein Land, das besonders gut abschneidet, obwohl es die älteste Bevölkerung der Welt hat, ist Japan. Dort wurde die Maskenpflicht besser als in jedem anderen Land befolgt, was Japans Erfolg sicherlich zum Teil erklären kann, aber vermutlich spielen auch andere Faktoren eine Rolle.)

Was wir eigentlich wollen, um Erfolg zu messen, ist eine Zahl, welche die gesamten Auswirkungen der Krankheit erfasst. Menschen, die an einem Herzinfarkt sterben, weil das Krankenhaus sie aufgrund einer Überlastung durch COVID-19-Patienten nicht behandeln kann, sollten ebenso gezählt werden wie Menschen, die an der Krankheit selbst sterben.

Es gibt eine Kennzahl, die genau das leistet: Sie wird als »Übersterblichkeit« bezeichnet und erfasst sowohl die Menschen, die aufgrund von Folgeerscheinungen der Krankheit sterben, als auch solche, die COVID-19 direkt zum Opfer fallen. (Es handelt sich um die Anzahl der Todesfälle in einem bestimmten Zeitraum und einer bestimmten Bevölkerungsgruppe, die über die statistisch zu erwartende Sterblichkeit hinausgeht.) Je niedriger die Übersterblichkeit, desto besser; erstaunlicherweise ist sie in einigen Ländern sogar negativ. Das liegt daran, dass in diesen Ländern ohnehin relativ wenige Todesfälle durch COVID-19 zu beklagen waren, und noch hinzukam, dass auch weniger Verkehrsunfälle und andere tödliche Unfälle passierten, weil die Menschen wesentlich mehr zu Hause blieben als sonst.

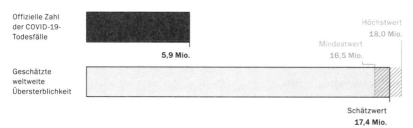

Der wahre Todeszoll von COVID-19. Die »Übersterblichkeit« erfasst die gesamten Auswirkungen von COVID-19, da sie auch Verstorbene berücksichtigt, deren Tod indirekt durch die Pandemie verursacht wurde. Der obere Balken zeigt die Anzahl der COVID-19-Todesfälle bis einschließlich Dezember 2021. Der untere Balken zeigt die geschätzte Übersterblichkeit, die zwischen 16,5 und 18 Millionen liegen dürfte. (Institute for Health Metrics and Evaluation)[15]

Gegen Ende 2021 lag die Übersterblichkeit der Vereinigten Staaten bei mehr als 3200 pro eine Million Einwohner, das liegt etwa auf dem gleichen Niveau wie in Brasilien und im Iran.[16] Im Gegensatz dazu lag sie in Kanada bei etwa 650, in Russland dagegen deutlich über 7000.

Viele der Länder mit den niedrigsten Übersterblichkeiten (nahezu null oder negativ) – Australien, Vietnam, Neuseeland, Südkorea – haben schon früh in der Pandemie drei Dinge richtig gemacht: Sie testeten schnell einen großen Teil der Bevölkerung, isolierten Menschen, die positiv oder einem hohen Ansteckungsrisiko ausgesetzt waren, und sie setzten den Plan um, Krankheitsfälle, die über ihre Grenzen ins Land kamen, zu erkennen, nachzuverfolgen und zu behandeln.

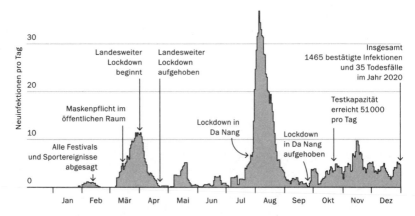

Eindämmung von COVID-19 in Vietnam. Die vietnamesischen Behörden ergriffen schon 2020 Maßnahmen zur Eindämmung des Virus. Die Zahl von nur 35 Todesfällen über ein ganzes Jahr in einem Land mit 97 Millionen Einwohnern ist ein großer Erfolg. (Exemplars in Global Health)[17]

Leider ist es schwierig, frühe Erfolge aufrechtzuerhalten. Relativ wenige Menschen in Vietnam wurden gegen COVID-19 geimpft – zum einen, weil nicht genug Impfstoff zur Verfügung stand, und zum anderen, weil Impfungen nicht so dringlich zu sein schienen, da es dem Land ja so gut gelungen war, das Virus unter Kontrolle zu halten. Als dann die wesentlich ansteckendere Delta-Variante um sich griff, hatten nur vergleichsweise wenige Menschen in Vietnam eine Immunität aufgebaut, und das Land wurde schwer getroffen. Seine Übersterblichkeit stieg von gut 500 pro einer Million Einwohner im Juli 2021 auf fast 1500 im Dezember – wobei Vietnam selbst bei der höheren Quote noch besser lag als die Vereinigten Staaten.[18] Insgesamt erging es dem Land besser, weil es schon früh jene Maßnahmen ergriffen hatte.

Die Daten des IHME deuten zudem darauf hin, dass der Erfolg eines Landes bei der Bekämpfung von COVID-19 auch in gewissem Maße damit zusammenhängt, inwieweit die Bevölkerung der Regierung vertraut.[19] Das ist plausibel, denn je mehr

Vertrauen Sie in Ihre Regierung haben, desto wahrscheinlicher werden Sie deren Richtlinien zur COVID-19-Bekämpfung befolgen. Andererseits wird das Vertrauen in Regierungen durch Umfragen ermittelt, und wenn Sie unter einem besonders repressiven Regime leben, werden Sie bei einer Umfrage wohl kaum sagen, was Sie wirklich von der Regierung halten. Jedenfalls lässt sich diese Erkenntnis nicht ohne Weiteres in einen praktischen Rat ummünzen, der leicht in die Tat umgesetzt werden könnte. Es erfordert jahrelange, zielstrebige Arbeit, um zwischen Menschen und ihrer Regierung Vertrauen aufzubauen.

Eine andere Strategie, um herauszufinden, was funktioniert, besteht darin, das Problem vom anderen Ende her zu betrachten: Man sucht Vorbilder, die bestimmte Verhaltensweisen besonders gut realisiert haben, und untersucht, wie sie das gemacht haben, sodass andere von ihnen lernen können. Eine Gruppe, die durchaus passend Exemplars in Global Health (»Vorbilder in der globalen Gesundheitsfürsorge«) heißt, tut genau das; ihre Mitglieder haben einige faszinierende Verbindungen geknüpft.

So ist es zum Beispiel wahrscheinlicher, dass ein Land, dessen Gesundheitssystem im Großen und Ganzen gut funktioniert, besser auf COVID-19 reagiert, wenn alles andere unverändert bleibt. Wenn ein Land über ein starkes Netz von Kliniken verfügt, die mit gut ausgebildetem Personal ausgestattet sind, das Vertrauen der Menschen in ihrem Gemeinwesen genießen, die benötigte medizinische Ausstattung haben und so weiter, ist es besser in der Lage, sich gegen eine neue Krankheit zur Wehr zu setzen. Das bedeutet, dass jeder Pandemie-Präventionsplan – neben anderen Maßnahmen – auch vorsehen muss, Ländern mit niedrigen oder mittleren Einkommen zu helfen, ihre Gesundheitssysteme zu verbessern. Auf dieses Thema werden wir in den Kapiteln 8 und 9 zurückkommen.

Ein weiteres Beispiel: Die Daten deuten darauf hin, dass grenzüberschreitender Güterverkehr für einen nennenswerten Teil der Verbreitung des Virus verantwortlich war. Also sollten wir uns ansehen, welche Länder solche Verkehrsströme gut ge-

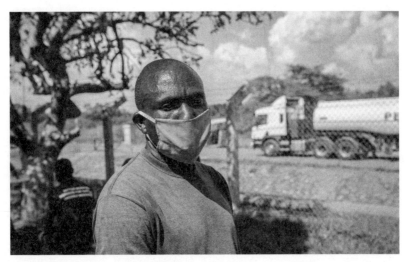

Der Lkw-Fahrer Naliku Musa wartet an der Landesgrenze zwischen Uganda und Südsudan auf sein COVID-19-Testergebnis.[20]

managt haben. Uganda hat schon früh in der Pandemie sämtlichen Lkw-Fahrern, die ins Land kamen, einen COVID-19-Test auferlegt, und bald darauf folgte die gesamte Region Ostafrika diesem Beispiel. Da jedoch das Testverfahren relativ zeitaufwendig und Testkits knapp waren, verursachte diese Vorschrift lange Wartezeiten an den Grenzen – bis zu vier Tage –, und die Infektionsraten schnellten hoch, während die Fahrer in beengten Quartieren auf ihre Testergebnisse warten mussten.

Uganda und seine Nachbarländer ergriffen mehrere Maßnahmen, um den Stau aufzulösen; unter anderem brachten sie mobile Testlabor an die Grenzübergänge, entwickelten ein elektronisches System, um Testergebnisse abzurufen und weiterzuleiten, und sie schrieben Lkw-Fahrern vor, sich in dem Land testen zu lassen, wo sie ihre Fahrt begannen, statt an den Grenzen.[21] Bald floss der Verkehr wieder reibungslos, während zugleich die Infektionszahlen unter Kontrolle gehalten wurden.

Fazit: Wenn es einem Land gelingt, in den frühen Tagen einer Pandemie einen großen Teil seiner Bevölkerung zu testen, die positiven Fälle zu isolieren und sich der möglicherweise aus dem Ausland einreisenden Infizierten anzunehmen, ist es gut aufgestellt, um die Zahl der Fälle auf einem beherrschbaren Niveau zu halten. Wenn diese Dinge nicht schnell umgesetzt werden, können nur noch extreme Maßnahmen eine große Zahl von Infektionen und Todesfällen verhindern.

Einige Länder zeigen uns, was man nicht machen sollte

Ich halte mich nicht gern mit Fehlern auf, aber einige sind zu ungeheuerlich, um sie zu ignorieren. Obwohl es genug positive Vorbilder gibt, haben die meisten Länder zumindest einige Aspekte ihrer Maßnahmen gegen COVID-19 schlecht gemanagt. Ich nenne hier ausdrücklich die Vereinigten Staaten, da ich die Situation dort gut kenne und die USA wesentlich besser hätten sein sollen, als sie es waren. Sie sind jedoch keineswegs das einzige Land, das eine Menge Fehler gemacht hat.

Die Reaktion des Weißen Hauses im Jahr 2020 war katastrophal. Präsident Trump und seine hochrangigen Berater spielten die Pandemie herunter und gaben der Bevölkerung abgrundtief schlechte Ratschläge. Es ist unglaublich, aber die Bundesbehörden weigerten sich, untereinander Daten auszutauschen.

Es war sicherlich nicht hilfreich, dass der Direktor der Centers for Disease Control and Prevention aus politischen Gründen ernannt wird und somit politischem Druck ausgesetzt ist – einige der öffentlichen Empfehlungen der CDC waren ganz offensichtlich von politischen Erwägungen beeinflusst. Noch bedenklicher ist jedoch, dass die Person, die 2020 die CDC leitete, kein ausgebildeter Epidemiologe war. Die ehemaligen Direktoren der CDC, an die wir uns heute noch wegen ihrer hervorragenden Arbeit erinnern – Persönlichkeiten wie William H. Foege und Thomas R. Frieden –, waren Experten, die ihre Karriere oder zumindest einen großen Teil davon in der Organisation verbracht hatten. Stellen Sie sich einmal einen General vor, der noch nicht einmal an einer Gefechtssimulation teilgenommen hat, aber plötzlich einen Krieg führen soll.

Einer der schwersten Fehler war jedoch, dass die Vereinigten Staaten es nicht schafften, ein adäquates Testprogramm auf die Beine zu stellen. Es wurden nicht annähernd genug Menschen getestet, und es dauerte viel zu lange, bis die Ergebnisse vorlagen. Wenn Sie das Virus in sich tragen, das jedoch weitere sieben Tage lang nicht wissen, haben Sie soeben eine Woche damit zugebracht, potenziell andere Menschen anzustecken. Für mich ist das unverständlichste – da ganz leicht zu vermeidende – Problem, dass die US-Regierung es weder schaffte, die Testkapazitäten zu maximieren, noch ein zentralisiertes Verfahren umzusetzen, um sowohl die Personen zu identifizieren, die ihre Testergebnisse zuerst bekommen sollten, als auch die Ergebnisse sämtlicher Tests zu registrieren. Sogar noch zwei Jahre nach Beginn der Pandemie, als Omikron rapide um sich griff, hatten viele Menschen nicht die Möglichkeit, sich testen zu lassen, selbst wenn sie Symptome zeigten.

In den ersten Monaten des Jahres 2020 hätte jede Person, die befürchtete, sich mit COVID-19 angesteckt zu haben, die Möglichkeit haben sollen, auf eine staatliche Website zu gehen, dort ein paar Fragen zu Symptomen und Risikofaktoren zu beantworten (zum Beispiel Alter und Wohnort) und herauszufinden, wo sie sich testen lassen konnte. Oder, falls nicht genügend Tests zur Verfügung standen, hätte die Website vielleicht feststellen können, dass die Priorität ihres Falles nicht hoch genug war und ihr mitteilen können, *wann* sie getestet werden könnte.

Durch eine solche Website wäre nicht nur sichergestellt worden, dass die Testkits möglichst effizient eingesetzt wurden – nämlich für die Personen, deren Testergebnis am wahrscheinlichsten positiv ausfallen würde –, sondern die Regierung hätte auch zusätzliche Informationen über Teile des Landes erhalten können, wo zu wenige Menschen daran interessiert waren, sich impfen zu lassen. Mit solchen Daten hätte die Regierung mehr Ressourcen bereitstellen können, um die Bevölkerung in diesen Gebieten zu informieren und die Zahl der durchgeführten Tests zu erhöhen. Die Website hätte den Menschen auch die Option anbieten können, sich mit sofortiger Wirkung für eine klinische Versuchsreihe zu registrieren, falls sie positiv getestet wurden oder besonders gefährdet waren, und später hätte sie helfen können, dafür zu sorgen, dass die vorhandenen Impfdosen an diejenigen Menschen gingen, die am stärksten gefährdet waren, einen schweren Verlauf zu erleiden oder zu sterben. Und eine solche Website könnte sich auch in nicht-pandemischen Zeiten als nützlich erweisen, bei der Bekämpfung anderer ansteckender Krankheiten.

Jede Softwarefirma, die etwas taugt, hätte sehr schnell ein solches Portal auf die Beine stellen können,* doch stattdessen blieben die US-Bundesstaaten und -Städte sich selbst überlassen, der gesamte Prozess war chaotisch – es ging zu wie im Wilden Westen. Ich erinnere mich an ein besonders hitziges Telefonat mit Leuten vom Weißen Haus und der CDC, bei dem ich ziemlich wütend wurde, weil sie sich weigerten, diese grundlegenden Maßnahmen umzusetzen. Bis heute verstehe ich nicht, warum sie es ablehnten, das innovativste Land der Welt moderne Kommunikationstechnologie nutzen zu lassen, um eine tödliche Krankheit zu bekämpfen.

In einer Situation, auf welche die Welt besser hätte vorbereitet sein sollen, haben unzählige Menschen heroische Arbeit geleistet

Wann immer sich eine Katastrophe ereignet, pflegte der Kinderfernsehmoderator Fred Rogers zu sagen: »Halte Ausschau nach den Helfern. Du wirst immer Menschen finden, die helfen.« Während der COVID-19-Pandemie braucht man nicht lange zu

---

* Microsoft hätte das kostenlos erledigt, und viele andere Firmen sicherlich auch.

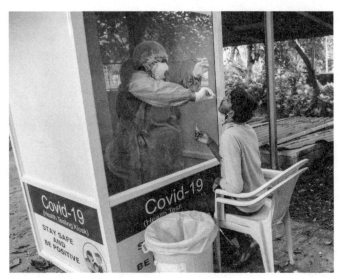

Shilpashree A. S. macht einen Abstrich in Bengaluru, Indien. Sie steht in einer Kabine und trägt einen Schutzanzug.[22]

suchen, um die Helfer zu finden. Sie sind überall, und ich hatte die Freude, einige von ihnen kennenzulernen und über viele andere viel Gutes zu hören.

Als COVID-19-Testerin im indischen Bengaluru legte Shilpashree A. S. im Jahr 2020 fünf Monate lang jeden Tag einen Schutzkittel, eine Schutzbrille, Latexhandschuhe und eine Maske an. (Wie viele Menschen in Indien verwendet sie als Nachnamen Initialen, die für ihre Heimatstadt und den Nachnamen ihres Vaters stehen.) Jeden Morgen zwängte sie sich in eine winzige Kabine mit zwei Löchern, durch die sie ihre Arme steckte, und verbrachte mehrere Stunden damit, bei unzähligen Patienten, die in einer langen Warteschlange anstanden, einen nasalen Abstrich zu machen. Um ihre Familienangehörigen vor Ansteckung zu schützen, vermied sie jeden körperlichen Kontakt zu ihnen – fünf Monate lang sahen sie sich nur über Videoanrufe.[23]

Thabang Seleke war einer von 2000 Freiwilligen in Soweto, einem Township außerhalb von Johannesburg in Südafrika, die an einer Studie über die Wirksamkeit des COVID-19-Impfstoffs teilnahmen, der an der Oxford University entwickelt worden war. Für sein Land stand viel auf dem Spiel: Bis September 2020 waren über 600 000 Menschen mit COVID-19 diagnostiziert worden, und über 13 000 von ihnen waren daran gestorben. Thabang hatte von einem Freund von der Versuchsreihe gehört und meldete sich, um als Proband zu helfen, dem Coronavirus in Afrika und darüber hinaus ein Ende zu setzen.

Sikander Bizenjo reiste aus der Hafenstadt Karatschi in seine Heimatprovinz Belutschistan, eine trockene Bergregion im Südwesten Pakistans, in der 70 Prozent der Bevölkerung in Armut leben. Er gründete die Gruppe »Balochistan Youth Against Corona«, die mehr als 150 Jungen und Mädchen geschult hat, um Menschen in der ganzen Provinz zu helfen. Sie veranstalten COVID-19-Schulungen in den lokalen Sprachen, bauen Leseräume und spenden Hunderttausende von Büchern. Sie haben 7000 Familien mit medizinischem Bedarf und 18 000 Familien mit Lebensmitteln versorgt.

Ethel Branch, Mitglied der Navajo Nation und deren ehemalige Attorney General, verließ ihre Anwaltspraxis, um zu helfen, den »Navajo & Hopi Families COVID-19 Relief Fund« zu gründen, eine Organisation, die bedürftige Native Americans in den Reservaten der Navajo und Hopi mit Wasser, Lebensmitteln und anderen Bedarfsgegenständen versorgt. Sie und ihre Kollegen haben mehrere Millionen Dollar an Spendengeldern eingeworben (einen Teil davon über eine der fünf erfolgreichsten GoFundMe-Kampagnen im Jahr 2020) und Hunderte von jungen Freiwilligen organisiert, die Zigtausenden Familien aus beiden Völkern geholfen haben.

Mit den Geschichten von Menschen, die Opfer bringen, um in dieser Krise anderen zu helfen, ließe sich ein ganzes Buch füllen. Rings um die Welt setzen Pflegekräfte sich Risiken aus, um kranke Menschen zu betreuen – bis Mai 2021 verloren laut WHO über 115 000 von ihnen, die mit COVID-19-Patienten zu tun hatten, ihr Leben.[24] Rettungskräfte und Helfer an vorderster Front ließen

43

sich davon nicht abschrecken und machten ihren Job. Viele Menschen kümmerten sich um ihre Nachbarn und kauften für sie ein, wenn sie nicht aus dem Haus gehen konnten. Unzählige Menschen befolgten die Maskenpflicht und blieben möglichst viel zu Hause. Viele Wissenschaftler arbeiteten rund um die Uhr und setzten ihr gesamtes Wissen und Können ein, um das Virus zu stoppen und Leben zu retten. Politiker trafen aufgrund von Daten und wissenschaftlichen Erkenntnissen Entscheidungen, auch wenn diese Entscheidungen nicht immer populär waren.

Natürlich hat nicht jeder richtig gehandelt. Manche Menschen weigerten sich, eine Maske zu tragen oder sich impfen zu lassen. Gewisse Politiker haben die Gefährlichkeit der Krankheit bestritten, Versuche, ihre Ausbreitung einzudämmen, gestoppt und sogar unterstellt, die Impfstoffe würden etwas Unheilvolles enthalten. Es ist unmöglich, die Auswirkungen solcher Äußerungen auf viele Millionen Menschen zu ignorieren, und es gibt keinen besseren Beweis für jene althergebrachten politischen Klischees: Wahlen haben Konsequenzen, und Führungsstärke ist wichtig.

Es sind Varianten, Wellen und Impfdurchbrüche zu erwarten

Wenn Sie nicht gerade beruflich mit Infektionskrankheiten zu tun haben, werden Sie vor COVID-19 wahrscheinlich noch nie etwas von Virusvarianten gehört haben. Vielleicht kam Ihnen dieses Konzept neu und beängstigend vor, doch Varianten sind nichts Ungewöhnliches. Grippeviren zum Beispiel können schnell zu neuen Varianten mutieren – deshalb werden Grippeimpfstoffe jedes Jahr überprüft und häufig aktualisiert. Besorgniserregend sind die Varianten, die leichter übertragbar sind als andere oder die das menschliche Immunsystem besser unterlaufen können.

In der Anfangszeit der Pandemie herrschte in der wissenschaftlichen Gemeinde die Überzeugung, dass es zwar ein paar Mutanten von COVID-19 geben könnte, diese jedoch keine großen Probleme machen würden. Bis Anfang 2021 wussten Wissenschaftler, dass Varianten im Anflug waren, doch sie schienen sich alle ähnlich zu entwickeln, was bei manchen Experten die Hoffnung nährte, die Welt habe die schlimmsten Mutationen, deren das Virus fähig war, bereits hinter sich. Doch die Delta-Variante belehrte sie eines Besseren – deren Genom hatte sich auf eine Art und Weise entwickelt, dass sie wesentlich ansteckender war. Ihre Ankunft war eine böse Überraschung, doch immerhin überzeugte sie auch den letzten Zweifler, dass noch weitere Varianten auftauchen konnten. Während ich die Arbeit an diesem Buch beende, sieht sich die Welt mit einer flächendeckenden Welle von Omikron konfrontiert, der bislang am schnellsten grassierenden Variante – es handelt sich sogar um das Virus, das sich schneller ausbreitet als jedes andere, das die Welt jemals gesehen hat.

Virusvarianten sind immer eine Möglichkeit, die in Betracht gezogen werden muss. In künftigen Ausbrüchen werden Wissenschaftler genau auf neu aufkommende Varianten achten, um sicherzustellen, dass alle neuen Tools, die möglicherweise entwickelt werden, auch gegen sie wirksam sind. Da jedoch jedes Mal, wenn ein Virus von einer Person zur anderen übertragen wird, eine Gelegenheit darstellt, zu mutieren, wird es am wichtigsten sein, auch weiterhin die erwiesenermaßen ansteckungshemmenden Maßnahmen umzusetzen, was heißt: den Empfehlungen von Experten zu folgen, eine Maske zu tragen, Social Distancing einzuhalten, sich impfen zu lassen und dafür Sorge zu tragen, dass auch Niedriglohnländer Impfstoffe und die anderen Tools bekommen, die sie brauchen, um den Krankheitserreger zu bekämpfen.

Ebenso wie der Anstieg von Virusvarianten keine Überraschung war, sind es auch sogenannte Impfdurchbrüche nicht. Ein Impfdurchbruch liegt dann vor, wenn eine bereits geimpfte Person sich dennoch infiziert. Bevor wir nicht Impfstoffe oder Medikamente haben, die Infektionen zuverlässig verhindern können, werden sich immer einige geimpfte Menschen anstecken. Wenn immer mehr Menschen einer bestimmten Bevölkerung sich impfen lassen, wird die Fallzahl (Inzidenz) zurückgehen, und ein steigender Anteil der Fälle, die dennoch auftreten, werden Impfdurchbrüche sein.

Das kann man sich zum Beispiel so vorstellen: Nehmen wir an, COVID-19 breitet sich in einer Stadt mit einer relativ niedrigen Impfquote aus. 1000 Menschen erkranken so schwer, dass sie ins Krankenhaus müssen. Von diesen 1000 schweren Verläufen sind zehn Impfdurchbrüche.

Dann breitet sich das Virus in der Nachbarstadt aus, die eine hohe Impfquote hat. In dieser Stadt kommt es nur zu 100 schweren Erkrankungen, von denen acht Impfdurchbrüche sind.

In der ersten Stadt machen Impfdurchbrüche zehn von 1000 schweren Fällen aus, also 1 Prozent. In der zweiten sind es acht von 100, oder 8 Prozent der Gesamtzahl. 8 Prozent klingt wie eine schlechte Nachricht für Stadt 2, oder?

Aber wir müssen bedenken, dass die wichtige Zahl in diesem Zusammenhang nicht die Impfdurchbruchquote ist, sondern die Gesamtzahl der schweren Verläufe, und diese Zahl ging von 1000 in der ersten Stadt auf nur noch 100 in der zweiten zurück. Das ist auf jeden Fall ein Fortschritt, wie immer man diesen Begriff auch definieren will. In Stadt 2, in der viele Menschen geimpft worden sind, sind Sie bei Weitem sicherer, wenn Sie einer davon sind.

Neben Virusvarianten und Impfdurchbrüchen waren auch Wellen – ein starkes Ansteigen der Fallzahlen – für sich genommen keine Überraschung. Wir wissen aus der Geschichte früherer Pandemien, dass es zu Wellen kommen kann, und dennoch waren Länder in allen Erdteilen nicht darauf vorbereitet. Ich gebe zu, dass ich selbst – wie viele andere auch – von der Wucht der Delta-Welle, die Mitte 2021 Indien überrollte, überrascht war. Das war zum Teil eine Folge von Wunschdenken – die irrige Annahme, das Land könne sich entspannen, da es ihm Anfang 2020 gelun-

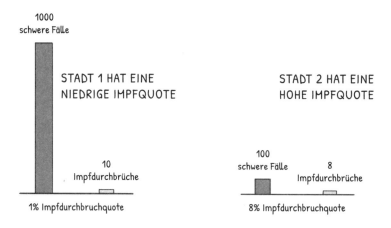

gen war, das Virus einzudämmen. Eine andere Erklärung ist auf traurige Weise ironisch: Länder, die das Virus am Anfang am besten unterdrücken, sind oftmals anfällig für spätere Ausbrüche, da ihre Bekämpfungsmaßnahmen verhindern, dass die Menschen erkranken und so eine natürliche Immunität entwickeln. Das Ziel solcher Maßnahmen ist, durch Unterdrücken des Virus eine Ausbreitung der Infektionen zu verzögern. So will man verhindern, dass Krankenhäuser überlastet werden, und Zeit gewinnen, bis die Menschen durch Impfungen geschützt sind. Wenn aber eine besonders ansteckende Variante auftaucht, bevor Impfstoffe flächendeckend verteilt wurden und wenn die Eindämmungsmaßnahmen beendet werden, ist eine große Welle so gut wie unvermeidlich. Indien hat diese Lektionen ziemlich schnell gelernt und führte im späteren Verlauf des Jahres 2021 eine erfolgreiche COVID-19-Impfkampagne durch.

Gute Wissenschaft ist unordentlich, ungewiss und ändert sich ständig

Hier ist eine unvollständige Liste der diversen Positionen der US-Regierung zum Tragen von Masken während der COVID-19-Pandemie:

- 29. Februar 2020: Der Surgeon General (Leiter des United States Public Health Service) teilt über Twitter mit, die Menschen sollten »AUFHÖREN, MASKEN ZU KAUFEN«, da sie COVID-19 »nicht verhindern« würden (was sich als unrichtig herausstellte). Masken zu kaufen würde es Ärzten und Pflegekräften erschweren, welche zu bekommen (was damals zutraf, obwohl es ziemlich einfach gewesen wäre, mehr Masken zu produzieren).
- 20. März 2020: Die CDC sagen zum wiederholten Male, dass gesunde Menschen, die weder im Gesundheitswesen arbeiten noch eine kranke Person betreuen, keine Maske bräuchten.
- 3. April 2020: Zwei Wochen später empfehlen die CDC Masken für alle Menschen älter als zwei Jahre, wenn sie sich im öffentlichen Raum bewegen, reisen oder sich mit anderen, die möglicherweise infiziert sein könnten, im selben Haushalt aufhalten.
- 15. September 2020: Die CDC empfehlen, dass alle Lehrer und Schüler im Präsenzunterricht Masken tragen sollten, wann immer es praktikabel sei.
- 20. Januar 2021: Präsident Biden unterzeichnet eine Exekutivorder, die das Tragen von Masken und Abstandhalten in Bundesgebäuden, auf Flächen der Bundesregierung und für Auftragnehmer der öffentlichen Hand vorschreibt. Am nächsten Tag unterschreibt er eine Verfügung, die für Reisende das Tragen von Masken vorschreibt, und neun Tage später erlassen die CDC eine Anordnung, nach der die Weigerung, an

Orten, die Bundesbehörden unterstehen, eine Maske zu tragen, einen Verstoß gegen Bundesrecht darstelle.

- 8. März 2021: Die CDC veröffentlichen eine neue Richtlinie, nach der eine vollständig geimpfte Person keine Maske zu tragen braucht, wenn sie in Innenräumen andere geimpfte Personen besucht.
- 27. April 2021: Die CDC kündigen an, dass Personen, die allein oder mit Mitgliedern ihres Haushalts unter freiem Himmel gehen, laufen oder Fahrrad fahren, unabhängig von ihrem Impfstatus keine Maske zu tragen brauchen. Vollständig geimpfte Personen müssen unter freiem Himmel generell keine Maske mehr tragen, es sei denn, sie besuchen eine große Veranstaltung, etwa ein Konzert.
- 13. Mai 2021: Die CDC kündigen an, dass vollständig geimpfte Personen in Innenräumen keine Maske mehr tragen und kein Abstandsgebot einhalten müssen. Einige Bundesstaaten, etwa Washington und Kalifornien, verlängern die Maskenpflicht bis Mitte oder Ende Juni.
- 27. Juli 2021: Die CDC empfehlen, dass vollständig geimpfte Personen in jenen Teilen des Landes, in denen die Fallzahlen stark ansteigen, in Innenräumen wieder Masken tragen. Sie empfehlen außerdem, dass alle Lehrer, Mitarbeiter, Schüler und Besucher von Schulen unabhängig von ihrem Impfstatus in Innenräumen Masken tragen sollten.

Wenn Sie versuchen, das alles zu befolgen, könnten Sie ein Schleudertrauma davontragen.

Bedeutet dies, dass die Mitarbeiter der CDC inkompetent waren? Mitnichten. Ich würde nicht jede der von den CDC getroffenen Entscheidungen verteidigen – so meinten zum Beispiel viele Experten, dass die CDC im Mai 2021 falschlagen, als sie sagten, geimpfte Personen bräuchten keine Maske zu tragen. Doch in einer Krise der öffentlichen Gesundheit werden Entscheidungen von unvollkommenen Menschen auf der Basis von unvollkommenen Daten in einer sich ständig verändernden Umgebung getroffen. Wir hätten schon viel früher die Ansteckungswege von Atemwegspathogenen gründlicher erforschen sollen, anstatt dieses Wissen erst während der Pandemie zu entwickeln. Und während eines Krankheitsausbruchs Perfektion zu erwarten, setzt sogar eine perverse Dynamik in Gang, wie die Geschichte von David Sencer zeigt.[25]

Sencer wurde 1924 im Bundesstaat Michigan geboren und trat nach seinem College-Abschluss in die US Navy ein.* Nachdem er ein Jahr lang mit Tuberkulose zu kämpfen hatte, ging er schließlich zum United States Public Health Service (PHS, »US-Gesundheitsdienst«), weil er Menschen vor Krankheiten wie dieser bewahren wollte, die ihn so lange außer Gefecht gesetzt hatte.

Sencer hat sich schon früh mit Impfprogrammen einen Namen gemacht. Nach seinem Wechsel zu den Centers for Disease Control war er an der Ausarbeitung von Gesetzen beteiligt, durch die das erste breit angelegte Impfprogramm der USA ins Leben gerufen wurde, mit dem die Zahl der gegen Polio geimpften Kinder dramatisch zunahm. Im Jahr 1966 wurde er Direktor der CDC und leitete deren Erweiterung auf die Bereiche Malaria, Familienplanung, Rauchprävention und sogar Quarantäne von Astronauten nach ihrer Rückkehr von einer Weltraummission. Sencer war ein Meister der Logistik; eine Fähigkeit, die ihn bei dem erfolgreichen Kampf um die Ausrottung der Pocken unentbehrlich machte.

Im Januar 1976 starb ein Soldat, der in Fort Dix im Bundesstaat New Jersey stationiert war, an der Schweinegrippe, nachdem er im kranken Zustand an einem acht Kilometer langen Marsch teilgenommen hatte; dreizehn weitere Soldaten mussten ins Krankenhaus, weil sie ebenfalls erkrankt waren. Die Ärzte fanden heraus, dass die Männer sich mit einem Influenzastamm infiziert hatten, der jenem ähnelte, der 1918 die Grippepandemie verursacht hatte.

---

* Michael Lewis erzählt Sencers Geschichte ganz hervorragend in seinem Buch *The Premonition: A Pandemic Story.*

Zum Glück kam der Ausbruch nie über Fort Dix hinaus. Dessen ungeachtet forderte Sencer im Februar 1976 eine Massenimpfung gegen diesen speziellen Stamm der Schweinegrippe unter Verwendung eines bereits vorhandenen Impfstoffs, weil er befürchtete, dass die Katastrophe von 1918 sich wiederholen könnte, wenn im Herbst die Grippesaison begann – was weltweit mehrere Millionen Tote bedeutet hätte. Ein Expertenrat des Präsidenten, dem die legendären Forscher Jonas Salk und Albert Sabin angehörten, die beide bahnbrechende Polio-Impfstoffe entwickelt hatten, unterstützte Sencers Forderung. Präsident Gerald Ford verkündete im Fernsehen seine Unterstützung für eine Massenimpfung, und die Kampagne kam schnell in Gang.

Spätestens Mitte Dezember zeichneten sich jedoch Probleme ab. Zehn Bundesstaaten meldeten Fälle von geimpften Personen, die am Guillain-Barré-Syndrom (GBS) erkrankt waren, einer Autoimmunerkrankung, die Nervenschäden und Muskelschwäche verursacht. Das Impfprogramm wurde noch im selben Monat ausgesetzt und nie wieder aufgenommen. Kurz darauf wurde Sencer mitgeteilt, dass man ihn als Chef der CDC absetzen werde.

Insgesamt waren von den 45 Millionen Menschen, die geimpft worden waren, 362 an GBS erkrankt – ein Anteil, der etwa viermal höher lag, als in der allgemeinen Bevölkerung zu erwarten war.[26] Eine einschlägige Studie kam zu dem Ergebnis, dass der Nutzen des Impfstoffs das Risiko bei Weitem überwog, selbst wenn der Impfstoff in seltenen Fällen GBS verursacht haben mochte. Aber irgendjemand musste die Schuld auf sich nehmen, und so wurde Sencer zum Sündenbock gemacht.

Sencer, der 2011 verstarb, genießt in der Welt der öffentlichen Gesundheit nach wie vor hohes Ansehen. Es besteht Einigkeit, dass sein Engagement für Massenimpfungen das Risiko wert war; hätte er mit seinen Befürchtungen im Hinblick auf eine Pandemie recht gehabt, wären die Folgen von Untätigkeit entsetzlich gewesen. Doch seine Kritiker konzentrierten sich lieber auf das Risiko einer seltenen Autoimmunerkrankung – das real war –, als auf die Möglichkeit, dass Zigmillionen Menschen hätten sterben können.

Im öffentlichen Gesundheitswesen sollte man sich davor hüten, eine Botschaft auszusenden, die besagt: »Handle früh, aber du wirst gefeuert, wenn du es falsch machst.« Natürlich kann es berechtigt sein, jemanden, der eine wirklich unsinnige Entscheidung getroffen hat, zu entlassen. Aber Beamte brauchen auch einen gewissen Spielraum, wenn sie schwierige Entscheidungen treffen müssen, da es immer Fehleinschätzungen geben kann und es keine einfache Aufgabe ist, einen falschen Alarm von einer echten Bedrohung zu unterscheiden.

Was wäre passiert, wenn Sencer nichts getan hätte und seine Befürchtungen sich als berechtigt herausgestellt hätten? Zigmillionen Menschen wären durch ein Virus gestorben, das zuerst in den Vereinigten Staaten aufgetaucht war, die eine Chance gehabt hätten, es zu stoppen, sich aber entschieden hatten, das nicht zu tun. Wenn Leute wie Sencer im guten Glauben und aufgrund der besten verfügbaren Daten handeln, sollten sie nicht dafür angegriffen werden, dass sie möglicherweise eine falsche Entscheidung getroffen haben, nur weil man hinterher ja immer schlauer ist. Dadurch entsteht ein perverser Anreiz für öffentliche Bedienstete, allzu vorsichtig zu sein, also durch Zurückhaltung ihre Karriere nicht zu gefährden. Und wenn es um öffentliche Gesundheit geht, kann Zurückhaltung zu einer Katastrophe führen.

Es zahlt sich aus, in Innovation zu investieren

Es ist verlockend anzunehmen, dass Erfindungen praktisch über Nacht gemacht werden. Wenn Sie im Januar noch nie von einer Messenger- oder Boten-RNA gehört hätten, aber schon im Juli alles über sie gelesen haben und damit geimpft wurden, könnten Sie glauben, dass der Impfstoff in gerade einmal sechs Monaten von der Idee zur Realität wurde. Aber Innovationen fallen nicht vom Himmel. Es bedarf jahrelanger, geduldiger und beharrlicher Anstrengungen von Wissenschaftlern – die häufiger scheitern als gelingen – und genügend Geld, kluger Politik und Unternehmergeist, um eine Idee aus dem Labor auf den Markt zu bringen.

Es ist beängstigend, sich vorzustellen, um wie viel schlimmer die COVID-19-Pandemie geworden wäre, wenn die US- und andere Regierungen nicht schon vor Jahren in die Entwicklung von Impfstoffen investiert hätten, die Messenger-RNA (kurz »mRNA«, ein Fachbegriff, den ich in Kapitel 6 erklären werde) oder eine andere Strategie einsetzen, die als »viraler Vektor« bezeichnet wird. Allein im Jahr 2021 wurden von diesen beiden Impfstoffarten weltweit ungefähr sechs Milliarden Dosen verimpft.[27] Ohne diese Vakzine wäre es uns wesentlich schlechter ergangen.

Die Pandemie hat Dutzende andere konkrete Beispiele innovativer Ideen hervorgebracht – neue wissenschaftliche Erkenntnisse, neue Diagnosetools, Therapieverfahren, Richtlinien und sogar neue Finanzierungsmodelle, um all diese Dinge rings um die Welt zur Verfügung zu stellen. Forscher haben zahlreiche Erkenntnisse darüber gewonnen, wie Viren von Mensch zu Mensch übertragen werden. Und da die Übertragung des Grippevirus im ersten Jahr der COVID-19-Pandemie praktisch zum Erliegen kam, wissen die Forscher jetzt, dass es möglich ist, Grippe zu stoppen, was im Hinblick auf künftige Ausbrüche von Grippe und anderen Krankheiten durchaus vielversprechend ist.

Die Pandemie führt uns auch einen unausweichlichen Aspekt von Innovation vor Augen: Das weltweit größte Potenzial, um Forschungsergebnisse in kommerzielle Produkte umzusetzen, ist in der Privatwirtschaft zu finden. Das gefällt vielleicht nicht jedem, doch Gewinnstreben ist nun mal das stärkste Motiv, um möglichst schnell neue Produkte zu entwickeln. Es ist die Aufgabe des Staates, in Grundlagenforschung zu investieren, die zu wichtigen Innovationen führt, ein politisches Umfeld zu gestalten, das neue Ideen gedeihen lässt, sowie Märkte und Anreize zu schaffen (ganz so, wie die Vereinigten Staaten mit der Operation Warp Speed die Entwicklung von Impfstoffen beschleunigt haben). Und wenn ein Markt versagt – wenn etwa die Menschen,

53

die lebensrettende Tools am dringendsten brauchen, sich diese nicht leisten können –, sollten Regierungen, Non-Profit-Organisationen und Stiftungen einspringen, um diese Lücke zu schließen, was häufig bedeutet, den richtigen Weg zu finden, um mit der Privatwirtschaft zusammenzuarbeiten.

Nächstes Mal können wir es besser machen – wenn wir uns ernsthaft auf Pandemien vorbereiten

Die Menschheit hat schneller und effektiver auf COVID-19 reagiert als auf jede andere Krankheit in ihrer Geschichte. Aber wie es der 2017 verstorbene Professor und Arzt Hans Rosling einmal ausdrückte: »Die Dinge können besser oder schlecht sein.«[28] In die Rubrik »Besser« würde ich zum Beispiel die Tatsache eintragen, dass die Welt in Rekordzeit sichere und wirksame Impfstoffe entwickelt hat. In die Kategorie »Schlecht« gehört die Tatsache, dass zu wenige Menschen in armen Ländern diese Impfstoffe bekommen. Ich werde in Kapitel 8 auf dieses Problem zurückkommen.

Ein weiterer Eintrag in der Rubrik »Schlecht«, jedenfalls bis jetzt: die Tatsache, dass die Welt es unterlässt, sich ernsthaft auf Pandemien vorzubereiten und zumindest zu versuchen, sie zu verhindern.

Ein Staat ist für die Sicherheit seiner Bevölkerung verantwortlich. Für häufig vorkommende Ereignisse, die Schäden und Tod verursachen – Brände, Naturkatastrophen, Kriege – haben Regierungen Strukturen geschaffen, um auf solche Kalamitäten zu reagieren: Sie haben Experten, die die Gefahren kennen, die benötigten Ressourcen und Tools bekommen und Katastropheneinsätze üben. Militärische Verbände führen groß angelegte Übungen durch, um sicherzustellen, dass sie vorbereitet sind, wenn es ernst wird. Die Einsatzkräfte von Städten, Bundesstaaten und Ländern führen Katastrophenschutzübungen durch. Selbst

Schulkinder absolvieren Feueralarmübungen und werden – zumindest in den USA – gedrillt, wie sie sich richtig zu verhalten haben, wenn ein Amokläufer um sich schießt.

Wenn es allerdings um Pandemien geht, findet so gut wie nichts davon statt. Obwohl zahlreiche Personen seit Jahrzehnten vor neuartigen Krankheiten warnen, die Zigmillionen Todesopfer fordern könnten – eine lange Folge von Warnungen kam vor und nach meiner eigenen von 2015 –, hat die Welt nicht reagiert. Ungeachtet all der Anstrengungen, die wir unternahmen, um auf Gefahren durch Brände, Stürme und unsere Mitmenschen vorbereitet zu sein, haben wir uns nicht ernsthaft auf einen Angriff durch den denkbar kleinsten Feind vorbereitet.

In Kapitel 2 werde ich zeigen, dass wir ein globales Team von Experten brauchen, deren Aufgabe es ist, jeden Morgen aufzuwachen und über Krankheiten nachzudenken, die unzählige Menschen umbringen könnten – wie wir sie frühzeitig erkennen, möglichst effektiv auf sie reagieren und überprüfen können, ob wir ausreichend auf sie vorbereitet sind.

Um es zusammenzufassen: Die Welt hat nie wirklich in die benötigten Tools investiert oder sich systematisch auf eine Pandemie vorbereitet. Es wird höchste Zeit, dass wir das ändern. Auf den folgenden Seiten dieses Buches werde ich beschreiben, wie wir das erreichen können.

KAPITEL 2

Ein Pandemie-Präventionsteam aufstellen

Im Jahr 6 n. Chr. wurde die Stadt Rom von einem Feuer verwüstet.[29] Nach dem Brand unternahm Kaiser Augustus etwas in der Geschichte des Reiches noch nie Dagewesenes: Er gründete ein ständiges Team von Feuerwehrleuten. Die Feuerwehr, die schließlich fast viertausend Mann umfasste, war mit Eimern, Besen und Äxten ausgerüstet und in sieben Gruppen aufgeteilt, die in strategisch über die Stadt verteilten Kasernen Wache hielten. (Eine dieser Kasernen wurde Mitte des 19. Jahrhunderts entdeckt und ist gelegentlich für Besucher geöffnet.) Offiziell hieß die Truppe *Cohortes Vigilum* – was frei mit »Brüder der Wache« übersetzt werden kann –, aber die Einheimischen benutzten den Kosenamen *Sparteoli* oder »Burschen der Eimerchen«.

Und in anderen Teilen der Welt? In China wurde die erste Berufsfeuerwehr im 11. Jahrhundert von Kaiser Renzong aus der Song-Dynastie gegründet. Europa folgte etwa zweihundert Jahre später. In Amerika gab es bereits vor der Amerikanischen Revolution Freiwillige Feuerwehren, die auf Betreiben des jungen Benjamin Franklin (wem sonst?) zustande kamen, sowie private Feuerwehren, die von Versicherungsgesellschaften finanziert wurden.[30] Dennoch gab es in den Vereinigten Staaten bis zum Jahr 1853, als in Cincinnati, Ohio, ein staatliches Feuerwehrkorps gegründet wurde, keine einzige Berufsfeuerwehr. Derzeit gibt es in den USA etwa 311 000 hauptamtliche Feuerwehrleute,* die in fast 30 000 Abteilungen organisiert sind.[31] Die amerikanischen Kommunen geben jährlich über 50 Milliarden Dollar aus, um

56

auf Brände vorbereitet zu bleiben. (Bei meinen Recherchen war ich überrascht über die Höhe dieser Zahlen!) Ganz zu schweigen von den vielen präventiven Brandschutzmaßnahmen. Seit fast 800 Jahren werden Gesetze erlassen, um die Gefahr von Großbränden zu verringern, zum Beispiel das Verbot von Strohdächern (London im 13. Jahrhundert) und die Verpflichtung zur sicheren Lagerung von Brennstoffen für Brotbacköfen (Manchester, England, im 16. Jahrhundert).[32] In den USA gibt es heute einen großen gemeinnützigen Feuerschutz-Verband, der eine Liste von über 300 Bauvorschriften und Normen herausgibt, die das Risiko und das Ausmaß von Bränden minimieren sollen.[33] Mit anderen Worten: Seit etwa 2000 Jahren haben die Menschen erkannt, dass einzelne Familien und Firmen nicht allein für ihren Schutz verantwortlich sein können, sondern der Hilfe der Gemeinschaft bedürfen. Wenn das Haus des Nachbarn brennt, ist auch unser Haus in Gefahr, und die Feuerwehr wird Maßnahmen ergreifen, um ein Übergreifen der Flammen zu verhindern. Und wenn die Feuerwehr nicht gerade mit Brandbekämpfung beschäftigt ist, führt sie Übungen durch, um auf dem neuesten Stand zu bleiben, und wird für Aktivitäten eingesetzt, die im Zusammenhang mit der öffentlichen Sicherheit und anderen öffentlichen Aufgaben stehen.

Natürlich breitet sich ein Feuer nicht über die ganze Welt aus, Krankheiten aber schon. Eine Pandemie ist mit einem Feuer vergleichbar, das in irgendeinem Gebäude ausbricht und innerhalb von Wochen in allen Ländern der Welt lodert. Um Pandemien zu verhindern, brauchen wir also so etwas wie eine globale Feuerwehr.

Wir brauchen auf globaler Ebene eine Expertengruppe, die sich hauptberuflich mit der Verhinderung von Pandemien befasst. Sie soll auf potenzielle Ausbrüche achten, Alarm schlagen, wenn sie auftreten, bei ihrer Eindämmung unterstützend tätig

---

* Zusätzlich gibt es in den Vereinigten Staaten etwa 740 000 freiwillige Feuerwehrleute.

werden, Datensysteme für den Austausch von Fallzahlen und anderen Informationen einrichten, politische Empfehlungen und Schulungen standardisieren, prüfen, wie schnell weltweit neue Tools eingeführt werden können und Übungen organisieren, um Schwachstellen im System aufzuspüren. Und sie müsste weltweit die vielen Fachleute und Strukturen koordinieren, die diese Arbeit auf nationaler Ebene leisten.

Eine solche Organisation lässt sich nur aufbauen, wenn sich die Regierungen der reichen Länder ernsthaft dafür einsetzen, wozu auch die Sicherstellung einer angemessenen Personalausstattung gehört. Es wird nicht einfach sein, auf globaler Ebene echte Einvernehmlichkeit darüber zu erlangen und die notwendigen finanziellen Mittel bereitzustellen – aber selbst wenn man die Schwierigkeiten kennt, hat es meiner Meinung nach allerhöchste Priorität, dieses Team zum Wohl der ganzen Welt aufzustellen. Im Folgenden möchte ich erklären, wie das funktionieren sollte.

Man könnte annehmen, dass eine solche Gruppe, wie sie von mir vorgeschlagen wird, bereits existiert. Gibt es nicht unzählige Filme und Serien, in denen eine furchterregende Krankheit ausbricht und die Welt perfekt darauf vorbereitet zu sein scheint? Jemand zeigt erste Symptome. Der Präsident der Vereinigten Staaten von Amerika wird anhand eines effektvollen, animierten Computermodells, das die weltweite Ausbreitung der Krankheit zeigt, über die Situation informiert. Ein Expertenteam erhält den Anruf, auf den alle gewartet haben (aus irgendeinem Grund immer beim Frühstück mit der Familie), und wird sofort aktiv. Die Experten werden, ausgestattet mit Schutzanzügen und teurer Ausrüstung, per Hubschrauber eingeflogen, um die Lage zu sondieren. Sie nehmen ein paar Proben, eilen ins Labor, um ein Gegenmittel herzustellen, und machen sich an die Rettung der Menschheit.

Die Realität ist allerdings sehr viel komplizierter. Zum einen spielt die Hollywood-Version eine der wichtigsten (aber zugegebenermaßen undramatischen) Aufgaben der Pandemieprävention herunter: nämlich sicherzustellen, dass die Länder über effiziente Gesundheitssysteme verfügen. In einem leistungsfähigen System sind die Kliniken personell und materiell voll ausgestattet, werden schwangere Frauen vor und nach der Geburt betreut und erhalten Kinder ihre Routineimpfungen. Die Beschäftigten im Gesundheitswesen sind in den Bereichen öffentliche Gesundheit und Pandemieprävention gut ausgebildet. Und die Meldesysteme erkennen verdächtige Häufungen von Fällen und lösen Alarm aus. Wenn diese Art von Infrastruktur vorliegt – wie in den meisten wohlhabenden Ländern und einigen Ländern mit niedrigen und mittleren Einkommen –, ist es viel wahrscheinlicher, dass eine neue Krankheit schon im Frühstadium erkannt wird. Ohne diese Infrastruktur wird die neue Krankheit jedoch erst wahrgenommen, wenn sich Zehntausende von Menschen angesteckt haben und sie sich möglicherweise schon in vielen Ländern ausgebreitet hat.

Aber das Unrealistischste an den Filmen ist die Annahme, es gäbe eine Behörde, die all die unterschiedlichen Kompetenzen bündelt und schnell und entschlossen handelt, um eine Pandemie zu verhindern. Mein Lieblingsbeispiel dafür ist die dritte Staffel der Fernsehserie *24* – eine Serie, die ich sehr mochte –, in der ein Terrorist absichtlich einen Krankheitserreger in Los Angeles freisetzt. Praktisch alle staatlichen Stellen sind in kürzester Zeit darüber informiert. Das Hotel, in dem der Erreger freigesetzt wurde, wird sofort abgeriegelt. Ein Genie für Computermodellierung errechnet nicht nur, wie sich die Krankheit ausbreiten wird, sondern auch, wie schnell sich die Nachricht von der Seuche verbreiten wird und (das ist das Beste daran) wie die Verkehrsströme beeinflusst werden, wenn die Menschen aus der Stadt fliehen. Ich erinnere mich, dass ich diese Folgen sah und dachte: »Wow, diese Regierung weiß, wie man sich vorbereitet.«

So etwas gibt es natürlich nur im Fernsehen. Wenn die Dinge wirklich so funktionieren würden, könnten wir nachts besser schlafen. Aber so funktionieren sie nun einmal nicht. Es gibt viele Organisationen, die hart daran arbeiten, auf einen großen Krankheitsausbruch adäquat zu reagieren. Sie sind jedoch weitgehend von freiwilligen Helfern abhängig. (Die bekannteste Organisation ist das Global Outbreak Alert and Response Network, kurz GOARN.) Die regionalen und nationalen Einsatzteams sind personell und finanziell unzureichend ausgestattet und haben von der internationalen Gemeinschaft kein Mandat für einen globalen Einsatz. Die WHO ist die einzige Organisation mit einem solchen Mandat, doch sie verfügt nur über sehr geringe finanzielle Mittel und fast kein Personal, das sich mit Pandemien befasst. Sie verlässt sich stattdessen auf das überwiegend ehrenamtlich arbeitende GOARN. Es gibt keine Organisation mit der Größe, der Reichweite, den Ressourcen und der Verantwortung, die notwendig wären, um Ausbrüche zu erkennen, darauf zu reagieren und zu verhindern, dass sie sich zu Pandemien ausweiten.

Betrachten wir die Abfolge der Ereignisse, die zu einer effizienten Reaktion auf einen Krankheitsausbruch gehören. Die Erkrankten müssen in die Klinik, und dort muss das Gesundheitspersonal die richtige Diagnose stellen. Diese Fälle müssen dann an die Verantwortlichen weiter oben gemeldet werden, und ein Analytiker muss feststellen, ob es eine ungewöhnliche Häufung von Fällen mit ähnlichen verdächtigen Symptomen oder Testergebnissen gibt. Ein Mikrobiologe muss Proben nehmen und überprüfen, ob der Erreger bereits bekannt ist. Ein Genetiker muss möglicherweise eine Genomkartierung vornehmen. Epidemiologen müssen den Grad der Übertragbarkeit und die Schwere der Krankheit erfassen.

Die Verantwortlichen vor Ort müssen genaue Informationen erhalten und weitergeben. Möglicherweise müssen Quarantänebestimmungen eingeführt und durchgesetzt werden. Wissenschaftler müssen sich mit Diagnosetests, Behandlungsmöglichkeiten und Impfstoffen befassen. Und so wie Feuerwehrleute Übungen absolvieren, wenn sie keinen Brand zu löschen haben, müssen alle genannten Gruppen trainieren und das System testen, um Schwachstellen ausfindig zu machen und zu beheben.

60

Vielfältige Elemente eines solchen Überwachungs- und Reaktionssystems existieren bereits. Ich habe Menschen getroffen, die ihr Leben dieser Arbeit gewidmet haben, und viele haben dafür ihr Leben aufs Spiel gesetzt. Doch die COVID-19-Pandemie trat nicht auf, weil es nicht genug kluge, mitfühlende Menschen gegeben hat, die sie zu verhindern suchten. COVID-19 trat auf, weil die Welt kein Umfeld geschaffen hatte, in dem diese intelligenten, empathischen Menschen ihre Fähigkeiten in ein starkes, gut vorbereitetes System optimal hätten einbringen können.

Was wir brauchen, ist eine gut finanzierte globale Organisation, die in allen notwendigen Bereichen über genügend Vollzeitexperten verfügt. Sie muss die Glaubwürdigkeit und Autorität einer öffentlichen Einrichtung besitzen und einen klaren Auftrag haben, sich auf die Vermeidung von Pandemien zu fokussieren.

Ich nenne diese Organisation GERM-Team – als Kurzform für Global Epidemic Response and Mobilization Team –, und ihre Mitarbeitenden sollten sich jeden Tag aufs Neue fragen: »Ist die Welt auf die nächste Pandemie vorbereitet? Was können wir tun, um besser vorbereitet zu sein?« Sie müssten bei voller Bezahlung und regelmäßigen Schulungen in der Lage sein, koordiniert auf die nächste Pandemiegefahr zu reagieren. Das GERM-Team müsste die Möglichkeit haben, festzustellen, dass eine Pandemie vorliegt, und mit den nationalen Regierungen und der Weltbank zusammenarbeiten, damit für entsprechende Gegenmaßnahmen sehr schnell Geld aufgebracht werden kann.

Grob geschätzt würde GERM ungefähr 3000 Vollzeitbeschäftigte benötigen. Ihre Qualifikationen müssten die ganze Bandbreite von Epidemiologie, Genetik, Arzneimittel- und Impfstoffentwicklung, Datensysteme, Diplomatie, Krisenreaktionssysteme, Logistik, Computermodellierung und Kommunikation abdecken. GERM würde von der WHO verwaltet werden, da nur sie ihm weltweite Glaubwürdigkeit verleihen kann, und es müsste personell breit aufgestellt sein. Die Mitarbeitenden würden dezentral an vielen verschiedenen Orten der Welt arbeiten. Für die Rekrutierung von Spitzenpersonal würde GERM über ein spezielles Personalsystem verfügen, das sich von dem der meisten UN-Organisationen unterscheidet. Die meisten Mitglieder des Teams würden in den Gesundheitsinstituten der einzelnen Länder arbeiten, einige aber auch in den Regionalbüros der WHO und an deren Hauptsitz in Genf.

Drohte eine potenzielle Pandemie, ist eine Expertenanalyse der frühen Eckdaten erforderlich, die die Gefahr bestätigen können. Die Datenspezialisten von GERM würden ein System entwickeln, mit dem Häufungen verdächtiger Fälle überwacht werden könnten. Ihre Epidemiologen würden die Berichte der nationalen Regierungen prüfen und mit den Teammitgliedern der WHO zusammenarbeiten, um alles zu erfassen, was auf ein Pandemiegeschehen hinweise. Ihre Experten für Produktentwicklung würden Regierungen und Unternehmen bei den wichtigsten Arzneimitteln und Impfstoffen beraten. Die Fachleute für Computermodellierung von GERM würden die Arbeit der Modellierer auf der ganzen Welt koordinieren. Das Team würde dann die Federführung bei der Ausarbeitung und Koordinierung gemeinsamer Maßnahmen übernehmen, zum Beispiel, wie und wann Grenzschließungen durchgeführt und Masken empfohlen werden sollen.

Selbstverständlich wird auch die Diplomatie darin eingebunden. Schließlich sind es die nationalen und lokalen Entscheider, die die besonderen Gegebenheiten in ihrem Land kennen, die jeweilige Landessprache sprechen und Kontakt zu den wichtigsten Akteuren haben, von denen die Öffentlichkeit Führung erwartet. Die GERM-Beschäftigten sollten eng mit ihnen zusammenarbeiten und deutlich machen, dass ihre Aufgabe darin besteht, die lokale Expertise zu unterstützen, sie aber nicht zu verdrängen. Wenn GERM auch nur den Anschein erwecken würde, von außen aufgezwungen zu sein, würden einige Länder sicher die Empfehlungen ablehnen.

Für Länder, die zusätzliche Unterstützung benötigen, sollte GERM Experten des öffentlichen Gesundheitswesens finanzieren oder ausleihen, die sich an diesem globalen Netz zur Pandemieprävention beteiligen würden. Sie würden gemeinsam trainieren und üben, um ihre Fähigkeiten auf dem neuesten Stand zu halten, und sie würden bereit sein, lokal oder global zu reagieren, wenn sie gebraucht werden. Länder mit größerem Bedarf und hohem Ausbruchsrisiko würden weitere GERM-Teammitglieder aus dem Netzwerk aufnehmen und ihnen die Möglichkeit geben, vor Ort Fachwissen über Infektionskrankheiten aufzubauen. Unabhängig davon, wo sie eingesetzt würden, besäßen diese Mitarbeiter eine doppelte Identität: Sie würden einerseits zum Melde- und Reaktionssystem des jeweiligen Landes gehören und andererseits zum Krisenreaktionssystem von GERM.

Außerdem sollte das GERM-Team dafür verantwortlich sein, das weltweite Überwachungs- und Reaktionssystem auf Schwachstellen zu prüfen. Dafür müsste eine Checkliste für die Pandemievorsorge entwickelt werden, ähnlich der, die Flugzeugpiloten vor jedem Start und viele Chirurginnen heutzutage während einer Operation durchgehen. Und so wie das Militär komplexe Übungen durchführt, bei denen verschiedene Bedingungen simuliert werden und die Reaktionsfähigkeit geprüft wird, würde das GERM-Team seine Reaktion auf Ausbrüche trainieren. Also keine »Kriegsspiele«, sondern »Pandemiespiele«. Darin bestünde die wichtigste Aufgabe des Teams, auf die wir in Kapitel 7 noch ausführlicher eingehen werden.

Die hier beschriebene Struktur ist neu, aber nicht ohne Vorbild. Sie basiert auf einem Modell, das ich bei einer anderen Krankheit, die zum Glück kurz vor ihrer Ausrottung steht, als hocheffizient erlebt habe.

Polio – eine Krankheit, die meist zu Beinlähmungen führt, in seltenen Fällen aber auch das Zwerchfell beeinträchtigen und die Atemmuskulatur lähmen kann – gibt es wahrscheinlich schon seit Tausenden von Jahren. (Auf einer ägyptischen Steintafel aus dem 16. Jahrhundert v. Chr. ist ein Priester mit einem dem Aussehen nach durch Kinderlähmung verkrüppelten Bein abgebildet.[34]) Obwohl Mitte der 1950er- und Anfang der 1960er-Jahre Impfstoffe gegen Polio erfunden wurden, dauerte es Jahrzehnte,

63

bis alle, die sie benötigten, auch Zugang zu ihnen hatten. Noch Ende der 1980er-Jahre gab es jährlich 350 000 Krankheitsfälle in 125 Ländern durch Wildpolioviren.* Doch im Jahr 1988 unternahmen die WHO und ihre Partner – angeführt von dem Freiwilligennetzwerk Rotary International – Anstrengungen, Polio endgültig auszurotten. Die Aufnahme eines Impfstoffs in die Liste der Routineimpfungen für Kinder sowie massive Impfkampagnen konnten die Zahl der Fälle von Wildpolio weltweit von besagten 350 000 pro Jahr auf nur noch fünf im Jahr 2021 senken.[35] Das ist ein Rückgang von mehr als 99,9 Prozent! Und statt in 125 Ländern zirkuliert Wildpolio nur noch in zwei Ländern: Afghanistan und Pakistan.

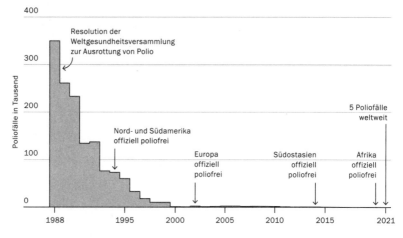

Das Ende von Polio. Dank weltweiter Bemühungen sind die Fälle von Wildpolio von 350 000 im Jahr 1988 auf nur fünf im Jahr 2021 zurückgegangen. (WHO)[36]

Ohne die sogenannten Notfalleinsatzzentralen (Emergency Operations Centers, EOCs) wäre ein solches Wunder niemals möglich gewesen. Sie existieren seit zehn Jahren, zuerst in Nigeria,

---

* Ich unterscheide »wilde« Polioviren von den äußerst selten auftretenden, durch Impfung übertragenen Fällen.

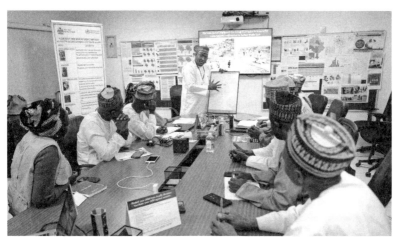

Nigerias nationales Notfalleinsatzzentrum in Abuja ist eine Drehscheibe für den Umgang mit drohenden Krankheiten, darunter Ebola, Masern und Lassafieber – es wurde 2020 sofort auf COVID-19 umgestellt.[37]

und sind der tragende Pfeiler des Polio-Programms in über einem Dutzend Ländern geworden, in denen die Ausrottung der Krankheit besonders schwierig war.

Stellen wir uns ein Wahlkampfbüro in den letzten Tagen vor einer Wahl vor, dann können wir erahnen, wie so ein EOC aussieht. An den Wänden hängen Landkarten und Diagramme, die jedoch keine Umfrageergebnisse wiedergeben, sondern die neuesten Poliodaten. Es ist das Nervenzentrum, in dem Mitarbeitende aus dem Gesundheitssektor des jeweiligen Landes und internationale Partner (wie WHO, UNICEF, CDC und Rotary International) auf sämtliche Meldungen über Polio reagieren – sei es, dass ein Kind gelähmt ist oder das Virus in einer Abwasserprobe gefunden wurde. (Im nächsten Kapitel werde ich Abwasserproben eingehender erläutern.)

EOCs überwachen üblicherweise die Verteilung von Millionen Polio-Schluckimpfstoffdosen pro Jahr und betreuen Zehntausende Impfhelfer, die von Haus zu Haus gehen, um Kinder mehrfach zu impfen. Sie pflegen die Beziehungen zu lokalen Entscheidungsträgern, um Irrtümer und Fehlinformationen über Impfstoffe auszuräumen. Mithilfe digitaler Tools stellen sie fest, ob die Impfhelfer alle vorgesehenen Orte erreichen können.

Dank dieses Systems wissen die Mitarbeiter eines EOC sogar, wie viele Haushalte die Impfung ihrer Kinder verweigern. Der Messwert ist unglaublich präzise: Der Koordinator der pakistanischen EOC berichtete, dass die Verweigerungsrate von 1,7 Prozent im Jahr 2020 auf 0,8 Prozent im darauffolgenden Jahr gesenkt werden konnte, und dass in einer einzelnen Kampagne nur 0,3 Prozent der Haushalte den Impfstoff verweigert hätten.[38] Und im März 2020 nahm die Regierung ihr Polio-EOC als Vorlage für ein auf COVID-19 ausgerichtetes EOC. Das GERM-Team sollte ein weltweites EOC mit Superkräften sein. So wie Notfalleinsatzzentralen endemische Krankheiten wie Polio bekämpfen und sich gleichzeitig auf neu auftauchende Erreger einstellen, würde auch das GERM-Team eine doppelte Aufgabe erfüllen – nur mit umgekehrtem Schwerpunkt. Neu auftretende Krankheiten hätten oberste Priorität, aber wenn es keine aktive Pandemiebedrohung gäbe, würden sie ihre Fähigkeiten und Kenntnisse auf dem Laufenden halten, indem sie auch bei Polio, Malaria und anderen Infektionskrankheiten mit anpackten.

Vielleicht fällt auf, dass ein Aufgabenbereich in der Stellenbeschreibung von GERM fehlt: die Behandlung von Kranken. Das ist so gewollt. GERM soll Notfallexperten wie die von Médecins Sans Frontières (Ärzte ohne Grenzen) nicht ersetzen müssen. Sie müssten aber deren Arbeit koordinieren und mittels Seuchenüberwachung, Computermodellierung und weiterer Aufgabenbereiche ergänzen. Kein GERM-Mitglied soll für die Betreuung der Kranken zuständig sein.

Die Kosten für den Betrieb des GERM-Teams belaufen sich nach meiner Schätzung auf etwa 1 Milliarde Dollar pro Jahr, um die Gehälter von 3000 Mitarbeitenden plus Ausrüstung, Reisen und anderen Ausgaben zu decken. Nur zum Vergleich: 1 Milliarde Dollar pro Jahr ist weniger als ein Tausendstel der jährlichen Verteidigungsausgaben der Welt.[39] In Anbetracht der Tatsache, dass dies eine Versicherung gegen eine Tragödie wäre, die die Welt Billionen von Dollar kosten würde – wie es bei COVID-19 der Fall ist –, und auch dazu beitragen würde, die menschliche und finanzielle Belastung durch andere Krankheiten zu verringern, wären 1 Milliarde Dollar pro Jahr ein Schnäppchen.* Diese Ausgaben darf man sich weder als karitative Maßnahme oder gar als traditionelle Entwicklungshilfe vorstellen. Sie wären – wie bei den Verteidigungsausgaben – Teil der Verantwortung eines jeden Landes, die Sicherheit ihrer Bürger zu gewährleisten.

Das GERM-Team ist für den Betrieb eines ordnungsgemäßen Überwachungs- und Reaktionssystems unerlässlich, und ich werde in den folgenden Kapiteln immer wieder darauf zurückkommen. Es spielt eine entscheidende Rolle bei allen Aspekten der Pandemieprävention: Seuchenüberwachung, Koordinierung der Sofortmaßnahmen, Beratung bei der Forschungsagenda und Durchführung von Systemtests, um Schwachstellen aufzuspüren. Aber wenden wir uns zunächst dem Problem zu, wie man einen Pandemieausbruch überhaupt erkennt.

---

* Diese Organisation darf nicht von Privatleuten finanziert werden. Sie muss der Öffentlichkeit gegenüber rechenschaftspflichtig und von der WHO autorisiert sein.

KAPITEL 3

Bei der Früherkennung von Ausbrüchen besser werden

Wie oft waren Sie in Ihrem Leben schon krank? Die meisten Menschen haben sich wohl schon ein paarmal erkältet und den Magen verdorben, und wenn Sie Pech hatten, haben Sie sich vielleicht auch schon schlimmere Krankheiten wie Grippe, Masern oder COVID-19 zugezogen. Je nachdem, wo Sie leben, mussten Sie vielleicht auch schon einmal mit Malaria oder Cholera fertigwerden.

Jeden Tag werden Menschen krank, aber nicht jede Krankheit führt zu einem Ausbruch.

Die Aufgabe, auf die Fälle zu achten, die lediglich lästig sind, auf solche, die zu einer Katastrophe führen können, und auf alles dazwischen – und Alarm zu schlagen, wenn es notwendig wird –, ist als Epidemie- und Krankheitsüberwachung bekannt. Die Menschen, die sich darum kümmern, suchen nicht nach einer Nadel im Heuhaufen, sondern sie suchen nach den spitzesten, tödlichsten Nadeln in einem riesigen Haufen nicht ganz so spitzer Nadeln.

Der Begriff *Überwachung* hat leider einen etwas beklemmenden orwellschen Beiklang, doch hier bezieht er sich lediglich auf Netzwerke von Menschen in aller Welt, die beobachten, wie die Gesundheitslage sich von Tag zu Tag entwickelt. Die von ihnen gesammelten Informationen werden für diverse Zwecke verwendet: Sie bilden die Grundlage für politische Entscheidungen und geben vor, gegen welchen Influenzastamm Sie jedes Jahr geimpft werden. Und wie COVID-19 deutlich gezeigt hat, investiert die

Welt leider viel zu wenig in die Überwachung von Krankheiten. Ohne ein effektiveres System werden wir künftige Pandemien nicht früh genug erkennen, um sie verhindern zu können.

Zum Glück ist dies ein Problem, das sich lösen lässt, und im Rest dieses Kapitels werde ich erklären, *wie* wir es lösen können. Ich werde mit den lokalen Pflegekräften, Epidemiologen und Beamten in Gesundheitsbehörden anfangen, die als Erste die Anzeichen einer sich zusammenbrauenden Pandemie zu sehen bekommen. Dann werde ich einige der Hindernisse beschreiben, die die Krankheitsüberwachung schwierig für alle machen – etwa die Tatsache, dass viele Geburten und Todesfälle nie amtlich registriert werden –, und Ihnen davon berichten, wie einige Länder solche Probleme lösen.

Und schließlich stelle ich die neuesten Entwicklungen in der Krankheitsüberwachung vor: neue Tests, die radikal verändern werden, wie Ärzte bei ihren Patienten Krankheiten diagnostizieren, und eine neuartige Strategie, um die Ausbreitung von Grippe in ganzen Städten zu untersuchen, die in meiner Heimatstadt Seattle entwickelt wurde. (Die Wendungen und Verwicklungen und die moralischen Zwickmühlen in dieser Geschichte sind ganz erstaunlich.) Ich hoffe, Sie bis zum Ende dieses Kapitels davon überzeugen zu können, dass die Welt, wenn sie in die richtigen Menschen und Technologien investiert, darauf vorbereitet sein wird, die nächste Pandemie kommen zu sehen, bevor es zu spät ist.

Der 30. Januar 2020 markiert einen wichtigen Meilenstein in der COVID-19-Pandemie: Tedros Adhanom Ghebreyesus, der Generaldirektor der WHO, erklärte die Krankheit zu einer »Gesundheitlichen Notlage von internationaler Tragweite« (GNIT). Das ist eine offizielle Bezeichnung nach internationalem Recht, und wenn die WHO eine solche Notlage erklärt, sind alle Länder der Welt gehalten, bestimmte Maßnahmen in die Wege zu leiten.*

---

* Allerdings gibt es noch kein Verfahren, um sicherzustellen, dass sie diese Maßnahmen auch tatsächlich in die Tat umsetzen.

Wenn auch einige wenige Krankheiten – etwa Pocken und neue Arten von Grippe – so alarmierend sind, dass sie sofort gemeldet werden sollen, sobald sie festgestellt werden, operiert das System in den meisten Fällen so wie bei COVID-19. Die WHO – die versucht, die Allgemeinheit zu schützen, ohne Panik auszulösen – wartet, bis sie genug Daten hat, bevor sie eine umfassende internationale Reaktion in Gang setzt.

Wie zu erwarten wäre, ist eine der Datenquellen der alltägliche Betrieb eines Gesundheitswesens: Ärzte und Pflegekräfte, die mit ihren Patienten interagieren. Mit einigen wenigen Ausnahmen – zum Beispiel denen, die ich oben erwähnt habe – wird ein einzelner Fall einer Krankheit keinen Alarm auslösen; die meisten Mitarbeiter einer Klinik werden nicht wegen einer Person nervös werden, die mit Husten und etwas erhöhter Temperatur auftaucht. In der Regel ist es eine verdächtig wirkende Häufung von Fällen, die Aufmerksamkeit erregt.

Dieser Ansatz wird »passive Krankheitsüberwachung« genannt, und er funktioniert so: Die Mitarbeiter einer Klinik melden Informationen über die Fälle von meldepflichtigen Erkrankungen, die sie sehen, nach oben, also an ihre zuständige Gesundheitsbehörde. Einzelheiten über jeden Fall geben sie nicht weiter, sondern nur die aggregierten Fallzahlen für meldepflichtige Krankheiten. Von dort aus werden die Daten idealerweise in eine regionale oder globale Datenbank eingespeist, die es Analysten erleichtert, sich abzeichnende Muster zu erkennen und entsprechend zu reagieren. Zum Beispiel liefern afrikanische Länder aggregierte Daten über bestimmte Krankheiten in eine Datenbank namens Integrated Disease Surveillance and Response (IDSR).[40]

Nehmen wir an, die aggregierten Daten zeigen ungewöhnlich viele Lungenentzündungen bei Beschäftigten im Gesundheitswesen. Das ist ein Warnsignal, und es ist zu hoffen, dass ein Analyst einer Gesundheitsbehörde auf Länder- oder Bundesebene, der die Datenbank überwacht, die Häufung der Fälle bemerkt und sie für eine nähere Untersuchung vormerkt. In den modernsten Gesundheitssystemen der Welt würde der Anstieg der Fallzahlen vielleicht von einem Computersystem registriert werden, das dann Menschen in der zuständigen Behörde auffordert, sich das Ganze einmal genauer anzusehen.

Sobald der Verdacht aufkommt, dass es sich um einen Ausbruch handeln könnte, müssen wesentlich mehr Daten erfasst werden als nur die Fallzahlen. Als Erstes muss bestätigt werden, dass die Zahlen tatsächlich höher sind als erwartet, wofür die Größe der betreffenden Bevölkerung bekannt sein muss. Sie basiert auf der Erfassung sämtlicher Geburten und Todesfälle – ein Thema, auf das ich später in diesem Kapitel noch zurückkommen werde. Falls festgestellt wird, dass die Krankheit sich schnell ausbreiten könnte, werden weitere Informationen gebraucht, etwa, wer genau infiziert wurde, wo Infizierte sich mit dem Krankheitserreger angesteckt haben könnten und an wen sie ihn möglicherweise weitergegeben haben. Es kann eine zeitraubende Aufgabe sein, diese Informationen zusammenzutragen, doch es ist ein entscheidender Schritt bei der Krankheitsüberwachung – und einer der vielen Gründe, warum ein Gesundheitssystem mit genug Geld und Personal ausgestattet sein muss.

Kliniken und Krankenhäuser sind die wichtigsten Quellen für Informationen über die Krankheiten, die sich in einer Kommune ausbreiten, aber keineswegs die einzigen, da sie schließlich nur einen kleinen Teil dessen sehen, was vor sich geht. Manche Menschen, die infiziert sind, fühlen sich nicht krank genug, um zum Arzt zu gehen, zumal, wenn es teuer ist oder besonders beschwerlich, zur nächsten Klinik zu gelangen. Andere haben keinen Grund, zum Arzt zu gehen, da sie sich kein bisschen krank fühlen. Und manche Krankheiten breiten sich so schnell aus, dass es keine gute Strategie ist, abzuwarten, bis infizierte Menschen in der Klinik auftauchen – wenn dann schließlich ein Anstieg der Fallzahlen auffällt, ist es schon zu spät, um einen großen Ausbruch zu verhindern.

Das ist der Grund, warum es – neben dem Beobachten von Menschen, die in Kliniken und Krankenhäuser kommen – wichtig ist, nach bekannten Krankheiten zu suchen, indem man

71

potenzielle Patienten dort aufsucht, wo sie leben. Das wird »aktive Krankheitsüberwachung« genannt, und ein gutes Beispiel dafür sind die Kontakte, die Helfer bei Impfkampagnen gegen Polio knüpfen. Sie gehen von Tür zu Tür und besuchen Familien, und zwar nicht nur, um Kinder zu impfen, sondern auch, um auf Kinder mit Polio-Symptomen zu achten, etwa eine ungewöhnlich schwache Beinmuskulatur oder eine Lähmung der Beine, die nicht anders zu erklären ist. Und in vielen Fällen können Polio-Beobachtungsteams sogar doppelte Arbeit leisten, etwa während der Ebola-Epidemie in Westafrika 2014/2015, als sie geschult wurden, auf typische Symptome nicht nur von Kinderlähmung, sondern auch von Ebola zu achten.

Manche Länder entwickeln clevere Methoden, um noch mehr Menschen dafür zu gewinnen, auf Anzeichen von Gefahr zu achten, unabhängig davon, ob sie von einer bekannten oder einer neuen Krankheit ausgehen. Die meisten großen Ausbrüche der vergangenen Jahre schlugen sich auch in Blog-Posts und Social Media nieder. Solche Informationen können subjektiv sein und sind häufig von viel Grundrauschen umgeben, können aber eine nützliche Ergänzung zu den Erkenntnissen bilden, die Gesundheitsbeamte aus konventionelleren Indikatoren gewinnen.

In Japan leisten Beschäftigte der Post bestimmte Dienste im Rahmen der Gesundheitsfürsorge und Krankheitsüberwachung. In Vietnam werden Lehrer geschult, beim lokalen Gesundheitsamt einen Bericht einzureichen, falls sie feststellen, dass in ein und derselben Woche mehrere Kinder wegen ähnlicher Symptome nicht in die Schule kommen. Vietnamesische Apothekerinnen sind angehalten, Alarm zu schlagen, wenn sie plötzlich deutlich mehr Medikamente gegen Fieber, Husten oder Durchfall verkaufen.[41]

Ein weiteres, relativ neues Verfahren besteht darin, auch in der Umwelt nach Krankheitssignalen zu suchen. Viele Krankheitserreger, darunter auch das Poliovirus und Coronaviren, sind in menschlichen Ausscheidungen enthalten, sodass sie im Abwasser festgestellt werden können. Kommunale Bedienstete entnehmen

Proben aus Abwasseraufbereitungsanlagen oder offenen Abwasserkanälen und bringen sie in ein Labor, wo sie auf solche Viren hin untersucht werden.

Wenn das Testergebnis positiv ist, geht jemand in die Kommune, wo die Proben genommen wurden, um dort potenziell infizierte Personen ausfindig zu machen, Impfungen voranzutreiben und die Menschen darüber zu informieren, worauf sie achten müssen. Das Verfahren, Abwasserstichproben zu analysieren, wurde zuerst zur Polio-Überwachung entwickelt, doch in manchen Ländern wird es auch genutzt, um den Konsum illegaler Drogen und die Ausbreitung von COVID-19 zu erfassen. Entsprechende Studien haben gezeigt, dass es sogar als Element eines Frühwarnsystems dienen kann, wodurch die zuständigen Behörden Zeit gewinnen, um sich auf ein Hochschnellen der Fallzahlen vorzubereiten, bevor sie sich in klinischen Laborergebnissen niederschlagen.

In den meisten reichen Ländern ist es kaum vorstellbar, geboren zu werden oder zu sterben, ohne dass der Staat es registriert – sehr wahrscheinlich wird das Ereignis in ein Geburts- beziehungsweise Sterberegister eingetragen. Doch in vielen Ländern mit niedrigen oder mittleren Einkommen ist das anders.

Viele von ihnen schätzen die Anzahl der Geburten und Sterbefälle auf der Basis von Volkszählungen, die regelmäßig in Abständen von mehreren Jahren durchgeführt werden. Das bedeutet, dass sie keine genauen Daten haben, sondern nur eine breite Spanne möglicher Zahlen. Und dass es Jahre dauern kann, bis die Geburt oder der Tod eines Menschen für die offiziellen Statistiken gezählt wird, wenn überhaupt. Laut WHO tauchen nur 44 Prozent der in Afrika geborenen Kinder jemals in den amtlichen Registern ihrer Regierung auf.[42] (In Europa und Nordamerika sind es dagegen über 90 Prozent.) In Niedriglohnländern wird nur etwa jeder zehnte Todesfall von den Behörden registriert, und nur bei einem winzigen Bruchteil dieser Meldungen ist eine Todesursache angegeben. Viele Kommunen, in denen Geburten und Todesfälle nicht registriert werden, sind im Grunde genommen für das Gesundheitssystem ihres Landes unsichtbar.

Da es so ein Problem darstellt, die wichtigsten Ereignisse des Lebens zu registrieren, ist es kein Wunder, dass auch viele Krankheitsfälle in solchen Kommunen gar nicht erst bemerkt werden. Schätzungen zeigten Ende Oktober 2021, dass nur etwa 15 Prozent der COVID-19-Infektionen weltweit überhaupt erkannt werden.[43] In Europa lag diese Quote bei 37 Prozent, doch in Afrika bei nur 1 Prozent.[44] Da sie so ungenau sind und nur alle paar Jahre durch Umfragen aktualisiert werden, können Todesstatistiken uns nicht helfen, eine Epidemie zu erkennen oder unter Kontrolle zu bringen.

Als ich begann, mich für globale Gesundheit zu engagieren, starben weltweit pro Jahr etwa zehn Millionen Kinder vor ihrem fünften Geburtstag, die allermeisten von ihnen in Ländern mit niedrigen oder mittleren Einkommen. Diese Zahl war an sich schon schockierend, aber noch schlimmer war, dass wir so wenig über die Ursachen wussten, woran diese Kinder starben. Amtliche Zahlen zeigten in der Regel lediglich eine sehr hohe Quote von Todesfällen, für die einfach nur »Durchfall« angegeben war – aber viele verschiedene Krankheitserreger und Erkrankungen können Durchfall verursachen, und da niemand mit Sicherheit sagen konnte, welche davon die wichtigsten Ursachen der hohen Kindersterblichkeit waren, wussten wir nicht, wie wir solche Todesfälle verhindern konnten. Im Laufe der Jahre haben die Gates Foundation und andere Organisationen Studien finanziert, die auf das Rotavirus als eine der Hauptursachen hindeuten. Engagierten Wissenschaftlern ist es gelungen, einen erschwinglichen Impfstoff gegen das Rotavirus zu entwickeln, durch den im vergangenen Jahrzehnt über 200 000 Todesfälle verhindert werden konnten und der bis 2030 über eine halbe Million weitere verhindern wird.[45]

Doch das Rotavirus als Hauptschuldigen erkannt zu haben löste nur eines der Rätsel der hohen Kindersterblichkeit. Die Regionen mit den höchsten Kindersterblichkeitsraten sind auch –

was kein Zufall ist – diejenigen, die am dürftigsten mit Diagnosetests und anderen Tools ausgestattet sind, die uns helfen könnten, besser zu verstehen, was dort vor sich geht. Ein hoher Anteil der Kinder stirbt zu Hause, also nicht in einem Krankenhaus, wo ein Arzt die Symptome des Kindes hätte erfassen können. Es waren zig Studien notwendig, um Antworten auf Fragen wie diese zu finden: Warum sterben Kinder in den ersten dreißig Tagen ihres Lebens? Und welche Atemwegserkrankungen haben den größten Anteil an der Kindersterblichkeit?

Mosambik ist ein gutes Beispiel dafür, wie das System besser funktionieren kann. Bis vor Kurzem erfasste die dortige Regierung die Anzahl der Todesfälle, indem sie alle paar Jahre eine Umfrage in einer relativ kleinen Stichprobe der Bevölkerung des Landes durchführte und dann anhand der Ergebnisse die landesweite Mortalität schätzte. Doch 2018 begann Mosambik, ein sogenanntes »Stichproben-Registriersystem« aufzubauen, was bedeutet, dass in Gebieten, die für das ganze Land repräsentativ sind, kontinuierlich Daten erhoben werden. Die aus solchen Stichproben gewonnenen Daten werden in statistische Modelle eingespeist, die über das, was im gesamten Land vor sich geht, sehr zuverlässige Schätzungen liefern. Zum ersten Mal können die Verantwortlichen in Mosambik sich auf genaue monatliche Auswertungen stützen, die zeigen, wie viele Menschen gestorben sind, wie und warum sie starben und wie alt sie waren.

Zudem ist Mosambik eines von mehreren Ländern, die mehr über Kindersterblichkeit in Erfahrung bringen, indem sie an einem Programm namens Child Health and Mortality Prevention Surveillance (CHAMPS, »Datenerhebung zur Gesundheit von Kindern und Prävention gegen Kindersterblichkeit«) teilnehmen, einem globalen Netzwerk von Gesundheitsbehörden und anderen Organisationen.[46] Die Entstehung von CHAMPS geht fast zwei Jahrzehnte zurück auf einige meiner ersten Konferenzen im Bereich globale Gesundheit. Damals hörte ich von Experten, unser Wissen über die Gründe für Kindersterblichkeit sei lückenhaft. Ich erinnere mich noch, dass ich daraufhin fragte: »Welche

Erkenntnisse bringen uns Autopsien?« Mir wurde gesagt, Obduktionen seien in Entwicklungsländern quasi unmöglich, da eine vollständige Autopsie teuer und zeitaufwendig sei und in vielen Fällen die Familie des Kindes einem so invasiven Eingriff nicht zustimmt.

Im Jahr 2013 stellten wir Wissenschaftlern des Instituto de Salud Global Barcelona (ISGlobal) Zuschüsse zur Verfügung, um ein Verfahren zu verbessern, das »minimalinvasive Autopsie« genannt wird. Dabei werden dem Leichnam des Kindes kleine Gewebeproben entnommen, um sie zu untersuchen.[47] Natürlich findet hin und wieder die Familie des Kindes es zu schmerzhaft, einer wildfremden Person zu erlauben, ihr Baby auf diese Weise zu untersuchen, aber viele stimmen einer solchen Bitte zu.

Wie die Bezeichnung schon sagt, ist das Verfahren weit weniger invasiv als eine vollständige Autopsie; einschlägige Studien haben gezeigt, dass es dennoch vergleichbare Ergebnisse liefert. Obwohl es nur bei wenigen Fällen angewendet wird und nicht zur Pandemieprävention entwickelt wurde – sondern vielmehr, um neue Erkenntnisse über Kindersterblichkeit zu gewinnen –, können die durch minimalinvasive Autopsien erhobenen Daten frühe Hinweise auf einen Ausbruch liefern, bei dem Kinder ums Leben kommen.

Als ich 2016 durch Südafrika reiste, war ich bei einer solchen Autopsie dabei. Ich hatte zwar schon gelesen, wie das Verfahren abläuft, doch ich wusste, dass ich es wesentlich besser verstehen würde, wenn ich persönlich anwesend war, als wenn ich nur ein Memo oder Briefingprotokoll darüber las. Es war eine Erfahrung, die ich nie vergessen werde.

Am 12. Juli 2016 wurde in einer Familie in Soweto ein kleiner Junge geboren. Drei Tage später starb er. Seine verzweifelten Eltern, die anderen Familien solches Leid ersparen wollten, entschieden sich, den Medizinern zu erlauben, eine minimalinvasive Gewebeentnahme durchzuführen. Außerdem waren sie so entgegenkommend, mich bei der Entnahme dabei sein zu lassen. (Als sie darum gebeten wurden, war ich nicht anwesend.)

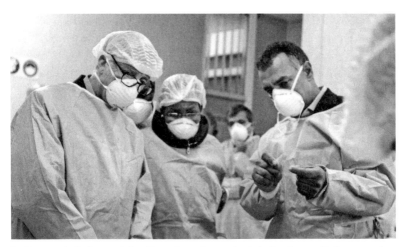

In Soweto bei einer minimalinvasiven Autopsie dabei sein zu dürfen war eine bewegende Erfahrung, die ich nie vergessen werde.[48]

In einer Leichenhalle in Soweto sah ich zu, wie ein Arzt mit einer langen, dünnen Nadel behutsam kleine Gewebeproben aus Leber und Lunge des Säuglings entnahm; außerdem entnahm er eine kleine Blutprobe. Die Proben wurden sicher verwahrt und später auf Viren, Bakterien, Parasiten und pathogene Pilze untersucht, unter anderem auf HIV, Tuberkulose und Malaria. Die ganze Prozedur war nach ein paar Minuten vorbei, und das Obduktionsteam behandelte den Leichnam des Jungen mit viel Respekt und Umsicht.

Die Eltern wurden vertraulich über die Ergebnisse informiert. Ich habe sie nie kennengelernt, aber ich hoffe, dass sie eine Antwort auf die Frage bekommen haben, was mit ihrem Sohn geschehen ist. Und dass sie ein wenig Trost darin gefunden haben, dass ihre Entscheidung, an CHAMPS teilzunehmen, ein nützlicher Beitrag zu den weltweiten Anstrengungen war, Kinder wie ihres zu retten.

Heute umfasst der Bestand des CHAMPS-Netzwerks Daten über mehr als 8900 Fälle, die Forschern wertvolle Erkenntnisse über Kindersterblichkeit ermöglichen. Die minimalinvasive

77

Autopsie und die Verbesserungen ihrer Datenerhebungssysteme, die Mosambik und andere Länder erreicht haben, erweitern unser Wissen über die Gründe, warum so viele Menschen sterben. Wir müssen solche Innovationen vorantreiben, um noch besser zu verstehen, wie wir intervenieren können, um Leben zu retten.

Die meisten Menschen werden nie an einer monatlichen Datenerhebung zu Geburten und Todesfällen teilnehmen oder etwas mit einem Netzwerk wie CHAMPS zu tun haben. Doch während der COVID-19-Pandemie und bei anderen großen Ausbrüchen in der Zukunft wollen wir die Bevölkerung befragen, um herauszufinden, wie viele asymptomatische oder nicht gemeldete Krankheitsfälle es gibt. Auf dem Gebiet der Diagnostik gibt es eine Fülle von Innovationen, die den Prozess kostengünstiger und einfacher machen und der daher leichter im erforderlichen Umfang einzusetzen sein wird. Lassen Sie uns deshalb einen Blick auf den Stand der Entwicklung werfen und sehen, was wir erwarten können. Ich muss ein paar grobe Verallgemeinerungen machen, da die Nützlichkeit verschiedener Tests unter anderem von dem Erreger abhängt, nach dem gesucht wird, und von dem Übertragungsweg, auf dem er in den Körper gelangt.

Seit dem Beginn der COVID-19-Pandemie hat allein die Food and Drug Administration (FDA, US-Behörde für Lebens- und Arzneimittel) über 400 Tests und Probeentnahme-Kits genehmigt. Zu Beginn der Pandemie haben Sie vielleicht von dem PCR-Test gehört, bei dem meist mit einem langen Stieltupfer unangenehm weit oben in der Nase ein Abstrich von der Nasenschleimhaut genommen wird. Wenn Sie sich mit COVID-19 infiziert haben, wird das Virus auf Ihrer Nasenschleimhaut und in Ihrem Speichel vorhanden sein, und ein Abstrich wird eine Probe davon enthalten. Um den Abstrich zu analysieren, versetzt ein Labortechniker die Probe mit Substanzen, die Kopien des Genmaterials des Virus erzeugen. So wird sichergestellt, dass selbst eine winzige Menge des Virus in der Probe nicht unentdeckt bleibt. (Von diesem Vervielfältigungsprozess, der dem Mechanismus nachempfunden ist, mit dem DNA auf natürlichem Wege kopiert wird, hat die Polymerase-Kettenreaktion ihren Namen: *Polymerase Chain Reaction* [PCR].) Außerdem wird ein Farbstoff hinzugefügt, der aufleuchtet, wenn virales Genmaterial vorhanden ist – kein Aufleuchten, kein Virus.

Einen PCR-Test für einen neuen Krankheitserreger zu entwickeln ist ziemlich einfach, sobald dessen Genom sequenziert wurde. Da ja dann bekannt ist, wie seine Gene aussehen, können die speziellen Testsubstanzen, der Farbstoff und andere notwendige Produkte sehr schnell entwickelt werden. Das erklärt, warum Forscher in der Lage waren, schon zwölf Tage nachdem die ersten COVID-19-Gensequenzen veröffentlicht wurden, ein PCR-Testverfahren für das Virus festzulegen.[49]

Sofern die Probe nicht verunreinigt ist, wird ein PCR-Test kaum jemals ein falsch-positives Ergebnis liefern. Wenn der Test besagt, Sie seien infiziert, sind Sie es mit an Sicherheit grenzender Wahrscheinlichkeit. Aber hin und wieder kann es zu einem falsch-negativen Testergebnis kommen, das besagt, Sie seien frei von dem Virus, selbst wenn Sie es nicht sind. Darum wird man Sie möglicherweise bitten, sich noch einmal testen zu lassen, falls Sie Symptome zeigen, obwohl Sie ein negatives PCR-Testergebnis hatten. Der Test kann darüber hinaus auch Genschnipsel registrieren, die noch lange, nachdem Sie krank waren und wieder genesen sind, im Blut oder in der Nase verblieben sein können, sodass Sie unter Umständen PCR-positiv getestet werden, obwohl Sie nicht mehr ansteckend sind.

Der größte Nachteil von PCR-Tests ist jedoch, dass sie in einem Labor mit speziellen Apparaten untersucht werden müssen, was bedeutet, dass sie in vielen Regionen der Welt nicht durchgeführt werden können. Die Analyse selbst dauert nur ein paar Stunden, doch wenn das Labor im Rückstand ist – wie es während der COVID-19-Pandemie häufig vorkam –, werden Sie Ihr Ergebnis vielleicht erst nach ein paar Tagen oder gar Wochen bekommen. In Anbetracht dessen, wie leicht das Virus von einer Person zur anderen übertragen werden kann, ist ein Testergebnis, das Sie nicht innerhalb von 48 Stunden nach dem Abstrich bekommen, nutzlos: Wenn Sie andere mit dem Virus anstecken können, wird das zu diesem Zeitpunkt bereits geschehen sein. Und wenn Sie eine Behandlung mit einem antiviralen oder Antikörper-Medikament beginnen müssen, sollten Sie das innerhalb weniger Tage, nachdem Sie sich infiziert haben, tun.

Die andere wichtige Kategorie von Tests sucht nicht wie ein PCR-Gerät nach Virusgenen, sondern nach bestimmten Proteinen an deren Oberfläche. Da diese Proteine als »Antigene« bekannt sind, werden solche Tests als »Antigentest« bezeichnet. Sie sind etwas unzuverlässiger, aber nicht im extremen Maße; dafür sind sie besonders gut darin, zu erkennen, ob eine Person andere anstecken kann, und sie liefern in weniger als einer Stunde Ergebnisse (häufig sogar schon nach 15 Minuten).

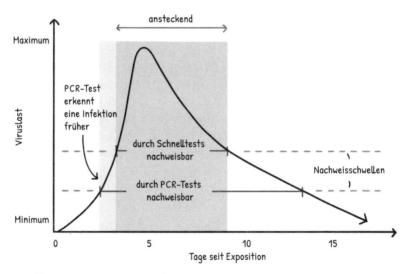

PCR-Tests erkennen das Virus früher und bei geringerer Viruslast als Schnelltests (Antigentests). Sie können aber auch dann noch ein positives Ergebnis liefern, wenn Sie schon lange nicht mehr ansteckend sind.

Ein weiterer Vorteil ist, dass die meisten Antigentests von jeder Person in der privaten Umgebung der eigenen vier Wände durchgeführt werden können. Falls Sie schon einmal einen Schwangerschaftstest gemacht haben, indem Sie auf ein Stäbchen uriniert und gewartet haben, bis die Plus- oder Minus-Anzeige erschien, haben Sie eine dreißig Jahre alte Technologie verwendet, die »lateral flow immunoassay« beziehungsweise Lateral-Flow-Test genannt wird – und zwar, so vermute ich mal, weil »Test, bei dem eine Flüssigkeit seitlich über eine Oberfläche fließt« zu leicht verständlich ist. Viele Antigentests funktionieren nach dem gleichen Prinzip.

Wir müssen es für alle Menschen einfacher machen, während eines Ausbruchs einen Test durchzuführen und schnell ein Ergebnis zu erhalten – vor allem, wenn es eine Krankheit ist, mit der eine infizierte Person andere anstecken kann, bevor sie selbst Symptome zeigt. Und mit »wir« meine ich vor allem die Vereinigten Staaten. Andere Länder, darunter Südkorea, Vietnam, Australien und Neuseeland, haben die USA beim Testen und Mitteilen von Ergebnissen weit hinter sich gelassen, was ihnen sehr zugutekam.

Idealerweise werden in Zukunft sämtliche Testergebnisse mit einem digitalen Datensystem verknüpft werden – unter Beachtung der einschlägigen Datenschutzbestimmungen –, sodass Beamte der Gesundheitsbehörden sehen können, was in ihrer Gemeinde vor sich geht. Vor allem ist es wichtig, möglichst frühzeitig die Menschen zu erkennen, die am wahrscheinlichsten die Infektion weiterverbreiten werden. Entsprechende Studien haben gezeigt, dass manche COVID-19-Patienten viele andere Menschen mit dem Virus anstecken, während die meisten COVID-19-Patienten selbst die Menschen, mit denen sie ständig in Kontakt sind, nicht infizieren.

Letzten Endes brauchen wir Diagnoseverfahren, die korrekte Ergebnisse liefern, für möglichst viele Menschen in aller Welt zugänglich sind und schnell Resultate produzieren, die in das öffentliche Gesundheitswesen einfließen. Lassen Sie mich also –

mit meiner gewohnten Vorliebe für Innovationen – von einigen der spannendsten Arbeiten auf diesem Gebiet berichten, von denen Menschen sowohl in armen als auch in wohlhabenderen Ländern profitieren.

Das Projekt, das mich am meisten begeistert, läuft unter der Federführung der britischen Firma LumiraDx, die ein Gerät entwickelt, das auf mehrere Krankheitserreger testet und so einfach zu bedienen ist, dass es nicht auf die Anwendung im Labor beschränkt ist – vielmehr kann es auch in Apotheken, Schulen und anderen Einrichtungen eingesetzt werden. Es liefert ebenso schnell Ergebnisse wie ein Antigentest, aber im Gegensatz zu diesem ist es wesentlich empfindlicher – es kann das Virus ungefähr so gut nachweisen wie ein PCR-Gerät, aber zu einem Zehntel der Kosten. An einem einzigen Testband können pro Jahr Zigmillionen Proben verarbeitet werden, und ein neuer Test für einen aufkommenden Krankheitserreger kann entwickelt werden, ohne dass es notwendig wäre, das Band komplett umzurüsten.

Im Jahr 2021 stellte eine Gruppe von Partnern, darunter auch die Non-Profit-Organisation African Medical Supplies Platform, verschiedenen Ländern in ganz Afrika 5000 LumiraDx-Geräte zur Verfügung. Das ist freilich nur ein winziger Bruchteil des tatsächlichen Bedarfs, und deshalb hoffe ich, dass mehr Geldgeber auf den Plan treten werden.

Einstweilen bleibt der PCR-Test der Goldstandard, wenn es um die Zuverlässigkeit der Ergebnisse geht, er ist aber auch langsamer und teurer als andere Testverfahren. Doch mehrere Firmen wollen das ändern, und zwar mithilfe eines Verfahrens, das als Ultra-High-Throughput-Screening (uHTS, »Ultra-Hochdurchsatz-Screening«) bekannt ist. Das bedeutet in erster Linie, dass Roboter eingesetzt werden, um die Zahl der PCR-Tests, die in einer bestimmten Zeit und mit deutlich weniger Personal bearbeitet werden können, exponentiell zu erhöhen.

Das schnellste Testsystem, von dem ich weiß, heißt Nexar und wurde schon vor über zehn Jahren von Douglas Scientific entwickelt, zunächst allerdings ohne jeden Bezug zur Diagnose von

Krankheiten beim Menschen – ursprünglich sollte es zeigen, wie sich das genetische Programm von Nutzpflanzen modifizieren lässt, um sie ergiebiger zu machen. Die Maschine bringt Hunderte von Proben und Reagenzien auf einen langen Papierstreifen auf – Sie können sich das ähnlich wie einen Filmstreifen vorstellen – und versiegelt sie. Dann kommt der Streifen in ein Wasserbad, und ein paar Stunden später durchläuft er eine zweite Maschine, die sämtliche Proben scannt und diejenigen markiert, die positiv sind. Wie LumiraDx ist dieses System flexibel genug, um rasch neue Tests in das Untersuchungsprogramm aufnehmen zu können, und es kann sogar eine einzige Probe im selben Durchgang auf viele verschiedene Krankheitserreger testen. So lässt sich zum Beispiel eine per Nasenabstrich gewonnene Probe zugleich auf COVID-19, Grippe und RSV (RS-Virus, Humanes Respiratorisches Synzytialvirus) testen, und das alles zu einem Bruchteil der Kosten aktueller Tests.

Erstaunlicherweise kann das System von Nexar bis zu 150 000 Proben pro Tag analysieren, was mehr als das Zehnfache dessen ist, was die schnellsten High-Throughput-Geräte heute schaffen.[50] Die Firma LGC, Biosearch Technologies, die derzeit das Nexar-Gerät herstellt, plant mehrere Pilotprojekte, um zu erforschen, wie es sich mit Proben unterschiedlicher Herkunft arbeiten lässt, die etwa in Gefängnissen, Grundschulen und internationalen Flughäfen genommen wurden. Andere Firmen verfolgen andere Strategien, und ich hoffe, dass sie miteinander darum wetteifern, kostengünstigere, schnellere und zuverlässigere Tests zu entwi-

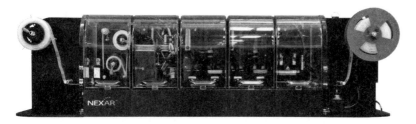

Ein Nexar™-Gerät von LGC, Biosearch Technologies.[51]

ckeln. Dies ist ein Gebiet, auf dem die Welt nach wie vor eine Menge Innovation braucht.

Kurzum, wir müssen in der Lage sein, sehr schnell einen neuen Test zu entwickeln, der in vielen verschiedenen Umgebungen eingesetzt werden kann, etwa in Kliniken, zu Hause und am Arbeitsplatz – und dann, sobald wir einen solchen Test haben, müssen wir viele Millionen Einheiten davon zu extrem niedrigen Kosten (idealerweise unter 1 Dollar pro Test) produzieren können.

Die Metropolregion Seattle, in der ich lebe, hat sich zu einer Art wissenschaftlichem Zentrum zur Erforschung ansteckender Krankheiten entwickelt. Die University of Washington hat eine hervorragende Fakultät für Globale Gesundheit und eine der besten medizinischen Fakultäten im ganzen Land. Die Universität beherbergt das bereits in Kapitel 1 erwähnte Institute for Health Metrics and Evaluation (IHME). Das Fred Hutchinson Cancer Research Center konzentriert sich zwar in erster Linie auf Krebsforschung, verfügt aber auch über führende Experten für Infektionskrankheiten. (In Seattle ist es so bekannt, dass es überall »Fred Hutch« oder einfach nur »Hutch« genannt wird.) Und PATH (früher bekannt als Program for Appropriate Technology in Health) ist eine führende Non-Profit-Organisation, die sich dafür einsetzt, dass Innovationen im Gesundheitswesen auch möglichst viele der ärmsten Menschen der Welt erreichen.

Wenn so viele Menschen, die sich für denselben Fachbereich begeistern, in derselben Stadt leben, werden sie mit ziemlicher Sicherheit anfangen, Ideen miteinander zu diskutieren. In den vergangenen Jahrzehnten hat sich Seattle zum Nährboden eines florierenden, formlosen Netzwerks von Forschern entwickelt, die innerhalb von und zwischen Institutionen Ideen austauschen.

Es war über dieses Netzwerk, dass im Verlauf des Sommers 2018 eine Handvoll Wissenschaftler in den Bereichen Genomik und Infektionskrankheiten zu einer gemeinsamen Erkenntnis gelangten. Obwohl sie unterschiedliche Institutionen repräsentierten – Fred Hutch, die Gates Foundation und das Institute for Disease Modeling* –, waren sie alle über dasselbe Problem beunruhigt: Ausbrüche von Viren, die Atemwegserkrankungen verursachen. Solche Viren verursachen Ausbrüche, die jedes Jahr Hunderttausende Menschenleben kosten, und sie sind die wahrscheinlichsten Kandidaten für eine Pandemie, doch die Forscher mussten mehr darüber in Erfahrung bringen, wie sie sich in menschlichen Kommunen ausbreiten. Und die Tools, die den Forschern zur Verfügung standen, waren allenfalls limitiert.

So haben Forscher zum Beispiel Zugang zu Fallzahlen von Krankenhäusern und Kliniken, doch diese Statistiken stellen nur einen kleinen Anteil der Gesamtzahl dar. Die Wissenschaftler in Seattle tauschten sich darüber aus, dass sie wesentlich mehr wissen müssten, bevor sie verstehen könnten, wie sich ein grippeähnliches Virus in einer Stadt ausbreitet – am wichtigsten sei, in Erfahrung zu bringen, wie viele Menschen tatsächlich erkrankten, und nicht nur, wie viele getestet wurden. Und bei einem notfallartigen Krankheitsausbruch müssten die Beamten der Stadt möglichst schnell die meisten der Erkrankten identifizieren, sie testen lassen und sie über ihr Testergebnis informieren – doch für keine dieser Maßnahmen gab es ein systematisches Verfahren.

Schließlich trafen sich im Juni 2018 einige der Personen, die diese Diskussion vorantrieben, mit mir in meinem Büro etwas außerhalb von Seattle, um mir das Problem aus ihrer Sicht zu erläutern. Sie skizzierten ein dreijähriges Projekt, das sie Seattle Flu Study nannten –, eine Pilotstudie für ein entsprechendes stadtweites Projekt, die möglicherweise von Grund auf verändern würde, wie die Ausbreitung von Atemwegsviren erkannt, überwacht und kontrolliert wird. Und dann baten sie mich, diese Pilotstudie zu finanzieren.

Sie sollte folgendermaßen funktionieren: Ab Herbst 2018, zu Beginn der Grippesaison, sollten Freiwillige im gesamten Stadtgebiet von Seattle gebeten werden, einige Fragen zu ihrem Gesund-

---

* Das Institute for Disease Modeling gehört inzwischen zur Gates Foundation.

heitszustand zu beantworten. Falls sie in den vergangenen sieben Tagen mindestens zwei Symptome eines Atemwegproblems gezeigt hatten, sollten sie gebeten werden, der Entnahme einer Probe zuzustimmen, die auf verschiedene Atemwegserkrankungen getestet werden sollte. (Ungeachtet des Namens würde sich das Projekt nicht auf Influenza beschränken, sondern die entnommenen Proben sollten auf 26 verschiedene Krankheitserreger getestet werden.)

Einige Proben sollten an Teststationen genommen werden, die am Flughafen Sea-Tac, auf dem Campus der University of Washington, vor Obdachlosenheimen und vor einigen großen Unternehmen der Stadt eingerichtet werden sollten, doch der größte Anteil der Proben sollte von örtlichen Krankenhäusern stammen, die sie ohnehin schon aus anderen Gründen von ihren Patienten gesammelt hatten. Dies ist in der medizinischen Forschung eine gängige Praxis: Wenn Sie in einem Krankenhaus untersucht werden, helfen die Ergebnisse zuerst dem Arzt bei der Entscheidung, wie Sie am besten zu behandeln sind, aber außerdem wird das Material aus Ihrem Nasenabstrich möglicherweise aufbewahrt. Später können Forscher diese Probe dann – nachdem sie durch das Entfernen persönlicher Daten anonymisiert wurde – verwenden, um sie auf andere Krankheitserreger zu testen und so in Erfahrung zu bringen, was in der gesamten Stadt vor sich geht. Allein dadurch, dass eine Person krank ist, leistet sie also schon einen Beitrag zur wissenschaftlichen Forschung.

Im Rahmen der Seattle Flu Study sollten alle von Krankenhäusern und öffentlichen Teststationen gesammelten Proben überprüft werden. Sobald eine Probe positiv auf Influenza getestet wurde, wird der Fall in eine digitale Karte eingetragen, die beinahe tagesaktuell zeigt, wo die bekannten Grippefälle aufgetreten sind. Darüber hinaus sollte das Virus selbst unter die Lupe genommen werden: Sein genetischer Code sollte untersucht und mit den Genomen anderer Grippeviren aus aller Welt verglichen werden.

Diese genanalytische Arbeit war ein zentraler Aspekt der Seattle Flu Study, da Forscher mithilfe dieser Informationen herausfinden können, welche Beziehungen zwischen verschiedenen Fällen bestehen. Wie gelangen verschiedene Influenza-Virenstämme in die Stadt? Wenn es einen Ausbruch an der Universität gibt, wie weit wird er sich über den Rest der Stadt ausbreiten?

Genetische Informationen sind aufgrund eines zufälligen Fehlers in der Funktionsweise der Gene sehr nützlich für Epidemiologen. Jedes Mal, wenn ein Krankheitserreger eine Kopie von sich selbst macht (oder die Wirtszelle zum Kopieren zwingt, wie es bei Viren der Fall ist), dupliziert er sein genetisches Programm, das Genom. Die Genome aller Lebewesen bestehen aus nur vier Bausteinen, die wir als A, C, G und T darstellen.* Wenn Sie Filmfan sind, erinnern Sie sich vielleicht an ein Science-Fiction-Drama mit Uma Thurman und Ethan Hawke über genetisch optimierte Menschen, dessen Titel *Gattaca* eine lautmalerische Aneinanderreihung dieser Bausteine ist.

Das Genom wird von einer Generation zur nächsten weitergegeben und sorgt dafür, dass Kinder ihren biologischen Eltern ähneln. Es ist das genetische Programm, das einen Menschen zu einem Menschen macht, ein Virus zu einem Virus und einen Granatapfel zu einem Granatapfel. Das Genom des Coronavirus besteht aus etwa 30000 A, C, G und T, während es beim Menschen mehrere Milliarden sind; gleichwohl muss ein komplexer Organismus nicht unbedingt ein größeres Genom haben. Die meisten Zutaten für einen gemischten Salat haben ein größeres Genom als der Mensch.[52]

Der Mechanismus, mit dem Gene sich reproduzieren, ist nicht perfekt, und jedes Mal kommt es dabei zu ein paar zufälligen Fehlern, vor allem bei Viren wie Corona, Influenza und Ebola. Ein paar A kommen in der Kopie als C an und so weiter. Die meisten dieser Mutationen haben entweder keine Auswirkungen, oder sie machen die Kopie funktionsunfähig, aber hin und wie-

---

* RNA-Viren haben eigentlich den Baustein U statt T, aber die beiden Substanzen sind funktional identisch, daher bleibe ich der Einfachheit halber bei T.

der bewirken sie, dass die Kopie besser an ihre Umgebung angepasst ist als das Original, das sie produziert hat. Dies ist der evolutionäre Prozess, der (auch) Coronavirus-Varianten hervorbringt.

Die Reihenfolge herauszufinden, in der die genetischen Buchstaben eines Organismus aneinandergereiht sind, wird als *Sequenzieren seines Genoms* oder *DNA-Sequenzierung* bezeichnet. Durch Sequenzieren der DNA verschiedener Varianten eines Virus und Untersuchen der unterschiedlichen Mutationen unter ihnen können Wissenschaftler etwas aufbauen, das letztlich auf den Stammbaum des Virus hinausläuft. Unten befindet sich die jüngste Generation, und weiter oben im Baum sind deren Vorfahren zu finden, immer weiter nach oben bis hin zur ersten bekannten Probe (in der Abbildung zur Veranschaulichung liegend dargestellt). An den Stellen, wo der Baum sich gabelt, haben bedeutende evolutionäre Entwicklungen stattgefunden, etwa das Auftauchen einer neuen Variante. In den Baum können sogar verwandte Krankheitserreger eingezeichnet werden, die in Tieren gefunden wurden und auf den Menschen überspringen könnten.

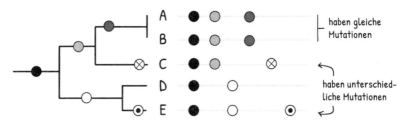

All diese Informationen über den Familienstammbaum können in Verbindung mit einem guten Testprogramm wertvolle Erkenntnisse darüber liefern, wie eine Krankheit sich in einer Bevölkerungsgruppe ausbreitet. So hat zum Beispiel in Südafrika ein gutes Testprogramm in Verbindung mit HIV-Genanalysen gezeigt, dass viele junge Frauen, die mit dem Virus leben, es sich durch Sex mit älteren Männern zugezogen haben – eine Erkenntnis, die dazu geführt hat, dass das Land seine Strategie zur HIV-Prävention anpasste. Und erst kürzlich zeigte eine DNA-Sequenzierung, dass ein Ebola-Ausbruch in Guinea im Jahr 2021 von einer Krankenschwester ausging, die sich erstaunlicherweise schon fünf Jahre zuvor infiziert hatte. Viele Wissenschaftler waren perplex, dass das Virus so lange inaktiv bleiben konnte, und aufgrund dieser neuen Erkenntnis werden die Strategien zur Verhinderung von Ebola-Ausbrüchen nun neu überdacht.

Ein Problem, das die Arbeit der Wissenschaftler in Seattle und ihrer Kollegen andernorts immer wieder behinderte, war der Umstand, dass in den Vereinigten Staaten wichtige Elemente der für solche Analysen erforderlichen Infrastruktur fehlen.

Man sehe sich nur einmal an, wie dort mit der Grippe umgegangen wird. Die meisten Menschen, die vermuten, dass sie sich eine Grippe eingefangen haben, machen sich nicht die Mühe, zum Arzt zu gehen – sie decken sich einfach mit rezeptfreien Medikamenten ein und kurieren das Problem selbst aus. Und wenn sie doch in einer Klinik landen, kann es gut sein, dass der Arzt allein aufgrund der Symptomatik eine Diagnose stellt, ohne diagnostische Tests durchzuführen. Die Fälle, die den Gesundheitsbehörden tatsächlich gemeldet werden, sind solche, bei denen von einem Arzt in einer Klinik, die an einem freiwilligen Grippe-Meldeprogramm teilnimmt, ein entsprechender Test angeordnet wird.

Der Umstand, dass so wenige Tests durchgeführt werden, hat zur Konsequenz, dass zu wenige Proben des Influenzavirus sequenziert werden. Hinzu kommt, dass bei vielen der Proben, die tatsächlich sequenziert werden, keine Informationen über die Personen vorliegen, von denen sie stammen – wo sie leben, wie alt sie sind und so weiter. Man kann eine Million Sequenzen eines Virus haben, aber wenn man nichts über die Menschen weiß, die sie übertragen haben, wird man nicht in der Lage sein, herauszufinden, wo die Krankheit ihren Ursprung hat.

Die Seattle Flu Study wurde darauf ausgelegt, dieses Problem direkt mit anzugehen. Es sollte nicht nur ein System aufgebaut

werden, mit dem möglichst viele Menschen getestet und Virus-
genome sequenziert werden können, sondern die Sequenzierungsdaten sollten – unter Beachtung des Datenschutzes – auch
mit Informationen über die Person verknüpft werden, von denen
sie stammten. Und die nahezu tagesaktuelle stadtweite Influenza-
karte, die im Rahmen des Projekts entwickelt werden sollte, wäre
ein richtungweisender Fortschritt beim frühzeitigen Erkennen
und Stoppen von Ausbrüchen.

Ich fand, die Seattle Flu Study sei eine ambitionierte und innovative Idee, die das Potenzial hatte, bei einigen der Probleme,
die ich ein paar Jahre zuvor in meinem TED-Talk angesprochen
hatte, Fortschritte zu machen. Ich erklärte mich also bereit, sie
über das Brotman Baty Institute zu finanzieren, eine Forschungs-
partnerschaft zwischen dem Fred Hutchinson Cancer Research
Center, der University of Washington und dem Kinderkranken-
haus Seattle Children's.

Die Mitglieder des Teams machten sich rasch an die Arbeit, um
die Infrastruktur zu schaffen, die ihnen vorschwebte. Sie bauten
ein System auf, um einen neuen Diagnosetest zu entwickeln und
zu erproben, Testergebnisse zu verarbeiten und weiterzuleiten sowie Qualitätskontrollen durchzuführen, um sicherzustellen, dass
alle Ergebnisse stichhaltig waren. Im zweiten Jahr erweiterten sie
die Studie um die Möglichkeit, dass Teilnehmer ihre eigenen Proben zu Hause nehmen und sie per Post einschicken konnten. Mit
dieser Neuerung wurde die Seattle Flu Study zur ersten medizinischen Studie, bei der die Probanden völlig selbstständig ein Test-
kit online bestellen, es sich nach Hause schicken lassen, es an das
Labor zurückschicken und das Ergebnis erhalten konnten. Dies
war eine Pionierleistung, auf die das Team stolz war, aber niemand von uns konnte ahnen, wie wichtig das bald werden sollte.

In den Jahren 2018 und 2019 wurden im Rahmen der Seattle
Flu Study über 11 000 Fälle von Influenza getestet und über 2300
Influenzagenome sequenziert. Das entspricht einem Sechstel aller
Influenzagenome, die in dieser Zeit weltweit sequenziert wurden.
Das Team konnte zeigen, dass die Grippe in Seattle kein einzel-

ner, homogener Ausbruch war, sondern vielmehr eine Serie von sich überlappenden Ausbrüchen verschiedener Influenzastämme.

Dann, in den ersten Wochen des Jahres 2020, änderte sich alles. Beinahe über Nacht war Influenza nicht mehr das Virus, das uns die größten Sorgen machte. All die Wissenschaftler, die unzählige Stunden daran gearbeitet hatten, die Grippestudie zu planen und in die Tat umzusetzen, dachten jetzt nur noch an COVID-19.

Bis Februar hatte eine Genomforscherin namens Lea Starita ihren eigenen PCR-Test für COVID-19 entwickelt, und die Mitglieder ihres Teams begannen, damit ein paar Hundert Proben zu testen, die sie für die Seattle Flu Study gesammelt hatte. Innerhalb von zwei Tagen hatten sie einen positiven Fall gefunden – eine Probe, die eine örtliche Klinik, wo ein Patient mit grippeähnlichen Symptomen behandelt worden war, für die Studie eingereicht hatte.

Nach der Sequenzierung des Virus aus dieser positiven Probe machte eines der Teammitglieder, der Bioinformatiker Trevor Bedford, eine beunruhigende Entdeckung: Genetisch war das Virus eng verwandt mit einem anderen, früher im Bundesstaat Washington aufgetretenen Fall. Nachdem er die Mutationen in den Genomen der beiden Viren verglichen hatte, zog Bedford den Schluss, dass sie eng miteinander verwandt waren.* Das war der Beweis für die Vermutung vieler Wissenschaftler, das Coronavirus habe sich schon seit geraumer Zeit im ganzen Bundesstaat ausgebreitet.

Dann wandte sich die Gruppe der nächsten logischen Frage zu. Ausgehend von dem, was sie über die beiden Fälle wussten, die sie sequenziert hatten, und der Information, wie lange das

---

* Spätere Erkenntnisse haben das Bild etwas getrübt, nachdem die Forscher weitere Proben aus dieser Zeit sequenziert hatten. Vielleicht werden wir nie mit letzter Sicherheit wissen, ob das Virus im zweiten Fall tatsächlich von jenem im ersten Fall abstammte, doch es besteht Einigkeit, dass die Forscher angesichts der ihnen vorliegenden Informationen die richtigen Schlüsse gezogen hatten und zu dieser Zeit ein reges Infektionsgeschehen stattfand.

Virus bereits im Umlauf war: Wie viele Menschen konnten sich schon infiziert haben? Der Krankheitsmodellierer Michael Famulare führte die Berechnungen durch und kam auf eine Schätzung von 570 infizierten Personen.*

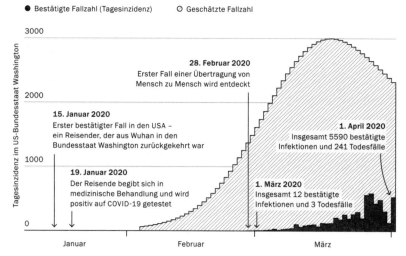

COVID-19 kommt im Bundesstaat Washington an. Die Wissenschaftler der Seattle Flu Study fanden heraus, dass sich wahrscheinlich Hunderte von Menschen unwissentlich mit COVID-19 infiziert hatten. Diese Grafik zeigt für das erste Quartal 2020 im US-Bundesstaat Washington den Unterschied zwischen der bestätigten Fallzahl neuer COVID-19-Infektionen pro Tag (Tagesinzidenz) und der geschätzten Fallzahl pro Tag. (IHME)[53]

Zu diesem Zeitpunkt waren im westlichen Teil des US-Bundesstaates Washington nur achtzehn COVID-19-Fälle durch Tests bestätigt worden. Mit ihrer Arbeit zeigten Bedford, Famulare und Kollegen, dass das COVID-19-Testsystem des Landes völlig unzureichend war. Allein im Bundesstaat Washington hatten sich

---

* Um es etwas genauer zu sagen: Famulare kam zu einem Schätzwert von 570, in Verbindung mit einer 90-prozentigen Gewissheit (Vertrauens- oder Konfidenzintervall), dass der tatsächliche Wert zwischen 80 und 1500 Fällen lag.

Hunderte von Menschen mit COVID-19 infiziert, ohne es zu wissen, und die Krankheit breitete sich schnell aus.

Doch die Sache hatte einen Haken: Die Wissenschaftler waren nicht sicher, ob sie überhaupt jemandem sagen durften, was sie wussten.

Der Patient in einer Klinik, von dem die Probe stammte, wusste nicht, dass sie in einer Versuchsreihe zu Forschungszwecken verwendet worden war. Zwar ist es gängige Praxis, dass solche Proben auch auf andere Krankheiten wie COVID-19 getestet werden, doch es war etwas ganz anderes, die Ergebnisse eines solchen Tests irgendjemandem mitzuteilen – sogar dem Patienten selbst, ganz zu schweigen von den Beamten einer Gesundheitsbehörde. Das wäre ein Verstoß gegen die ethischen Grundsätze der Seattle Flu Study gewesen.

Darüber hinaus war ihr COVID-19-Test zwar für Forschungszwecke zugelassen, nicht aber für medizinische Anwendungen, bei denen das Ergebnis dem betreffenden Patienten mitgeteilt wird. Obwohl das Team wochenlang mit den Regierungsbehörden verhandelt hatte, wurde keine Möglichkeit gefunden, den Test für medizinische Anwendungen zuzulassen – die Zulassung eines COVID-19-Tests, der nicht von der CDC entwickelt worden war, war noch gar nicht gesetzlich geregelt.

Es war ein schwieriges Dilemma. Einerseits hätten sie durch Bekanntmachen der Testergebnisse die Regeln missachtet, denen sie sich als ethisch verantwortungsvolle Wissenschaftler verpflichtet fühlten, und möglicherweise gegen gesetzliche Vorschriften verstoßen. Andererseits stellten sich folgende Fragen: Mit welchem Recht konnte das Team einer Person, die mit einem pandemieträchtigen Virus infiziert war, seine Testergebnisse vorenthalten? Oder den Beamten einer Gesundheitsbehörde, die erfahren musste, dass das Coronavirus in ihrem Bundesstaat grassiert und mit ziemlicher Sicherheit ein paar Hundert Menschen mehr infiziert hatte, als sie annahmen?

Ein Mitglied der Gruppe reduzierte die Debatte mit einer einfachen Frage auf das Wesentliche: »Was würde ein vernünftiger

Mensch tun?« Wenn man so fragte, schien die Antwort auf der Hand zu liegen: Ein vernünftiger Mensch würde die betroffene Person und die Allgemeinheit schützen, indem er die Ergebnisse offenlegt. Also taten sie das.

Die Meldung erregte Aufsehen. »DNA-Sequenzierung deutet darauf hin, dass Coronavirus sich möglicherweise schon seit Wochen in den USA ausbreitet«, wie die *New York Times* es formulierte.[54] Obwohl die Entscheidung der Wissenschaftler von der Regierungsbehörde missbilligt wurde und das Team vorübergehend aufhören musste, in Krankenhäusern entnommene Proben zu testen, war (und bin) ich der Meinung, dass es das Richtige getan hat. Der Kontrollausschuss der University of Washington, der das Projekt beaufsichtigte, kam zum gleichen Ergebnis und stellte fest, dass die Mitglieder des Teams verantwortungsvoll und ethisch einwandfrei gehandelt hätten. Und Beamte des Bundesstaates und der Regierungsbehörde arbeiteten auch weiterhin mit ihnen zusammen, um Möglichkeiten zur Erforschung der Ausbreitung des Coronavirus in der Region zu entwickeln.

Im März 2020 bildete das Team der Seattle Flu Study eine Partnerschaft mit der Gesundheitsbehörde von King County, in dem Seattle liegt, um das Seattle Coronavirus Assessment Network (SCAN) ins Leben zu rufen. Das zukunftsweisende System, das die Wissenschaftler zuvor aufgebaut hatten, um Influenzaproben zu sammeln und den Betroffenen ihr Testergebnis mitzuteilen, sollte für einen neuen Verwendungszweck genutzt werden: Möglichst viele Menschen auf das Coronavirus zu testen, die Ergebnisse in Landkarten einzutragen und den weltweiten Bestand an genetischen Sequenzierungsdaten um die Daten dieses völlig neuen Krankheitserregers zu erweitern.

SCANs Bemühungen wurden entscheidend vorangetrieben durch eine andere lokale Gruppe von Forschern, die der Regierungsbehörde zeigte, dass ein Abstrich, der mit einem kurzen Tupfer im unteren Bereich der Nase genommen wird, ebenso gute Ergebnisse liefert wie einer, der weit oben in der Nase genommen wird, wie es bei anderen Arten von COVID-19-Tests notwendig ist. Das war ein entscheidender Fortschritt, da die Menschen fortan ihren Abstrich selbst nehmen konnten, während bei dem bis dahin üblichen Verfahren der Abstrich von einer geschulten Person vorgenommen werden musste. Das neue Verfahren war auch wesentlich weniger unangenehm und beseitigte so eine Hemmschwelle, die zuvor zahlreiche Menschen davon abgehalten hatte, sich testen zu lassen. Bei der alten Methode musste der Proband unweigerlich husten, wodurch das Ansteckungsrisiko der Hilfsperson erheblich steigt – und die Welt war in der noch nie da gewesenen Lage, dass lange Stieltupfer knapp wurden.*

Von März bis Mai lief alles so reibungslos, wie man es während einer Pandemie erwarten konnte. Das SCAN-Team nahm Proben von Freiwilligen, teilte ihnen mit, ob sie infiziert waren oder nicht, trug die Krankheitsfälle in Landkarten ein und sorgte dafür, dass die positiven Proben sequenziert wurden. In dieser Zeit wurde ein Viertel aller Tests in King County von dem SCAN-Team durchgeführt, und die Karten halfen den lokalen Behörden, zu erkennen, wo die meisten Krankheitsfälle auftraten.

Dann, im Mai, wurden sie plötzlich von der Bundesregierung angewiesen, ihre Arbeit einzustellen. Das Team war auf ein weiteres Problem gestoßen: die Frage, ob es Proben untersuchen durfte, die von den Menschen selbst genommen worden waren (anstatt von geschultem Hilfspersonal). Bis zu diesem Zeitpunkt waren die Vorschriften der Bundesregierung im Hinblick darauf, wer selbst genommene Proben testen durfte, ziemlich undurchsichtig. Sobald die Regeln jedoch geklärt wurden, war das eine schlechte

---

* Es hat lange gedauert, bis sich das neue Verfahren überall durchgesetzt hatte. Während ich dies schreibe, werde ich immer noch hin und wieder von Verwandten gefragt: »Wieso bohren sie mir das Stäbchen bis ins Gehirn? Ich dachte, das wäre inzwischen nicht mehr nötig?« Der Grund dafür ist, dass jedes Mal, wenn ein solcher Test von der Regierungsbehörde zugelassen wird, auch der dazugehörige Stieltupfer genehmigt werden muss, selbst wenn er schon bei anderen Tests erfolgreich eingesetzt wurde.

Nachricht für SCAN: Sie brauchten eine Genehmigung der Bundesregierung für ihren Test. Daraufhin begann das Team sofort, nach einer anderen Lösung zu suchen.

Dann, zwei Wochen später, änderte die FDA ihre Regeln erneut: Forscher durften Proben testen, die von den Probanden selbst genommen worden waren, solange sie die Genehmigung des Kontrollausschusses hatten, der die Arbeit beaufsichtigte. SCAN bekam das Okay von seinem zuständigen Ausschuss, und am 10. Juni setzte es sein Testprogramm fort.

Über den Rest des Jahres konnte das Team mehrere Erfolge verbuchen. Es testete annähernd 46 000 Proben, die fast alle von Personen stammten, die sich von zu Hause aus online angemeldet hatten (im Gegensatz zu den Teststationen im öffentlichen Raum, die zumeist geschlossen worden waren). Die Wissenschaftler sequenzierten fast 4000 COVID-19-Genome – über die Hälfte aller Sequenzierungen im Bundesstaat Washington im Jahr 2020. Darüber hinaus berieten sie andere Teams, die dabei waren, ähnliche Studien in Boston und in der San Francisco Bay Area zu organisieren.

Während ich dies gegen Ende 2021 schreibe, läuft das Programm von SCAN nach wie vor weiter, und auch die Seattle Flu Study sammelt weiterhin Daten über Grippe und zwei Dutzend andere Krankheitserreger. Trevor Bedford – der Forscher, der die genetischen Ähnlichkeiten zwischen den beiden Coronavirus-Proben entdeckte und ihre Bedeutung ergründete – hat sich mit seinen bahnbrechenden Beiträgen zur Coronavirus-Forschung weithin einen Namen gemacht. Seine Genomstammbäume werden auf der ganzen Welt verwendet, und er hat sich zu einem glänzenden öffentlichen Kommunikator entwickelt, der über Twitter seinen Hunderttausenden Followern komplexe Fragen zu Epidemiologie und Genomik erklärt.

Die USA – und eigentlich jedes Land mit einem ähnlich lückenhaften System zum Testen auf Infektionskrankheiten und Sequenzieren von Genomen – müssen in zahlreiche weitere Projekte investieren, die auf den Erfahrungen aufbauen, die das

Team in Seattle gemacht hat. Eine der Lehren aus diesen Erfahrungen ist, dass wir möglichst frühzeitig vor dem nächsten großen Ausbruch Seuchenschutzsysteme entwickeln müssen, wie es die Seattle Flu Study und SCAN versucht haben. Die zuständigen Behörden müssen Arbeitsbeziehungen zu Experten für Infektionskrankheiten im öffentlichen und im privaten Sektor aufbauen. Die Gesetzeslage muss die rasche Zulassung von Tests ermöglichen, wenn ein Krankheitserreger auftaucht, den wir noch nie gesehen haben. Die weltweit führenden Forschungseinrichtungen der Vereinigten Staaten und ihre privaten Diagnostikunternehmen verfügen über unglaubliche Fähigkeiten und Kapazitäten, aber sie sollten in der Lage sein, sofort aktiv zu werden, ohne den bürokratischen Hürdenlauf hinter sich bringen zu müssen, den das SCAN-Team durchlaufen musste.

Die Länder, die das schaffen, werden beim nächsten großen Ausbruch gut aufgestellt sein. Es ist kein Zufall, dass mindestens zwei wichtige Coronavirus-Varianten zuerst in Südafrika identifiziert wurden – einem Land, das seit Jahrzehnten in Test- und Sequenzierungsprogramme zur Bekämpfung von HIV und Tuberkulose investiert.

Bei Geräten zur DNA-Sequenzierung stehen einige Innovationen kurz bevor, die sehr hilfreich sein werden. So hat zum Beispiel Oxford Nanopore, ein Spin-off der University of Oxford, einen mobilen Gen-Sequencer entwickelt, der eine Analyse im Labor überflüssig macht. Zwar braucht das Gerät eine Internetverbindung zu einem leistungsstarken Computer, doch einige Forscher aus Australien und Sri Lanka arbeiten schon daran, auch dieses Problem zu lösen: Sie haben eine App entwickelt, mit der die vom Sequencer produzierten Daten ohne Internetverbindung auf einem handelsüblichen Smartphone verarbeitet werden können. In einem Testlauf konnte diese Kombination aus Sequencer und App die Coronavirus-Genome von zwei Patienten in jeweils weniger als dreißig Minuten sequenzieren. Oxford Nanopore arbeitet inzwischen mit den Africa Centres for Disease Control and Prevention (kurz Africa CDC) und anderen Partnern zusammen, um auf dem ganzen Kontinent ähnliche Verbesserungen umzusetzen.[55]

Eine weitere Lektion ist, dass das Organisieren einer Plattform wie SCAN oder der Seattle Flu Study – das heißt, den Test zu entwickeln, eine Website einzurichten, auf der die Menschen sich registrieren können, ihre Proben zu verarbeiten und so weiter – nur einen Teil der Herausforderung darstellt. Darüber hinaus muss sichergestellt werden, dass die gesammelten Daten tatsächlich die reale Zusammensetzung der Bevölkerung reflektieren. Nicht jeder Mensch ist in der Lage, sich mühelos auf einer Website zurechtzufinden. Auch sprachliche Barrieren können zu einem Problem werden. Wenn die Nachfrage nach Testkits hoch ist und die Bestände knapp sind, kann eine Person, die zu Hause bleiben und eine Website immer wieder checken kann, einen Vorteil gegenüber unentbehrlichen Beschäftigten haben, die nach wie vor zur Arbeit gehen müssen. In Seattle war es nicht einfach, diese Probleme zu lösen, und jeder, der etwas Ähnliches vorhat, sollte sie im Hinterkopf behalten. Um das Beste aus technischem Fortschritt herauszuholen, brauchen wir ein effizientes Gesundheitswesen, dem möglichst viele Mitglieder der Gesellschaft vertrauen.

Auf einer Liste von Jobs, die sowohl extrem wichtig als auch extrem undurchschaubar sind, würde ich wahrscheinlich »Krankheitsmodellierer« ziemlich weit nach oben setzen – zumindest hätte ich es vor 2020 so gemacht. Sobald COVID-19 Schlagzeilen machte, wurden Menschen, die jahrzehntelang abseits vom öffentlichen Leben gearbeitet hatten, plötzlich ins Rampenlicht gezerrt. Krankheitsmodellierer erstellen Vorhersagen, und in einer Pandemie gibt es kaum etwas, das für Nachrichtenreporter reizvoller wäre als eine Vorhersage.

Meine Erfahrungen mit der Modellierung von Krankheiten stammen zum größten Teil aus meiner Arbeit mit dem IHME und dem Institute for Disease Modeling (IDM), der Gruppe, die an der Seattle Flu Study beteiligt war. Aber tatsächlich gibt es noch Hunderte andere Krankheitsmodelle, die von Forschern in aller Welt eingesetzt werden – unterschiedliche Modelle können helfen, verschiedenartige Fragen zu beantworten. Ich möchte Ihnen zwei Beispiele beschreiben.

Eines davon ist die Arbeit an der Omikron-Variante, die Ende 2021 vom Team des South African Centre for Epidemiological Modelling and Analysis mit Sitz in Stellenbosch geleistet wurde. Zu diesem Zeitpunkt hatten die Forscher Omikron zwar schon identifiziert, aber einige entscheidende Fragen zu der neuen Variante noch nicht beantwortet: »Wie oft infizieren sich Personen, die bereits vorher an einer anderen Variante von COVID-19 erkrankt gewesen waren, mit Omikron?« Mithilfe einer Datenbank, in der Fälle von Infektionskrankheiten aus ganz Südafrika erfasst werden, fand das Team die Antwort: Die Fähigkeit von Omikron, Menschen erneut zu infizieren, war wesentlich stärker ausgeprägt als bei früheren Varianten. Diese Arbeit und andere Erkenntnisse des Teams zeigten, dass Omikron sich im Gegensatz zu anderen Varianten, die wieder verschwunden waren, wahrscheinlich überall, wo es auftauchte, rapide ausbreiten würde – und genau so kam es dann auch.

Andere Modellierungsteams nahmen andere Fragen in Angriff. So quantifizierte zum Beispiel eine Gruppe an der London School of Hygiene and Tropical Medicine (LSHTM, »Londoner Hygiene- und Tropenmedizinhochschule«) die Effektivität von Masken, Social Distancing und anderen Schutzmaßnahmen, um die Ausbreitung des Virus zu verlangsamen. Und im Jahr 2020 lieferten die Modelle dieses Teams einige der zutreffendsten und frühesten Prognosen darüber, wie sich das Coronavirus in Ländern mit niedrigen oder mittleren Einkommen ausbreiten würde. (Tatsächlich waren ihre Vorhersagen in vielen Fällen besser als jene der IDM, der Gruppe, die inzwischen zur Gates Foundation gehört – und die Mitglieder des IDM-Teams sind die Ersten, die das einräumen würden.)

Um eine Vorstellung davon zu bekommen, wie die Arbeit von Krankheitsmodellierern aussieht, wenn sie versuchen, die Ausbreitungsmuster einer Pandemie zu prognostizieren, denken Sie an die Aufgabe, eine Wettervorhersage zu machen. Meteorologen haben Modelle, die ziemlich zuverlässig vorhersagen können, ob es heute Abend oder morgen früh regnen wird. (Wenn es in Seattle Winter ist, lautet die Antwort mit ziemlicher Sicherheit »Ja«.) Ihre Modelle sind weniger treffsicher, wenn es um das Wetter in zehn Tagen geht, und sie haben nicht die geringste Ahnung, was genau sich in sechs oder neun Monaten abspielen wird.* Die Modellierung von Krankheiten, die von Viren mit Varianten verursacht werden, ist ein bisschen ähnlich, und obwohl es nie zu einer perfekten Wissenschaft werden wird, ist zu erwarten, dass ihre Ergebnisse über kurz oder lang zuverlässiger sein werden als die Wettervorhersage.**

Ein Modellierer versucht im Wesentlichen, alle verfügbaren Daten – die aus den in diesem Kapitel beschriebenen Quellen und vielen anderen stammen, etwa Mobilfunknetzdaten und Google-Suchanfragen – für zwei Zwecke zu analysieren. Zum einen soll festgestellt werden, aus welchen Gründen etwas in der Vergangenheit geschah, und zum anderen soll eine begründete Vermutung darüber angestellt werden, was in der Zukunft passieren wird. Computermodelle haben schon früh in der Pandemie gezeigt, dass die Krankenhäuser sehr schnell überlastet wären, wenn sich auch nur 0,2 Prozent der Bevölkerung mit COVID-19 ansteckten.

Eine der wichtigsten Lektionen, die ich im Zusammenhang mit COVID-19 über Modellierung gelernt habe, ist die Tatsache, dass jedes Modell auf brauchbare Daten angewiesen ist und es sehr schwierig sein kann, solche Daten zu bekommen. Wie viele Tests werden durchgeführt? Wie viele davon sind positiv? Krankheitsmodellierer hatten vielerlei Schwierigkeiten, solche schein-

---

*   Allerdings steht fest, dass die globalen Durchschnittstemperaturen steigen, was katastrophale Folgen haben wird, wenn wir nicht handeln.
** Das IHME wurde zu Beginn der Pandemie kritisiert, weil seine Prognosen zu optimistisch waren. Doch sein Team nimmt solche Kritik an und verbessert seine Modelle, so wie es in jeder seriösen wissenschaftlichen Organisation gang und gäbe ist.

100

bar banalen Informationen herauszufinden. In manchen Bundesstaaten wurden die Fälle nicht nach demografischen Daten oder Geschlecht aufgeschlüsselt. Manchmal wurde die Meldetätigkeit über ein langes Wochenende unterbrochen, und dann wurden sämtliche aufgelaufenen Fälle am ersten Tag, an dem die Leute wieder im Büro waren, nachgereicht – und den Modellierern blieb nichts anderes übrig, als zu schätzen, wie die Dinge sich in der Zwischenzeit tatsächlich entwickelt hatten.

Außerdem ist mir aufgefallen, wie oft in Berichten über die neuesten Erkenntnisse des einen oder anderen Modellierers wichtige Nuancen und Vorbehalte unter den Tisch fallen. Im März 2020 prognostizierte Neil Ferguson, ein renommierter Epidemiologe am Imperial College London, dass es im Verlauf der Pandemie zu über 500 000 COVID-19-Todesfällen in Großbritannien und über 2 Millionen in den USA kommen könnte.[56] Das sorgte für Wirbel in den Medien, aber kaum ein Reporter erwähnte einen wichtigen Vorbehalt, den Ferguson sehr deutlich gemacht hatte: In demjenigen seiner Szenarien, das Schlagzeilen machte, ging er davon aus, dass die Menschen ihr Verhalten nicht ändern würden – dass also zum Beispiel niemand eine Maske tragen oder zu Hause bleiben würde –, aber in Wirklichkeit entwickelte sich das dann natürlich ganz anders. Ferguson wollte mit diesem Szenario lediglich zeigen, wie viel auf dem Spiel stand, aber keineswegs die Menschen in Panik versetzen.

Wenn Sie das nächste Mal etwas über eine Prognose eines Krankheitsmodellierers hören, sollten Sie ein paar Punkte bedenken. Erstens ist jede Virusvariante anders, und es ist schwierig, die jeweilige Schwere der von ihnen verursachten Erkrankung vorherzusagen, bevor nicht Daten aus mehreren Wochen vorliegen. Zweitens haben alle Modelle ihre Grenzen, und in dem Bericht, den Sie gerade hören, wurden vielleicht wichtige Vorbehalte weggelassen. So kann zum Beispiel der Grad der Unsicherheit ziemlich hoch sein. Erinnern Sie sich noch an Michael Famulares Schätzung von 570 Fällen im Bundesstaat Washington in Verbindung mit der Aussage, dass die tatsächliche Zahl mit 90-prozentiger

Gewissheit zwischen 80 und 1500 Fällen liege? Jeder Bericht, in dem dieses Vertrauensintervall nicht erwähnt wird, lässt eine ziemlich wichtige Randbedingung unter den Tisch fallen.

Und schließlich sollten alle, die an der Entwicklung von Krankheitsmodellen beteiligt sind, bedenken, wie die Menschen ihre Arbeit verwenden werden, und versuchen, klar und eindeutig zu kommunizieren, um das Risiko zu verringern, dass ihre Arbeit falsch verstanden oder angewendet wird. Die Entwicklung von Krankheitsmodellen muss mit einer gesunden Portion Bescheidenheit unternommen werden, vor allem, wenn die Prognose über einen Zeitraum von etwa vier Wochen hinausreichen soll.

Alles, was in diesem Kapitel steht, verbindet sich meiner Meinung nach zu einer klaren Agenda für die Art von Krankheitsüberwachung, die wir brauchen, um Pandemien zu verhindern.

Ein Schritt besteht darin, in diejenigen Bestandteile eines robusten Gesundheitswesens zu investieren, die es ermöglichen, Krankheitsfälle zu erkennen, sie zu melden und auch die erkrankten Menschen zu behandeln. Das gilt vor allem für Länder mit niedrigen oder mittleren Einkommen, deren Gesundheitssysteme in vielen Fällen unterfinanziert sind. Wenn Ärzte und Epidemiologen nicht die Ausbildung, Einrichtungen und Tools haben, die sie brauchen, oder wenn das nationale Gesundheitsministerium ineffizient ist oder überhaupt nicht existiert, wird es immer wieder zu Krankheitsausbrüchen kommen. Jedes Gemeinwesen in jedem Land sollte in der Lage sein, einen Ausbruch innerhalb von höchstens sieben Tagen zu erkennen, ihn zu melden und innerhalb eines weiteren Tages mit Ermittlungen zu seinen Ursachen zu beginnen. Und es muss möglich sein, binnen einer weiteren Woche wirkungsvolle Schutzmaßnahmen umzusetzen – Richtlinien, die jeder in einem Gesundheitssystem arbeitenden Person Ziele setzt, die sie anstreben kann, und Möglichkeiten bietet, die erreichten Verbesserungen zu messen.

Ein weiterer Schritt besteht darin, unsere Anstrengungen zu verstärken, die Todesursachen sowohl bei Erwachsenen als auch

102

bei Kindern gründlicher zu erforschen. Solche Arbeit wird sich in zweifacher Hinsicht als nützlich erweisen, da sie uns nicht nur neue Erkenntnisse über Gesundheit und Krankheit bringen wird, sondern auch ein weiteres Fenster zu neu aufkommenden Bedrohungen öffnen kann.

Drittens müssen wir den Feind, mit dem wir es zu tun haben, besser kennenlernen. Das heißt, dass Länder und Geldgeber innovative Verfahren, um in kurzer Zeit Menschen in sehr großer Zahl zu testen, fördern sollten – vor allem in Form von kostengünstigen, in hohen Stückzahlen produzierten Testkits, die für den Einsatz in Ländern mit niedrigen oder mittleren Einkommen entwickelt wurden. Neue Testprozeduren sollten es ermöglichen, unter Beachtung des Datenschutzes jedes Testergebnis mit der Person, von der die Probe stammt, zu verknüpfen, damit diese Daten sowohl für individuelle Behandlungen als auch für Seuchenschutzmaßnahmen genutzt werden können. Das Volumen der DNA-Sequenzierungen muss dramatisch erhöht werden. Zudem müssen wir auch weiterhin erforschen, wie sich Viren in Tieren entwickeln, und mehr darüber in Erfahrung bringen, welche davon auf den Menschen überspringen könnten (Zoonose) – denn schließlich waren bei drei Viertel der neuesten dreißig unerwarteten Ausbrüche nicht Menschen betroffen, sondern Tiere. Und wenn im Falle eines größeren Ausbruchs Testkits knapp werden, sollten Inzidenzkarten, welche die Häufigkeitsverteilung von Krankheitsfällen zeigen, als Grundlage für die Entscheidung dienen, wer vorrangig getestet werden soll – so wird dafür gesorgt, dass die vorhandenen Tests an die Menschen mit der höchsten Wahrscheinlichkeit, infiziert zu sein, gehen.

Und schließlich müssen wir in die vielversprechende Technologie der Computermodellierung investieren. Die im Rahmen der COVID-19-Pandemie erstellten Analysen waren außerordentlich hilfreich, doch sie könnten noch besser sein. Mehr Daten, hochwertigere Daten und ständige Weiterentwicklung der Modelle, die mit diesen Daten arbeiten, werden unser aller Leben sicherer machen.

KAPITEL 4

Den Menschen sofort beim Selbstschutz helfen

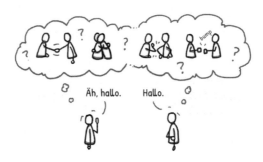

BEGRÜSSUNGSÄNGSTE

Zurzeit bin ich immer unsicher, wenn ich jemanden treffe. Wie sollen wir uns begrüßen – die Fäuste zusammenstoßen, Hände schütteln oder einfach nur lächeln und uns zuwinken? Je nachdem, in welcher Beziehung wir zueinander stehen, möchte ich die andere Person vielleicht sogar mit einer Kombination aus Händeschütteln und Umarmung begrüßen, vor allem, wenn wir uns seit Monaten nicht gesehen haben.

Natürlich ist das Hallo- und Tschüss-Sagen nur eine der vielen Situationen in unseren Alltagsbeziehungen, die Corona komplizierter gemacht hat. Sollten wir zu Hause bleiben, wenn wir eine potenziell infektiöse Begegnung hatten? Wer sollte eine Atemschutzmaske tragen, und wann? Ist es okay, eine Party zu feiern? Sollte sie drinnen oder draußen stattfinden? Welche Abstände müssen die Gäste voneinander einhalten? Sollten wir noch öfter die Hände waschen? Was ist mit Großveranstaltungen – sollten sie weiter stattfinden dürfen? Sollten die öffentlichen Verkehrsmittel weiterfahren? Können Schulen, Büros und Läden offen bleiben?

Zwar können wir nicht über all diese Fragen selbst entscheiden, aber in vielen Situationen eben doch. Und in einer Pandemie, wenn unsere Optionen noch enger begrenzt sind als sonst, können solche Entscheidungen große Auswirkungen haben. Auch wenn man nicht selbst an der wissenschaftlichen Forschung nach einer Therapie oder einem Impfstoff beteiligt ist, kann man sich doch entschließen, eine Maske zu tragen, zu Hause zu bleiben, wenn man sich krank fühlt, oder eine Party zu verschieben.

Es ist bedauerlich, dass sich viele Menschen weigern, Entscheidungen zu treffen, die ihr eigenes und das Leben ihrer Familien sicherer machen würden. Das gilt vor allem für die Vereinigten Staaten. Ich kann diese Haltung nicht nachvollziehen, denke aber, dass es nichts bringt, sie einfach als »wissenschaftsfeindlich« zu brandmarken, wie viele das tun.

Eula Biss befasst sich in ihrem Buch *Immun* (als Taschenbuch: *Über das Impfen*) mit der Impfzurückhaltung; ihr Blick kann uns helfen, die Ablehnung zu erklären, die wir auch gegenüber anderen öffentlichen Gesundheitsvorkehrungen beobachten können.[57] Biss meint, das Misstrauen gegenüber der Wissenschaft sei nur ein Faktor, der aber durch andere Dinge noch verschlimmert werde, die Furcht und Misstrauen auslösen: die Pharmakonzerne, der übermächtige Staat, die Eliten, das medizinische Establishment, die männliche Vormachtstellung. Manche Leute haben das Gefühl, hinters Licht geführt zu werden; die heute noch unsichtbaren Vorteile, die sich in der Zukunft ergeben könnten, überzeugen sie nicht. In Zeiten starker politischer Polarisierung wirkt sich dieses Problem noch gravierender aus, und solche Zeiten erleben wir gerade. Unglücklicherweise gab es, als sich COVID-19 gerade erst auszubreiten begann, noch nicht genug gesichertes Wissen über das Virus, um die Kosten und Vorteile verschiedener Gegenmaßnahmen abwägen zu können. Ganz besonders schwierig war es, über schmerzliche Maßnahmen wie die Schließung von Schulen und Geschäften zu entscheiden. Schließlich waren viele der Maßnahmen, die jetzt auf breiter Front ergriffen wurden, seit der Pandemie von 1918 nicht mehr notwendig gewesen. Während vorhersehbar war, dass mit diesen Maßnahmen hohe Kosten verbunden sein würden, die jedem sofort einleuchteten, der sich damit befasste, war es weitaus schwieriger, ihren Nutzen einzuschätzen, zumal wir es mit einem neuen, unbekannten Krankheitserreger zu tun hatten.

Das Problem ergibt sich teilweise daraus, dass es recht schwer ist, die Wirkung vieler dieser Maßnahmen – die allgemein als »Nicht-pharmazeutische Interventionen« oder kurz NPIs bezeichnet werden – in einem kontrollierten Umfeld abzuschätzen.

Klinische Studien sind teuer und zeitaufwendig (wie ich in späteren Kapiteln noch darlegen werde), aber sie ermöglichen es uns, durch Experimente die Wirksamkeit und Sicherheit von Medikamenten und Impfstoffen zu überprüfen. Dagegen wird wohl niemand ein Experiment durchführen, bei dem alle Schulen und Geschäfte in einer Stadt geschlossen werden müssen, nur um Kosten und Nutzen der Maßnahme zu messen.

Nach zwei Jahren, in denen wir NPIs in der realen Welt studieren konnten, haben wir sehr viel über ihre Wirksamkeit dazugelernt, oder jedenfalls gilt das im Zusammenhang mit COVID-19. Diese Pandemie hat uns eine Realwelt-Lektion erteilt, die kein Experiment jemals ermöglicht hätte. Auf fast jeder staatlichen Ebene – in den Kommunen, den Landkreisen, den Einzelstaaten oder Bundesländern und auf bundesstaatlicher Ebene – werden die Daten geprüft, um herauszufinden, wie bestimmte Maßnahmen wirken, und Tausende wissenschaftliche Studien analysieren und dokumentieren die Wirkung der verschiedenen NPIs. Dieser Kraftakt hat unsere Kenntnisse in diesem Bereich dramatisch verbessert. Der Vergleich politischer Maßnahmen in verschiedenen Städten oder Ländern ermöglicht es den Forschern, die Wirksamkeit bestimmter NPIs genauer einzugrenzen als jemals zuvor.

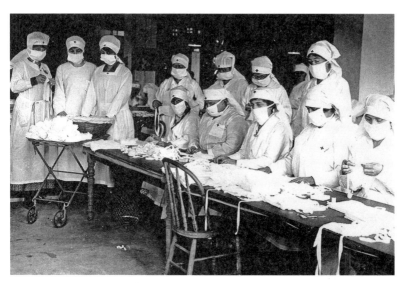

Ehrenamtliche Rot-Kreuz-Sanitäterinnen in Boston, Massachusetts, beim Fabrizieren von Masken aus Gaze, um die Ausbreitung der Grippe während der Pandemie von 1918 zu verhindern.[58]

Das ist eine gute Nachricht, denn NPIs sind in der Anfangsphase eines Ausbruchs unser wichtigstes Tool. Es ist keine Laborarbeit nötig, um beispielsweise die Maskenpflicht zu verhängen und zu entscheiden, ob Großveranstaltungen abgesagt werden müssen oder wie viele Gäste in einem Restaurant sitzen dürfen. (Gleichwohl werden wir sicherstellen müssen, dass jede eingesetzte Maßnahme dem Krankheitserreger, den wir aufhalten wollen, angemessen ist.)

Nicht-pharmazeutische Interventionen können wir einsetzen, um die Kurve abzuflachen – das heißt, die Übertragungsgeschwindigkeit zu verlangsamen, um zu verhindern, dass die Krankenhäuser von der schieren Zahl der Patienten überwältigt werden –, ohne jeden Einzelnen identifizieren zu müssen, der sich infiziert hat. Wenn man einen Ausbruch früh genug bemerkt, kann man fast alle Menschen aufspüren, die sich infiziert haben, und alle testen, die mit ihnen Kontakt hatten. Das ist entscheidend, vor allem deshalb, weil es bekanntermaßen schwierig ist, diejenigen zu finden, die zwar den Erreger in sich tragen, jedoch keine Symptome zeigen. NPIs wirken bei diesen Fällen genauso gut wie bei Infizierten mit Symptomen, die Ausbreitung des Virus einzudämmen.

Damit will ich nicht behaupten, dass NPIs eine schmerzlose Lösung sind. Manche Maßnahmen, wie das Tragen von Masken zum Beispiel, bringen den meisten Leuten kaum Nachteile, aber andere, wie die Schließung von Geschäften oder ein Verbot von Großveranstaltungen, haben starke Auswirkungen auf die Gesellschaft, und ihre Umsetzung ist eine gewaltige Aufgabe. Aber wir können sie von Anfang an richtig anwenden und wissen heute besser als früher, wie wir das machen müssen.

Befassen wir uns hier einmal mit den wichtigsten Erkenntnissen, die wir in den vergangenen zwei Jahren sammeln konnten.

»Wenn es wie eine Überreaktion aussieht, machst du wahrscheinlich das Richtige«

Das Zitat stammt von Anthony Fauci, und ich stimme ihm zu. Denn das ist das Ironische an Nicht-pharmazeutischen Interventionen: Je besser sie wirken, desto leichter ist es, die Leute zu kritisieren, die sie einführen. Werden sie in einer Stadt oder einem Land früh genug verfügt, bleiben die Fallzahlen niedrig, und den Kritikern wird es dann leichtfallen, zu behaupten, sie seien gar nicht nötig gewesen.

Im März 2020 ergriffen die Verantwortlichen in der Stadt und im County St. Louis mehrere Maßnahmen, um die Verbreitung des Virus einzudämmen, darunter auch eine Ausgangsbeschränkung, wonach die eigene Wohnung nur noch für Versorgungsgänge, Spaziergänge und Sport im Freien verlassen werden durfte. Die Folge war, dass der Ausbruch der Krankheit in St. Louis am Anfang nicht so gravierend war wie in vielen anderen amerikanischen Städten, was zu der Kritik führte, die Anweisungen seien

108

eine Überreaktion gewesen. Aber eine Studie stellte fest, dass die Zahl der Todesfälle siebenmal höher gewesen wäre, wenn die Behörden dieselben Maßnahmen zwei Wochen später verhängt hätten. St. Louis wäre dann eine der am schwersten betroffenen Regionen des Landes gewesen.

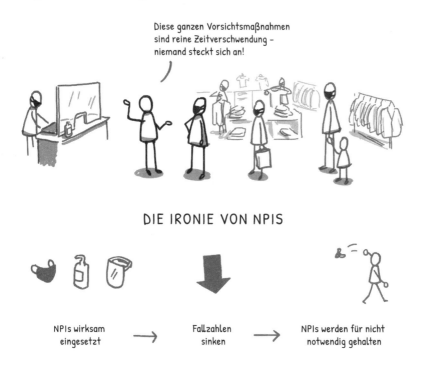

Es war übrigens nicht das erste Mal, dass St. Louis eine Vorreiterrolle spielte: Etwas Ähnliches hatte sich schon hundert Jahre früher ereignet. Kurz nachdem am Beginn der Pandemie von 1918 die ersten Grippefälle entdeckt worden waren, wurden dort die Schulen geschlossen, Großveranstaltungen untersagt und soziale Kontakte eingeschränkt. Philadelphia dagegen wollte erst einmal abwarten. Für zwei Wochen nach dem ersten diagnostizierten Fall blieben Großveranstaltungen erlaubt, darunter eine große Stadtparade.

Infolgedessen war die Spitzensterblichkeitsrate in Philadelphia mehr als achtmal so hoch wie in St. Louis. Spätere Studien stellten fest, dass sich im ganzen Land ähnliche Muster abzeichneten: Städte, die mehrere Maßnahmen frühzeitig eingeführt hatten, verzeichneten nur ungefähr halb so viele Todesfälle wie die Städte, die damit länger gewartet hatten.

Vergleichen wir Länder statt Städte, zeigen sich ähnliche Ergebnisse. Während der ersten Coronawelle führten Dänemark und Norwegen schon frühzeitig strenge Lockdowns ein (als noch weniger als dreißig Personen hospitalisiert worden waren). Die Regierung im Nachbarland Schweden verließ sich mehr auf Empfehlungen als auf Verordnungen und ließ Restaurants, Bars und Fitnessclubs geöffnet, während die Reduzierung physischer Kontakte zwar angeraten, aber nicht angeordnet wurde. In einer Untersuchung ergab sich, dass die beiden Nachbarländer, wären sie dem Beispiel Schwedens gefolgt, im Falle Dänemarks dreimal mehr Todesfälle zu beklagen gehabt hätten, im Falle Norwegens sogar neunmal so viele.[59] Den Schätzungen einer anderen Studie zufolge verhinderten Nicht-pharmazeutische Interventionen in sechs großen Ländern, darunter auch die Vereinigten Staaten, allein in den ersten Monaten des Jahres 2020 fast eine halbe Milliarde Infektionen.[60]

Man sollte nicht nur zu Beginn überreagieren, wie Tony Fauci sagte, sondern auch allzu frühe Lockerungen der NPIs vermeiden. Werden die effektivsten öffentlichen Maßnahmen gelockert – beispielsweise die Einschränkung von Großveranstaltungen –, werden die Fallzahlen (bei ansonsten gleichen Bedingungen) schon bald wieder ansteigen. Das Problem mit frühen Lockerungen der Maßnahmen besteht darin, dass man es dann mit sehr vielen Menschen zu tun hat, die »immun-naiv« sind, wie Experten dies nennen: Sie hatten noch keinen Kontakt mit dem Virus – aber sie sind anfällig für eine Infektion und können es weitergeben. Aus diesem Grund müssen wir in manchen Fällen NPIs beibehalten, bis wir medizinische Werkzeuge entwickeln können, die uns vor einer Infektion schützen und uns, sollten wir doch er-

kranken, den Krankenhausaufenthalt ersparen. Das ist genauso
wichtig, wie die Einnahme von Antibiotika bei einer Bakterien-
erkrankung so lange fortzusetzen, bis man sich besser fühlt. Zumindest sollten wir NPIs so lange beibehalten, bis wir in der Lage
sind, die Übertragungsrate drastisch zu reduzieren, etwa indem
wir viele Menschen testen und die positiven oder Verdachtsfälle
isolieren, wie es in Südkorea gemacht wurde.

Außerdem sind die Wirkungen der (angeblichen) Überreaktio-
nen unterschiedlich. Die Grenzschließungen beispielsweise ver-
langsamten die Ausbreitung des Virus in manchen Regionen. Aber
sie sind ein Hammer, den man nur sehr vorsichtig benutzen sollte.
Weil sie den grenzüberschreitenden Handel und den Tourismus
praktisch abwürgen, können sie die Wirtschaft eines Landes so
schwer schädigen, dass die vermeintliche Heilmaßnahme schlimmer wirkt als die Krankheit selbst. Das ist vor allem dann der Fall,
wenn die Grenzkontrollen, wie es oft geschah, zu spät eingeführt
werden. Außerdem können sie dazu führen, dass ein Staat davor
zurückschreckt, einen Ausbruch frühzeitig zu melden. So wurde
Südafrika mit Reisebeschränkungen belegt, als es die Omikron-
Variante entdeckte, während andere Länder, in denen sich Omikron bereits ausbreitete, nicht auf diese Weise behandelt wurden.

Obwohl sich Lockdowns eindeutig vorteilhaft auf die öffentliche Gesundheit auswirken, ist nicht immer klar, ob sie in
Ländern mit niedrigen Einkommen überhaupt das Opfer wert
sind. Denn in manchen dieser Länder kann die Schließung gan-
zer Wirtschaftssektoren dazu führen, dass sich der Hunger verschärft, die Menschen in extreme Armut getrieben werden und
die Zahl der Todesfälle aus anderen Gründen steigt. Wer als jun-
ger Erwachsener hauptsächlich im Freien arbeitet, wie das auf
viele Menschen in den ärmeren Ländern zutrifft, wird COVID-19
weniger bedrohlich empfinden als die Gefahr, nicht mehr für die
Ernährung der Familie sorgen zu können. Wie ich später in diesem Kapitel noch darlegen werde, ist ein ähnliches Phänomen
auch in den reicheren Ländern festzustellen: Auch dort kommen Menschen mit niedrigem Einkommen nicht nur mit den

Lockdowns weniger gut zurecht, sondern sind auch mit größerer Wahrscheinlichkeit vom Virus betroffen.

Rückblickend wissen wir, dass vielerorts – jedenfalls auf dem Höhepunkt der Coronakrise – die Kosten wahrscheinlich sogar noch höher gewesen wären, hätte es keine Lockdowns gegeben. Der Wirtschaft ging es durch die Schließungen der Geschäfte schlecht, aber es hätte ihr noch schlechter gehen können, wenn man die ungehinderte Ausbreitung des Virus zugelassen und es Millionen Menschen mehr getötet hätte als ohnehin schon. Indem die Lockdowns Menschenleben retten, ermöglichen sie es auch, die wirtschaftliche Erholung frühzeitiger einzuleiten.

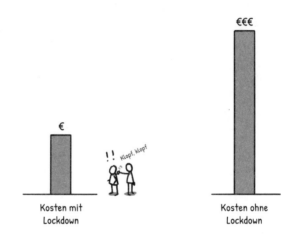

Langfristige Schulschließungen werden vielleicht nicht mehr nötig sein

Während der Coronakrise tauchte eine Frage auf, über die fast genauso heftig debattiert wurde wie über die Impfstoffe: die Frage der Schulschließungen.

Zwischen März 2020 und Juni 2021 hielt irgendwann buchstäblich jedes Land auf der Welt seine Schulen wegen Corona für kürzere oder längere Zeit geschlossen.[61] Der Höhepunkt wurde im April 2020 erreicht, als weltweit fast 95 Prozent aller Schulen ihre Türen geschlossen hielten. Im Juni 2021 hatten bis auf 10 Prozent alle wieder ganz oder zumindest teilweise geöffnet. Für die Schulschließungen werden überzeugende Argumente vorgetragen. Denn durch den ständigen Umgang der Kinder miteinander gelten die Schulen schon seit Langem als Brutkästen für gewöhnliche Erkältungskrankheiten und Grippe – warum hätte das bei dem neuen Erreger anders sein sollen? Die Lehrkräfte und das Personal werden nicht dafür bezahlt, ihr Leben zu riskieren, aber genau das ist der Fall, wenn von den älteren Lehrkräften verlangt wird, während einer Pandemie wie COVID-19 Präsenzunterricht zu erteilen. Denn bei diesem besonderen Virus nimmt das Risiko einer schweren Erkrankung oder des Todes zu, je älter man ist – ein gewichtiger Faktor, den man berücksichtigen muss, wenn man über die Verteilung der Vakzine und anderer Tools nachdenkt. Das ist ein Thema, auf das ich später noch zurückkommen werde.

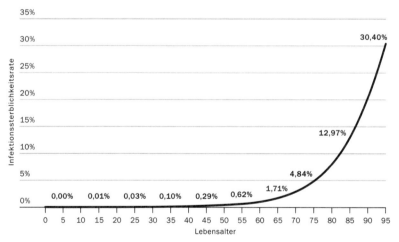

COVID-19 trifft ältere Menschen viel schwerer. Die Grafik zeigt den geschätzten Anteil der Menschen, die nach einer COVID-19-Infektion im Jahr 2020 starben. Auffällig ist, wie steil die Kurve bei den Älteren ansteigt. (Quelle: IHME)[62]

Andererseits fielen die Schülerinnen und Schüler im Lernprozess zurück, als ihre Schulen geschlossen blieben, und der ohnehin vorhandene Unterschied der schulischen Leistungen zwischen Kindern aus wohlhabenden und aus einkommensschwachen Familien wuchs noch weiter an. Nach einer Schätzung der Vereinten Nationen hat COVID-19 den Schülern so viel Präsenzzeit mit ihren Lehrkräften geraubt, dass 100 Millionen Kinder unter das Mindestniveau an Grundkenntnissen rutschten, sodass es jahrelanger Fördermaßnahmen bedürfe, um ihnen das Aufholen zu ermöglichen.[63] In den Vereinigten Staaten sind afroamerikanische und lateinamerikanische Drittklässler im Lehrstoff doppelt so weit zurückgefallen wie ihre weißen und asiatisch-amerikanischen Klassenkameraden.[64] In Mathematik warf die Verlagerung vom Präsenz- auf den Fernunterricht weiße Schülerinnen und Schüler um bis zu drei Monate zurück, ihre Altersgenossen mit anderer Hautfarbe sogar um drei bis fünf Monate. Die Pandemie entlarvte auch einen der größten Mythen über den Distanzunterricht, nämlich dass diese Form für Kinder der unteren Schulstufen eines Tages das Lernen im Klassenzimmer ersetzen könne. Ich bin ein großer Fan von Online-Lernen, aber ich habe darin immer nur eine Ergänzung und nicht einen Ersatz des persönlichen Lernens der Schüler mit ihren Lehrerinnen gesehen. (In den Vereinigten Staaten werden die Begriffe *remote learning* (Distanzunterricht) und *online learning* praktisch gleichwertig benutzt, aber in vielen anderen Ländern werden Unterrichtseinheiten sowohl online als auch über Radio, Fernsehen und eBooks angeboten.)

Wenige Lehrkräfte sind dafür ausgebildet, Fernlerneinheiten zu entwickeln; das dürfte sich jedoch im Laufe der Zeit ändern, je besser die Online-Instrumente und -Lehrpläne werden. Noch immer haben viele Menschen keinen Zugang zum Internet – in Südasien war daher mehr als ein Drittel der Schüler, die aufgrund der Schulschließungen zu Hause bleiben mussten, gar nicht in der Lage, am Distanzunterricht teilzunehmen –, und viele Schüler, die den Zugang hatten, fanden die Erfahrung alles andere als

114

motivierend. Kurzum, Online-Lernen wurde für eine Praxis getestet, für die es gar nicht geschaffen worden war. Ich bin hinsichtlich der Zukunft des Online-Lernens nach wie vor optimistisch, vorausgesetzt, es wird angemessen eingesetzt. Im Nachwort werde ich darauf noch einmal zurückkommen.

Wenn Schulen monatelang geschlossen bleiben, sind die Nachteile und Verluste weit über die eigentlichen Lernprozesse hinaus zu spüren. Eltern müssen sich während ihrer eigentlichen Arbeitszeit um die Kinder kümmern, die nun plötzlich zu Hause bleiben. Millionen Schülerinnen und Schüler in den Vereinigten Staaten und auf der ganzen Welt verließen sich auf die Schulen, um mit kostenlosen oder verbilligten Mahlzeiten versorgt zu werden. In den Schulen lernen die Kinder den Umgang mit Gleichaltrigen, sie bewegen sich, treiben Sport und erhalten, wenn nötig, psychologische Unterstützung.

Leider wurde die Debatte über die Schulschließungen anfänglich durch Daten verzerrt, die sich später als irreführend herausstellten. Am Anfang gab es weniger Coronafälle unter Kindern, und eine norwegische Studie stellte fest, dass es in den Schulen nur selten zur Übertragung kam, sodass viele Leute (auch ich) folgerten, Kinder seien weniger ansteckungsanfällig als Erwachsene. Ich hielt das damals für ein Argument, die Schulen offen zu halten.

Aber es stimmte nicht. Im März 2021 waren in den Vereinigten Staaten die Infektions- und Erkrankungsraten der Kinder mit denen der 18- bis 49-jährigen Erwachsenen vergleichbar und lagen sogar noch über den Raten für Erwachsene über fünfzig.[65] Die ursprüngliche Einschätzung wurde vermutlich dadurch beeinflusst, dass viele Schulen eben bereits geschlossen waren: Die Kinder waren nicht weniger anfällig, sondern hatten nur einfach weniger Gelegenheit, sich zu infizieren. Und wenn sie sich infizierten, war es weniger wahrscheinlich, dass sich bei ihnen Symptome zeigten oder sie so sehr erkrankten, dass ihre Eltern sie testen ließen – ein Problem, das durch breiteres Testen hätte behoben werden können. Berücksichtigt man all das, führt es meiner Meinung nach dazu, dass langfristige Schulschließungen nicht nötig sein sollten, und erst recht nicht, wenn die Welt das Ziel erreicht, genug Impfstoff herzustellen, um innerhalb eines halben Jahres alle impfen zu lassen. Sobald die Impfstoffe verfügbar sind, sollten die Lehrkräfte in der Warteschlange ganz weit nach vorn rücken (wie das dann auch oft der Fall war, als erste COVID-Vakzine herauskamen). Da die Infektionskrankheit für ältere Menschen viel schlimmer verläuft, wird man wahrscheinlich zwischen jüngeren und älteren Lehrern beziehungsweise Lehrern, die mit älteren Menschen zusammenleben, unterscheiden müssen. (Denken Sie daran, dass das altersbezogene Risiko für Menschen unter fünfzig Jahren sehr stark sinkt.) Mittlerweile können viele Schulen offen bleiben, weil sie abgestufte Präventionsmaßnahmen anwenden, einschließlich Maskentragen, Abstandhalten und häufiges Lüften der Klassenzimmer. Einer Studie zufolge stiegen die Fallzahlen nach der Wiedereröffnung der Schulen in Deutschland nicht an, was aber in den Vereinigten Staaten nach der Schulöffnung der Fall war.[66] Die Autoren folgerten daraus, dass die Gegenmaßnahmen in Deutschland effektiver waren als in den USA. Ich möchte jedoch einen Vorbehalt zu der Meinung anfügen, dass langfristige Schulschließungen generell unnötig seien. Das träfe zu, wenn der nächste Ausbruch mit einem Virus erfolgen würde, das ein ähnliches Profil wie SARS-CoV-2 aufweist – insbesondere mit einem Virus, das bei Kindern nur sehr selten zu schwerer Erkrankung führt. Aber wir müssen uns hüten, alte Kriege noch einmal auszufechten. Wenn sich ein zukünftiger Krankheitserreger deutlich von SARS-CoV-2 unterscheidet – wenn also seine Wirkung auf Kinder sehr viel schwerer wäre –, würde sich die gesamte Nutzen-Risiko-Abwägung verändern, und die Schließung der Schulen könnte sich als vernünftige Maßnahme erweisen. Wir sollten daher flexibel bleiben und uns, wie immer, an zuverlässigen Daten orientieren.

Auf der anderen Seite ist mir klar, dass die Schließung der Pflegeheime für ältere Menschen die richtige Maßnahme war. Sie rettete vielen Menschen das Leben, weil sich das Virus für die

Älteren als so viel tödlicher erwies. Ich sage das in dem Bewusstsein, dass es für die meisten Heimbewohner sehr schmerzlich war, während der Lockdowns buchstäblich in ihre Zimmer verbannt zu bleiben, und schmerzlich auch für ihre Angehörigen. Es war erschütternd, die Geschichten von Familien zu hören, die sich durch geschlossene Fenster oder am Telefon von sterbenden Eltern oder Großeltern verabschieden mussten. Mein Vater starb im September 2020 an Alzheimer, und ich empfinde Dankbarkeit dafür, dass er seine letzten Tage zu Hause, umgeben von seiner Familie, verbringen konnte.

Das menschliche Leid, das durch diese Trennungen verursacht wurde, ist buchstäblich unmessbar – niemand kann den Schmerz, sich nicht persönlich von einem geliebten Menschen verabschieden zu können, in eine Zahl fassen. Aber diese politische Maßnahme rettete so viele Leben, dass sie erneut angewandt werden sollte, wenn es die Umstände erfordern.

Was hier funktioniert, funktioniert woanders vielleicht nicht

Wo immer in der Welt Sie sich aufhalten, eine Atemschutzmaske wird Ihnen stets denselben Schutz bieten. Leider wirken andere Nicht-pharmazeutische Interventionen nicht so universal. Vielmehr hängt ihre Wirksamkeit nicht nur davon ab, wann sie eingesetzt werden, sondern auch wo.

Dafür sind die Lockdowns ein herausragendes Beispiel. Die Beweise sind eindeutig, dass sie die Übertragungsrate vermindern, und dass strenge Lockdowns die Übertragung besser verhindern als weniger strenge. Aber sie sind nicht überall in gleichem Maße effektiv, weil nicht alle Menschen in der Lage sind, an einem Ort zu bleiben.

Der Unterschied ist tatsächlich quantifizierbar. Eine geniale Studie nutzte anonymisierte Handydaten aus allen Teilen der Vereinigten Staaten, um herauszufinden, wie gut sich Menschen, die in ganz verschiedenen Gegenden lebten, daran hielten, zu Hause zu bleiben.[67] (Der Standort der Handys wurde regelmäßig von einem Ortungsprogramm erfasst.) Von Januar bis März 2020 waren Menschen, die in Amerikas wohlhabendsten Wohnbezirken wohnten, am mobilsten – das heißt, sie verbrachten die meiste Zeit außer Haus. Menschen in Wohngegenden mit den niedrigsten Einkommen waren am wenigsten mobil.

Aber im März, als überall im Land regionale Lockdowns verhängt wurden, kehrte sich die Situation völlig um. Die Leute in den wohlhabenden Wohngegenden waren nun am wenigsten mobil, während die in den ärmsten Bezirken am mobilsten waren. Der Grund: Die Wahrscheinlichkeit, dass sie einen Job haben, den sie von zu Hause aus ausüben können, ist sehr viel geringer, und sie können viel seltener Lieferdienste für Lebensmittel in Anspruch nehmen.

Eine ähnliche Veränderung war auf die Bevölkerungsdichte zurückzuführen. Vor den Lockdowns hatten die am dichtesten besiedelten Städte die höchsten Übertragungsraten. Nach dem Beginn der Lockdowns wiesen sie die geringsten Übertragungsraten auf, während sich die Raten in den weniger dicht bevölkerten Gegenden nicht annähernd so stark verringerten. Das leuchtet unmittelbar ein, denn wenn Menschen nicht auf engem Raum zusammenleben und -arbeiten, wird sich die Aufforderung, zu Hause zu bleiben, nicht so stark auf die Übertragungsrate auswirken.

Die Forscher ziehen noch weitere Folgerungen in Bezug auf die Unterschiede zwischen verschiedenen Ländern, aber auch innerhalb einzelner Länder. Kontaktnachverfolgung ist in Ländern erfolgreicher, die bereits über ein gutes System für die Erfassung und Verarbeitung von Daten über die persönlichen Kontakte verfügen, aber bei steigenden Fallzahlen wird das immer schwerer. Social Distancing und Lockdowns wirken in reichen Ländern besser als in ärmeren, zum großen Teil aus denselben Gründen, die erklären, warum sie in den wohlhabenderen Landesteilen der Vereinigten Staaten besser wirken als in den ärmeren. In manchen

Ländern können die Lockdowns auch fehlschlagen, etwa weil die Krankheit von Leuten mit hoher Mobilität verbreitet wird (etwa solchen, die zwischen ihrem Job in der Stadt und ihrem Wohnort pendeln müssen). An Orten, wo die Krankheit nur wenig verbreitet ist, sind Lockdowns vielleicht gar nicht nötig. Auch sind sie in Ländern effektiver, in denen die Bevölkerung wenig Mitsprache in öffentlichen Angelegenheiten hat und die Regierung in der Lage ist, Lockdowns und andere Auflagen streng durchzusetzen.

All das bedeutet, dass es keinen idealen Mix von NPIs gibt, der überall in gleicher Weise wirken würde. Der jeweilige Kontext ist wichtig, und die Schutzmaßnahmen müssen für den jeweiligen Ort maßgeschneidert werden, an dem sie durchgeführt werden.

Für eine Weile war die Grippe fast völlig verschwunden

Als wir uns im Herbst 2020 der Grippesaison näherten, machte ich mir Sorgen. Influenza kostet jedes Jahr Zehntausende US-Amerikaner und Hunderttausende auf der ganzen Welt das Leben, größtenteils ältere Personen.* Und noch viel höher ist die Zahl der Hospitalisierungen.[68] In einer Zeit, in der die COVID-19-Pandemie buchstäblich jedes Gesundheitssystem auf dem Planeten überwältigte oder zumindest einem Härtetest unterwarf, könnte sich eine schlimme Grippewelle katastrophal auswirken.

---

* Die Schätzungen der durch die Grippe verursachten Krankheits- und Todesfälle schwanken von Jahr zu Jahr sehr stark. Vor allem bei den Todesfällen gibt es wahrscheinlich eine hohe Dunkelziffer, weil nicht alle Grippe-Todesfälle an die für Infektionskrankheiten zuständigen Behörden gemeldet werden, und weil grippeähnliche Symptome möglicherweise auf dem Totenschein nicht vermerkt werden.

Aber es gab keine schlimme Grippewelle. Tatsächlich gab es fast gar keine Grippewelle. Im Vergleich zur Grippesaison 2019/20 gingen die Fallzahlen in der Saison 2020/21 um 99 Prozent zurück. Bis Ende 2021 war ein bestimmter Typus der Grippe, der als B/Yamagata-Linie bekannt ist, seit April 2020 nirgendwo auf der Welt entdeckt worden. Auch andere Atemwegsinfektionen gingen sehr stark zurück.

Wenn Sie dieses Buch lesen, kann sich die Lage natürlich wieder verändert haben. Influenzavirusstämme verschwinden oft für längere Perioden und treten dann plötzlich aus unerklärlichen Gründen wieder in Erscheinung. Aber der äußerst starke Rückgang der Influenzafallzahlen auf breiter Front, wie lange er auch anhalten mag, ist unverkennbar – und wir wissen warum: NPIs tragen sehr stark zur Reduzierung der Grippeübertragung bei, wenn sie mit der bereits erworbenen Immunität und den Impfungen kombiniert werden, die die Menschen bereits empfangen hatten.

Das ist eine sehr gute Nachricht, und zwar nicht nur, weil sie bedeutet, dass wir 2020/21 keine katastrophale Doppelpandemie von Grippe und COVID-19 erleben mussten. Sie gibt auch Anlass zu der Hoffnung, dass die NPIs bei einem zukünftigen schweren Influenza-Ausbruch helfen können, ihre Ausweitung zu einer Pandemie zu verhindern. Es ist durchaus denkbar, dass wir einmal eine Influenza erleben, die so leicht übertragbar ist, dass sie unsere besten Anstrengungen zur Eindämmung ohne einen aktualisierten Impfstoff zunichtemacht. In diesem Fall wäre es beruhigend, bereits über mehr Belege für die Wirksamkeit von NPIs gegen die schon bekannten Virenstämme zu verfügen. Und jetzt haben wir einen soliden Beweis, dass NPIs, wenn sie mit Impfungen kombiniert werden, uns irgendwann helfen können, jeden Grippestamm auszumerzen.

Durch Kontaktnachverfolgung die Superspreader aufspüren

Je nachdem, in welchem Land Sie leben, sind Sie vielleicht schon einmal von jemandem angerufen worden, wenn Sie positiv auf das Coronavirus getestet wurden. Der Anrufer hat Sie dann vermutlich nach allen Personen befragt, mit denen Sie in Kontakt gekommen sein könnten. Wahrscheinlich hätte er sich dabei auf die letzten 48 Stunden konzentriert, bevor Sie sich zuerst krank fühlten (falls Sie sich krank fühlten). Das ist der Vorgang, der Kontaktnachverfolgung genannt wird.

Der Vorgang mag den meisten Menschen neu oder ungewohnt erscheinen, tatsächlich handelt es sich dabei aber um eine recht alte Maßnahme. Sie trug schon im 20. Jahrhundert entscheidend zur Ausmerzung der Pocken bei und steht auch im 21. Jahrhundert im Mittelpunkt der Strategien zur Bekämpfung von Ebola, Tuberkulose und HIV.

Kontaktnachverfolgung wirkt in den Ländern am besten, die sich durch umfassendes Testen und eine zuverlässige Weiterverarbeitung der Daten hervortun, darunter Südkorea und Vietnam. Allerdings hat man in beiden Ländern Maßnahmen ergriffen, die in den Vereinigten Staaten nicht möglich wären. Die südkoreanische Regierung beispielsweise änderte nach einem Ausbruch von MERS (Middle East Respiratory Syndrome) im Jahr 2014 kurzerhand die Gesetzeslage, um den Behörden die Datenerhebung von Kreditkarten, Handys und Überwachungskameras bei der Nachverfolgung der Bewegungsmuster infizierter Menschen und ihrer Kontaktpersonen zu erleichtern. Die gewonnenen Informationen wurden online publik gemacht, allerdings musste die Veröffentlichung für bestimmte Daten wieder eingeschränkt werden, nachdem regionale Behörden zu viele Details über die Bewegungsmuster der Bürgerinnen und Bürger herausgegeben hatten. Der Zeitschrift *Nature* zufolge wurde ein Mann »fälschlich beschuldigt, eine Affäre mit seiner Schwägerin zu haben, weil sich beim

Abgleich ihrer Bewegungsmuster herausgestellt hatte, dass sie zusammen in einem Restaurant zu Abend gegessen hatten«[69].

Auch Vietnam nutzte Posts auf Facebook und Instagram und die Analyse von Handy-Ortungsdaten, um die ausführlichen Direktbefragungen zu ergänzen. Im März 2020, kurz bevor das Land dazu überging, sämtliche Passagiere zu testen, die aus dem Vereinigten Königreich einreisten, landete ein Flug aus London mit 217 Passagieren einschließlich Crew in Hanoi. Vier Tage danach suchte ein Passagier mit Symptomen ein Krankenhaus auf und wurde dort positiv auf das Coronavirus getestet. Die vietnamesischen Behörden spürten sämtliche 217 Passagiere auf und stellten weitere 16 Infektionsfälle fest. Daraufhin wurde für alle, die sich in dem Flugzeug befunden hatten, sowie für mehr als 1300 weitere Kontaktpersonen Quarantäne angeordnet. Insgesamt wurden so 32 Fälle identifiziert, die mit dem Flug zusammenhingen – ein Bruchteil der Fallzahlen, die sich ergeben hätten, wenn all diese Passagiere, Crewmitglieder und Kontaktpersonen nicht aufgespürt worden wären.[70] *Wenn mich jemand wegen Kontaktnachverfolgung anruft, nehme ich den Anruf einfach nicht an.* Vielleicht ist Ihnen dieser Gedanke beim Lesen der letzten Abschnitte durch den Kopf gegangen? Wenn ja, wären Sie damit sicherlich nicht allein. In zwei Countys in North Carolina beantworteten viele Kontaktpersonen, die angegeben worden waren, die Anrufe der Nachverfolger nicht.[71] Aber die Kontaktnachverfolgung kann tatsächlich sehr stark dazu beitragen, die Ausbreitung des Virus einzudämmen. Deshalb müssen wir uns überlegen, wie wir genügend Vertrauen zwischen den Gesundheitsbehörden und der Öffentlichkeit aufbauen können, damit mehr Menschen ihre Kontakte melden.

Einer der Gründe, warum Menschen nur zögerlich Auskunft geben wollen, ist die Befürchtung, dass dann alle ihre Kontakte unter Quarantäne gestellt werden müssten. Glücklicherweise ist die generelle Quarantänisierung jedes einzelnen Kontakts nicht unbedingt nötig. In England schickten manche Schulen ihre Schüler für zehn Tage nach Hause, wenn sie in Kontakt mit einem COVID-19-Infizierten gekommen waren. Andere Schulen

122

führten den Unterricht fort, solange die Kinder jeden Tag negativ getestet wurden. Das tägliche Testen erwies sich als genauso wirksam beim Verhindern von Ausbrüchen, ohne die Kinder vom Schulbesuch fernhalten zu müssen.[72] Die Kontaktnachverfolgung kann selbst dann effektiv sein, wenn sie nicht so gründlich durchgeführt wird wie in Südkorea oder Vietnam. Im Allgemeinen gilt: Wenn mit der Kontaktnachverfolgung begonnen wird, solange nur ein kleiner Bruchteil der Bevölkerung infiziert ist, dabei aber ein großer Teil der Fälle im Land identifiziert wird, kann das Übertragungsrisiko um mehr als die Hälfte verringert werden.[73]

Einige US-Bundesstaaten und manche ausländischen Regierungen führten Smartphone-Apps ein, die mithelfen sollten, mögliche Kontakte zu identifizieren. Ich bezweifle jedoch, dass solche Apps jemals effektiv genug sein werden, um den großen Aufwand an Geld oder Zeit zu rechtfertigen. Zum einen ist ihr Nutzen auf die Zahl der Menschen begrenzt, die sie auf ihren Smartphones installieren, denn sie registrieren einen Kontakt nur dann, wenn beide Kontaktparteien dieselbe App nutzen. Ich vermute, die meisten Leute, die sich eine Corona-App auf ihrem Smartphone installieren, würden sich auch an die Lockdown-Richtlinien halten – sie sollten dann ohnehin so wenige Kontakte haben, dass sie sich wahrscheinlich an alle erinnern können. Den Leuten, die sich ohnehin an die Ausgangsbeschränkungen halten, würde es daher nicht viel nützen, wenn sie eine Nachricht bekämen, in der es heißt: »Hallo, Sie haben sich neulich mit Ihrem Bruder getroffen!«

Eines der Probleme der konventionellen Kontaktnachverfolgung in der COVID-19-Pandemie besteht darin, dass die Maßnahme keine sehr effiziente Nutzung der Ressourcen darstellt, weil das Virus von den Infizierten nicht im selben Maß weitergegeben wird. Infizieren Sie sich mit dem ursprünglichen COVID-19-Stamm, besteht keine besonders große Gefahr, dass Sie es an jemand anderen weitergeben. (In ungefähr 70 Prozent dieser Fälle wird der Erreger vielleicht gar nicht weitergegeben.[74]) Aber wenn Sie es *tatsächlich* auf jemand anderen übertragen, geben

Sie es wahrscheinlich an viele andere Menschen weiter. Aus Gründen, die wir noch nicht völlig verstehen, stammten 80 Prozent der COVID-19-Infektionen mit den frühen Virusvarianten von nur 10 Prozent der Fälle.[75] (Für die Omikron-Variante könnten diese Zahlen anders aussehen; als ich dieses Buch schrieb, lagen noch nicht genügend Daten vor.) Bei einem Virus wie SARS-CoV-2 wendet man daher mit der konventionellen Nachverfolgung sehr viel Zeit dafür auf, Menschen aufzuspüren, die ohnehin niemanden anstecken würden – in epidemiologischer Hinsicht führt also dieser Weg in viele Sackgassen. Wonach wir wirklich suchen sollten, sind die Hauptstraßen, also die relativ kleine Zahl von Menschen, die die meisten Infektionen verursachen.

Manche Länder erkannten die begrenzte Wirksamkeit bisheriger Verfahren und gingen zu einem neueren Ansatz der Kontaktnachverfolgung über.[76] Statt »vorwärts« zu arbeiten, um die Personen zu finden, die ein Infizierter vielleicht angesteckt haben könnte, arbeiteten sie »rückwärts« – sie versuchten, die Kontakte aufzuspüren, die die infizierte Person bis zu vierzehn Tage *vor* dem ersten Auftreten von Krankheitssymptomen gehabt hatte. Das Ziel ist dabei, herauszufinden, wer den Patienten ursprünglich infiziert haben könnte, um dann zu überprüfen, an wen diese Person das Virus sonst noch weitergegeben haben könnte.

Das »Backward Contact Tracing«, also der Versuch, den Ursprung einer Infektionskette zu ermitteln, ist schwieriger durchzuführen, sofern man nicht auf breiter Front testet, schnelle Ergebnisse erzielt und über ein schnell reagierendes System der Kontaktierung der Betroffenen verfügt. Und ganz besonders schwierig ist es, wenn man es mit einem Krankheitserreger zu tun hat, der sich sehr schnell weiterverbreitet, weil dann nicht viel Zeit zwischen der Infektion und dem Beginn der Ansteckungsfähigkeit liegt.

Aber wo das Backward Tracing praktisch angewandt werden konnte, funktionierte es wirklich gut. Die Strategie wurde mancherorts in Japan, Australien und anderen Ländern eingesetzt und erwies sich als recht effektiv beim Aufspüren von Personen, die als Superspreader die frühen Virusvarianten verbreiteten. Einer Stu-

124

die zufolge konnte der Ansatz im Vergleich mit dem traditionellen Verfahren zwei- bis dreimal mehr Fälle verhindern.[77]

Es ist erstaunlich, wie wenig wir immer noch über Superspreader wissen. Welche Rolle spielt dabei die Biologie? Haben manche Menschen eine größere Veranlagung, ein Superspreader zu werden, als andere? Sicherlich ist auch das Verhalten mit ausschlaggebend. Superspreader scheinen für kleine Gruppen kein größeres Risiko darzustellen als andere Infizierte, aber in geschlossenen Räumen mit vielen Menschen, wie Bars und Restaurants, ist die Wahrscheinlichkeit größer, dass man einem oder mehreren Superspreadern begegnet, und diese haben dort ihrerseits die Möglichkeit, viele Menschen auf einmal anzustecken. Trotzdem bleiben Superspreader eines der Rätsel der Krankheitsübertragung, über das noch viel mehr geforscht werden muss.

Regelmäßiges Lüften ist wichtiger als man denkt

Erinnern Sie sich an die ersten Empfehlungen, sich oft die Hände zu waschen und sich nicht ins Gesicht zu fassen? Oder wie die Bankangestellten die Kulis jedes Mal desinfizierten, sobald jemand einen Beleg unterschrieben hatte? Oder wie Sie sich nur sicher fühlten, wenn Sie weit genug von Ihrem Gesprächspartner entfernt standen?

Es ist eine gute Idee, die Hände zu waschen, die Kulis zu reinigen und Abstand zu wahren: Das sind gesundheitlich sinnvolle Maßnahmen, die dazu beitragen können, auch andere Krankheitserreger wie Grippe- und Erkältungsviren in Schach zu halten. Und es ist auch klar, dass Seife und Desinfektionsmittel das Coronavirus aufbrechen und unschädlich machen können.

Aber nach mehr als zwei Jahren mit COVID-19 wissen die Wissenschaftler noch sehr viel mehr darüber, wie sich dieses besondere Virus verbreitet, als Anfang 2020. Vor allem eine Erkenntnis ragt heraus: Das Virus bleibt länger in der Luft und verbreitet sich in der räumlichen Umgebung weiter, als die meisten Menschen am Beginn der Pandemie noch glaubten.

Vielleicht haben auch Sie schon Anekdoten gehört, die dies belegen. In Sydney, Australien, sang ein achtzehnjähriger Infizierter in der Kirche und gab dabei das Virus an zwölf weitere Personen weiter, die bis zu fünfzehn Metern entfernt saßen.[78] In einem Restaurant in Guangzhou, China, infizierte ein einzelner Gast neun weitere Personen, darunter solche, die an seinem Tisch saßen, aber auch einige, die ein paar Tische entfernt saßen.[79] In Christchurch, Neuseeland, fing sich jemand in einem Quarantänehotel das Virus durch eine offen stehende Tür ein, fast eine Minute nachdem ein Infizierter draußen vorbeigegangen war.[80]

Das sind keine Spekulationen. Forscher haben diese Fälle genau untersucht und rigoros alle anderen möglichen Infektionswege ausgeschlossen. Eine Wissenschaftlergruppe, die den Vorfall in Guangzhou untersuchte, zählte mithilfe von Videoaufzeichnungen Tausende Berührungen derselben Oberflächen im Restaurant durch Kellner und Gäste, doch damit ließ sich die Zahl der Fälle nicht einmal ansatzweise erklären. Der Fall in Neuseeland wurde durch genetische Analysen untermauert: Durch die Untersuchung der Genome des Virus in beiden infizierten Personen konnte man feststellen, dass der Hotelgast im Quarantänezimmer höchstwahrscheinlich von der Person angesteckt worden war, die an der offenen Zimmertür vorbeigegangen war.

Die gute Nachricht ist, dass die Vorliebe des Virus, sich durch die Luft zu verbreiten, noch viel schlimmer hätte sein können. Anscheinend ist das Coronavirus in der Lage, sich mehrere Sekunden, vielleicht sogar mehrere Minuten lang in der Luft zu halten. Zum Vergleich: Das Virus, das Masern verursacht, schafft es, mehrere Stunden in der Luft zu bleiben.

Um zu verstehen, warum sich Viren überhaupt durch die Luft verbreiten können, müssen wir hier über unseren Atem sprechen.

Wann immer wir reden, lachen, husten, singen oder einfach nur ausatmen, stoßen wir Luft aus. Wir glauben in der Regel, was wir ausatmen, sei nichts als Luft, aber tatsächlich enthält unser Atem viel mehr als nur Luft: Unser Atem ist voll mit winzigen Klümpchen Flüssigkeit, die aus einer Mischung aus Schleim, Speichel und anderen Absonderungen unserer Atemwege bestehen.

Die Klümpchen werden nach ihrer Größe in zwei Gruppen unterteilt: Die größeren Klümpchen werden Tröpfchen genannt, die kleineren Aerosole. Die Unterscheidungslinie verläuft typischerweise bei 5 Mikrometern, was ungefähr der Größe einer durchschnittlichen Bakterie entspricht. Was größer ist, ist ein Tröpfchen, was kleiner ist, ein Aerosol.

Tröpfchen enthalten normalerweise mehr Viren als Aerosole, was sie zu einem besseren Übertragungsvehikel macht. Allerdings sind sie auch relativ schwer, sodass sie nur etwas mehr als einen Meter von Nase oder Mund entfernt zu Boden sinken.

Die Oberfläche, auf die ein Tröpfchen fällt, wird damit zu etwas, das man Infektions- oder Keimträger nennt. Wie lange ein Infektionsträger das Virus übertragen kann, hängt von mehreren Faktoren ab, darunter auch der Art des Erregers und ob wir das Tröpfchen durch Niesen oder Husten ausstoßen (weil es in diesen Fällen durch unseren Schleim besser geschützt ist). Studien zeigen, dass SARS-CoV-2 zwar ein paar Stunden und sogar Tage überleben kann, dass es aber außerordentlich selten zu Erkrankungen infolge eines Kontakts mit einer kontaminierten Oberfläche kommt. Tatsächlich beträgt das Risiko, dass sich jemand auf diese Weise ansteckt, weniger als 1 : 10 000.[81]

Als bekannt wurde, dass sich COVID-19 vor allem durch die Luft verbreitet, dachten die meisten Experten, dies geschehe durch Tröpfchen. Das hätte bedeutet, dass jemand nur rund zwei Meter von der potenziellen Infektionsquelle entfernt bleiben oder nur mit ein paar Sekunden Verzögerung in deren Luftraum eintreten müsste, um vor einer Infektion sicher zu sein. Aber durch weitere Forschungen fand man heraus, dass auch Aerosole signifikant zur Übertragung beitragen. Sie sind sogar in der Lage, eine ziemlich große Virenmenge zu transportieren, und weil sie viel leichter sind als Tröpfchen, können sie weiter reisen und sich länger in der Luft halten. Und zumindest eine Zeit lang entwickelte sich auch das Virus so, dass es sich stärker durch Aerosole verbreitete – schon die Viruslast in den Aerosolen, die von Menschen mit der Alpha-Variante ausgeatmet wurden, war ungefähr achtzehnmal höher als beim ursprünglichen Coronavirus (auch Wildtyp genannt).[82]

Der Grund, warum die Aerosole anfangs unterschätzt wurden, liegt teilweise darin, dass sie so klein sind und daher rasch austrocknen, wodurch die Virenpartikel inaktiv werden. Eine Studie, die sich auf eine Computersimulation stützte, zeigte, dass die COVID-19-Viren – vor allem die Delta- und Omikron-Varianten – eine elektrische Ladung aufweisen, die Substanzen aus der Lunge anzieht, welche die Austrocknung der Aerosole verlangsamen.[83] Diese Übertragungsdynamik müssen wir noch viel eingehender untersuchen, damit wir beim nächsten Mal schneller verstehen, wie die Übertragungsprozesse ablaufen. Je nach den in einem Raum vorherrschenden Bedingungen – Temperatur, Luftströmung, Luftfeuchte – können Aerosole, die das Coronavirus tragen, mehrere Meter zurücklegen. Es ist noch nicht bekannt, wie groß der Anteil der Infektionen ist, die durch Aerosole übertragen werden, aber es könnte mehr als die Hälfte aller Fälle ausmachen.

Was bedeutet das alles? Es bedeutet, dass Luftströmung und Ventilation eine Rolle spielen, wahrscheinlich sogar eine große Rolle. Wo immer es möglich ist, sollten Luftfilter von guter Qualität installiert werden, um Aerosole herauszufiltern. Sollte das nicht möglich sein, gibt es noch eine viel einfachere und billigere Option: regelmäßig die Fenster öffnen. In einer in Georgia durchgeführten Studie wiesen Schulen, die immer wieder Türen oder Fenster öffneten und Ventilatoren einsetzten, um die Aerosolkonzentration in der Luft zu verdünnen, ungefähr 30 Prozent weniger Coronafälle auf als Schulen, die keine derartigen Maßnahmen ergriffen. Schulen, die zusätzlich auch noch Luftfilter installierten, hatten sogar 50 Prozent weniger Infektionsfälle.

Es ist gut, sich die Hände zu waschen und Oberflächen abzuwischen, und bei einem zukünftigen Ausbruch könnte das die erste Wahl der Maßnahmen sein, sich zu schützen. Aber wenn

Sie sich hinsichtlich COVID-19 entscheiden müssen, ob Sie Zeit und Geld für Desinfektionsmaßnahmen aufwenden oder einfach nur die Luftzirkulation verbessern sollten, dann sollten Sie sich für die Verbesserung der Luftzirkulation entscheiden.

**Abstandhalten wirkt –
aber zwei Meter sind keine Zauberformel**

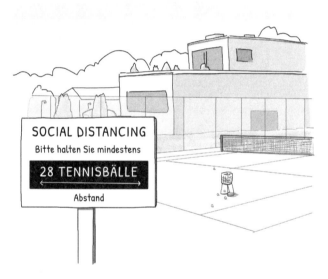

Ich weiß nicht mehr, wie viele Schilder ich schon gesehen habe, die mich daran erinnern, 6 Fuß (1,80 Meter) von anderen Menschen entfernt zu bleiben. Mein Lieblingsschild ist das in meinem Tennisclub, das uns humorvoll darauf hinweist, dass 6 Fuß der Gesamtbreite von 28 Tennisbällen entsprechen. Wer ist schon so sehr auf Tennis fixiert, dass er sich die Breite von 28 Tennisbällen besser vorstellen kann als die Entfernung von 6 Fuß? Kommst du jemandem zu nahe, könnte er sagen: »Hey, du bist nur 19 Tennisbälle entfernt, geh bitte noch 9 Bälle zurück!« Wenn es solche

Leute wirklich gäbe, würde man sie am ehesten auf einem Tennis-platz finden. Aber ich spiele sehr oft Tennis und habe keine Ah-nung, wie ein Abstand von 28 Tennisbällen Länge aussieht.

Jedenfalls ist die 6-Fuß-Regel (oder die 28-Bälle-Regel) keine Zauberformel. Die WHO und viele Länder empfehlen einen Ab-stand von mindestens einem Meter, also etwas mehr als 3 Fuß. An-dere empfehlen 1,50 oder 2 Meter, also zwischen 5 und 6½ Fuß.

Aber natürlich gibt es keine scharfe Grenze, bis zu der Sie ein hohes Risiko eingehen, sich mit dem Coronavirus anzustecken, und null Risiko direkt hinter dieser Grenze. Es besteht ein kon-tinuierliches Risiko, das von der spezifischen Situation abhängt, in der Sie sich befinden: Wie groß die Tröpfchen sind, denen Sie ausgesetzt sind, ob Sie sich draußen oder drinnen aufhalten und so weiter. 6 Fuß sind besser als kürzere Entfernungen, aber wie viel besser wissen wir nicht. Vor der nächsten Pandemie werden sich die Wissenschaftler eingehender mit dieser Frage befassen und uns helfen müssen, die Bedeutung von Ventilation und Luft-strömung besser zu verstehen. Vielleicht bekommen wir dann eine klarere Antwort.

Bis dahin ist die 6-Fuß-Regel gut geeignet, sofern sie befolgt werden kann, was beispielsweise in einem Klassenzimmer sehr schwierig ist. Die Menschen brauchen klare, leicht merkbare Richtlinien. Eine Gesundheitsinformation wäre sicherlich nicht sehr hilfreich, wenn sie lauten würde: »Bitte halten Sie Abstand, aber die genaue Entfernung hängt von der jeweiligen Situation ab, sie könnte also ein, zwei oder noch mehr Meter betragen.«

Verblüffend, wie billig und doch wirksam Atemschutzmasken sind

Es fällt mir schwer, das einzugestehen, weil meine Weltsicht da-rauf fokussiert ist, Probleme durch das Erfinden neuer Dinge zu lösen. Aber es stimmt nun einmal: Wir werden vielleicht nie eine billigere und zugleich wirksamere Methode entwickeln, die Übertragung bestimmter Atemwegsviren zu blockieren, als die Atemschutzmaske, diesen einfachen Gegenstand aus mehreren Lagen Filtervlies mit angenähten Ohrschlaufen und Nasenpassstück.

Es ist eine sehr einfache Idee, eine Krankheit durch den Einsatz von Atemschutzmasken auf breiter Front bekämpfen zu wollen, und sie ist keineswegs neu. Sie stammt aus dem Jahr 1910, als chinesische Behörden einen innovativ denkenden Arzt namens Wu Lien-teh beauftragten, Gegenmaßnahmen zu einem Lungenpestausbruch in der damals Mandschurei genannten Region im Nordosten des Landes zu entwickeln.[84] Die Krankheit wies eine Sterblichkeitsrate von 100 Prozent auf – jede infizierte Person starb, manchmal innerhalb von 24 Stunden. Man glaubte, die Übertragung erfolge durch infizierte Flöhe, die auf Ratten lebten. Wu dagegen nahm an, dass die Übertragung nicht über Nagetiere und deren Flöhe, sondern durch die Luft erfolgte, und bestand darauf, dass das Gesundheitspersonal, die Patienten und sogar die Öffentlichkeit ihre Gesichter mit Masken schützen sollten. Damit hatte er teilweise recht – man konnte sich tatsächlich durch einen Floh anstecken, der auf einer Ratte lebte, aber gefährlicher war es, wenn man die Pesterreger in die Lunge bekam und sie dann durch die Atemluft auf andere Menschen übertrug. Obwohl 60 000 Menschen starben, bevor der Ausbruch wieder verebbte, war man allgemein der Auffassung, dass Wus Strategie einen noch viel schlimmeren Verlauf verhindert habe. Er wurde als Nationalheld gefeiert, und es war zum großen Teil seiner Führung zu verdanken, dass Masken in ganz China zum alltäglichen Anblick wurden – als Schutz gegen Krankheiten, Luftverschmutzung oder beides. Selbst wenn sich Corona nicht ereignet hätte, würden Masken auch heute noch zum gesellschaftlichen Alltag Chinas gehören.

Wie sich die chinesischen Experten im Hinblick auf die Übertragungswege der Pest von 1910 zu Beginn getäuscht hatten, irrte sich auch die westliche Wissenschaftsgemeinde anfänglich, wie sich das Coronavirus ausbreitete. (»Der große Fehler in den USA

und in Europa«, erklärte der Chef der chinesischen Gesundheitsbehörde im März 2020, »besteht darin, dass die Leute keine Masken tragen.«)

Für viele Menschen, die die Forschungsergebnisse verfolg-
ten – jedenfalls in den USA –, erledigte sich die Frage, ob man
eine Maske tragen solle oder nicht, als ein Zwischenfall bekannt
wurde, der zwei Friseure in Springfield, Missouri, betraf.[85] Beide
Friseure entwickelten Symptome und wurden im Mai 2020 positiv auf COVID-19 getestet. Man stellte fest, dass sie 139 Kunden
bedient und diese somit einer Infektion ausgesetzt hatten. Aber
weil alle beim Haareschneiden Masken getragen hatten, entwickelte kein einziger Kunde Symptome. Warum? Weil diese beiden Friseure nicht ansteckend waren? Nein. Einer von ihnen
hatte vier enge Kontakte außerhalb des Salons, bei denen er keine
Maske trug. Diese Kontaktpersonen entwickelten Symptome und
wurden positiv getestet. Damit war die Frage beantwortet. Wie
mit einer guten Haarschere hatten die Masken die Übertragungswege abgeschnitten.

Der Vorfall in Springfield zeigt, dass die Masken tatsächlich zwei Zwecken dienen können: eine infizierte Person an der
Weiterverbreitung der Krankheit zu hindern und eine nicht infizierte Person vor der Ansteckung zu bewahren. Ersteres wird
Ursprungskontrolle genannt, und das Schöne daran ist, dass
sich dabei fast jeder Maskentyp als nützlich erweist, zumindest
für viele Viren.[86] Einzeln getragen, unterbinden Masken aus
Stoff oder medizinische Masken ungefähr 50 Prozent der Partikel, wenn man hustet; werden sie jedoch übereinander getragen
(»double masking«), können sie mehr als 85 Prozent blockieren.
Der zweite Zweck der Masken – andere vor einer Infektion zu bewahren – ist ein wenig schwerer zu erreichen, wenn die Masken
nicht absolut dicht sitzen. Wenn Sie eine zu locker sitzende Ope-
rationsmaske tragen und 6 Fuß von einer unmaskierten, mit dem
Coronavirus infizierten Person sitzen, verringert Ihre Maske einer
Studie zufolge die Ansteckungsgefahr nur um 8 Prozent. »Double
masking« (also die Kombination einer Stoff- mit einer medizini-

132

schen Maske) bietet hingegen einen sehr wirkungsvollen Schutz, da sie Ihre Gefährdung um 83 Prozent verringert.

Den größten Vorteil bietet das allgemeine Maskentragen, wenn also *beide* Beteiligten doppelte Masken oder besser sitzende Operationsmasken tragen, denn dann reduziert sich die Übertragungsgefahr sogar um 96 Prozent. Das ist eine unglaublich effektive Schutzmaßnahme, die schon für wenige Cent hergestellt werden kann.

(Übrigens sind einige der Experimente, bei denen diese Dinge getestet wurden, wunderbar kreativ. Ein Forschungsteam polsterte den Schädel einer Schaufensterpuppe aus, um die Nasenhöhlen im menschlichen Schädel zu simulieren.[87] Die Größe der Puppe betrug 1,72 Meter – was ungefähr der weltweiten Durchschnittsgröße der Männer entsprach. Das Team verband die Puppe mit einer Rauchmaschine und einer Pumpe. Dann wurde in verschiedenen Szenarien gemessen, wie weit die Tröpfchen flogen, wenn die Puppe hustete: mit dem Mund unbedeckt, mit einem Stück T-Shirt, einem gefalteten Taschentuch oder einer selbst genähten Maske bedeckt. Eine andere Forschergruppe setzte zwei Puppen nebeneinander, simulierte das Husten einer Puppe und maß nach, wie viele Partikel den Weg von der Husterin zur Empfängerin geschafft hatten.[88])

Der Grund, warum die Doppelmasken so gut wirken, liegt darin, dass sie zwangsläufig zu einem besseren Sitz im Gesicht führen. Manche der Masken von höherer Qualität, etwa die N95- oder KN95-Masken, im Englischen *respirators* genannt, sowie die gleichwertigen FFP2-Masken, wurden so konstruiert, dass sie das ganz allein bewirken können.* Einer Studie zufolge sind korrekt angepasste N95- oder KN95-Masken um das 75-fache effektiver als gut sitzende medizinische Masken, und selbst wenn sie schlecht oder zu locker sitzen, sind sie noch zweieinhalbmal besser als gut sitzende medizinische Masken.[89] (Falls Sie sich fragen:

---

* In anderen Ländern werden »respirators« auch mit den Kürzeln FFP2, KF94 oder P2 bezeichnet.

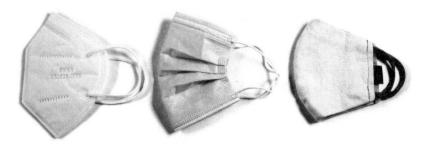

Atemschutzmasken wie die KN95 (links) bieten den besten Schutz für Sie und die Menschen in Ihrer Umgebung, vor allem gegen leicht übertragbare Viren. Operations- oder medizinische Masken (Mitte) und Stoffmasken (rechts) sind ebenfalls sehr wirkungsvoll, vor allem dann, wenn sie von allen getragen werden.[90]

Die Zahl 95 besagt, dass das Maskenmaterial 95 Prozent der sehr kleinen Partikel blockiert, die von einem hart arbeitenden Menschen mit genügend Kraft ausgestoßen werden. Die Masken werden mit elastischen Schlingen hinter den Ohren oder um den Hinterkopf befestigt.)

Am Beginn der Pandemie wurden Atemschutzmasken in den Krankenhäusern und Kliniken knapp, daher war es wichtig, genügend Masken für das Personal im Gesundheitswesen zu reservieren, die bei der Behandlung der Patienten tagtäglich dem Ansteckungsrisiko ausgesetzt waren. Aber heute, mehr als zwei Jahre nachdem die ersten Fälle identifiziert wurden, ist der Nachschub nicht mehr knapp – es gibt daher keinen guten Grund mehr, warum Atemschutzmasken für alle Amerikaner nicht leicht zugänglich sein sollten. (Manche Länder, zum Beispiel Deutschland, verpflichteten auch nach dem Ende der »harten« Maßnahmen alle Einwohner zum Tragen der Masken in Bussen, Bahnen und bestimmten Innenräumen.) Die fehlende Akzeptanz der Masken wurde in dem Maße zu einem größeren Problem, in dem sich das Coronavirus weiterentwickelte und leichter übertragbar wurde – jede Kette ist nur so stark wie ihr schwächstes Glied, und auch Masken können einen Ausbruch nur eindämmen, wenn sie von genügend Menschen getragen werden.

Leider ist der Widerstand gegen das Tragen von Masken in den USA fast so alt wie die Masken selbst. Während der Grippepandemie von 1918, nur ein paar Jahre nach Wus bahnbrechender Erkenntnis, führten mehrere Städte in den Vereinigten Staaten die Maskenpflicht ein. In San Francisco konnte man zu einer Geld- oder gar einer Gefängnisstrafe verurteilt werden, wenn man sich weigerte, in der Öffentlichkeit eine Maske zu tragen.[91] Daraufhin brachen in der ganzen Stadt Unruhen aus. Im Oktober 1918 prügelte ein Maskengegner mit einem Beutel Silberdollars auf einen Gesundheitsinspektor ein, der ihn aufgefordert hatte, eine Maske anzulegen. Der Inspektor zog eine Pistole und schoss auf ihn.*

Es ist bedauerlich, dass sich die US-Amerikaner in diesen hundert Jahren nicht an das Tragen einer Maske gewöhnen wollten. Jedenfalls waren die Proteste gegen das Maskentragen im Jahr 2020 mindestens genauso laut und gelegentlich auch so gewaltsam wie 1918.

Den Wert der Atemschutzmasken nicht erkannt zu haben ist in der Tat, wie der Chef der chinesischen Gesundheitsbehörde sagte, einer der größten Fehler, die während der Pandemie gemacht wurden. Wenn alle schon frühzeitig Masken getragen hätten – und wenn die Welt über genügend Nachschub verfügt hätte, um den riesigen Bedarf zu decken –, hätte die Ausbreitung des Coronavirus drastisch eingedämmt werden können. Wie mir ein Gesundheitsexperte bei einem Abendessen erklärte: »Wenn alle Masken tragen würden, wäre das Buch *Wie wir die nächste Pandemie verhindern* ein sehr kurzes Buch.«

Der Nutzen der Masken konnte inzwischen überall auf der Welt bewiesen werden. Schon zu einem frühen Zeitpunkt der Pandemie nahm Japan die Maskenpflicht sehr ernst. Dies führte

---

*   Beide überlebten. Der *New York Times* zufolge wurde der Maskengegner »wegen Ruhestörung und Widerstands gegen die Staatsgewalt angeklagt. Der Inspektor wurde wegen Angriffs mit einer tödlichen Waffe angeklagt.«

in Kombination mit dem beschriebenen Backward Contact Tracing dazu, dass Ende 2021 die Übersterblichkeit mit 70 Todesfällen pro eine Million Einwohner außerordentlich gering blieb. (Erinnern wir uns: In den Vereinigten Staaten betrug sie zu diesem Zeitpunkt 3200 Todesfälle pro eine Million Einwohner.) In Bangladesch wurde eine Studie mit fast 350 000 Erwachsenen in 600 Dörfern durchgeführt.[92] Eine Gruppe, ungefähr die Hälfte der Teilnehmenden, erhielt kostenlose Masken (ein Teil Stoffmasken, der andere Teil medizinische Masken). Ferner erhielten sie Informationen zur Benutzung sowie persönliche Ermahnungen und Ermutigung vonseiten ihrer politischen oder religiösen Führer. Die andere Hälfte der Teilnehmer erhielt nichts dergleichen. Nach zwei Monaten lag der korrekte Maskengebrauch in der ersten Gruppe bei 42 Prozent, in der zweiten Gruppe bei nur 13 Prozent. In der ersten Gruppe zeigte sich eine niedrigere COVID-19-Infektionsrate, und selbst nach fünf Monaten war das Tragen der Masken in dieser Gruppe immer noch weiter verbreitet als in der zweiten Gruppe. Das alles mag ein wenig kompliziert erscheinen, wichtig ist jedoch, sich selbst immer wieder daran zu erinnern, dass die Masken wirken. Stoff- und OP-Masken können sehr effektiv sein, vor allem, wenn alle sie tragen. In Umgebungen mit hohem Infektionsrisiko und hochgradig übertragbaren Viren wirken N95- oder FFP2-Masken noch besser. Auf jeden Fall sind auch Masken von hoher Qualität spottbillig und effektiver als alle Vakzine oder Medikamente, über die wir bislang verfügen können.

Es wird interessant sein, zu beobachten, ob sich als Ergebnis der COVID-19-Pandemie die soziale Akzeptanz des Maskentragens deutlich verändert. Im März 2020 nahm ich an einem Meeting teil. Ich war ein bisschen angeschlagen, und weil die Gesundheitsbehörden damals das Maskentragen noch nicht empfohlen hatten, trug ich keine. Glücklicherweise stellte sich später heraus, dass ich nur eine Grippe hatte und nicht Corona, aber ich hatte Gewissensbisse, weil ich trotz meiner Atemwegssymptome an dem Treffen teilgenommen hatte, ohne irgendwelche

Maßnahmen zu ergreifen, die das Übertragungsrisiko verringert hätten. Mit dem heutigen Wissen würde ich an einem solchen Meeting entweder nur virtuell oder mit einer Maske teilnehmen.

Aber wird sich diese Praxis weiter verbreiten? Das lässt sich nur schwer vorhersagen. Meine Vermutung ist, dass die meisten US-Amerikaner bald wieder ohne Masken an Besprechungen und sportlichen Großereignissen teilnehmen werden. Daher werden wir auch in Zukunft die Botschaft verbreiten müssen, dass man eine Maske tragen sollte, wenn man Atemwegssymptome verspürt. Außerdem brauchen wir ein öffentliches Warnsystem, das sofort in den höchsten Gang schalten kann, wenn sich die ersten Anzeichen eines Problems zeigen. Das könnte den Unterschied zwischen einem (begrenzten) Ausbruch und einer Pandemie ausmachen.

KAPITEL 5

Die Suche nach neuen Wirkstoffen beschleunigen

Anfangs schien es, als würden sich die Gerüchte und Fehlinformationen rund um Corona schneller verbreiten als die Krankheit selbst. Im Februar 2020, einen Monat, bevor sie COVID-19 zur Pandemie erklärte, musste sich die WHO bereits mit Falschbehauptungen zu verschiedenen Substanzen beschäftigen, welche die Erkrankung angeblich heilten oder verhinderten. Vom Chef der WHO hieß es damals:»Wir bekämpfen nicht nur eine Epidemie, wir bekämpfen auch eine Infodemie.«[93] Ein Teil der Website der Organisation widmete sich fortan der Offenlegung verschiedenster Mythen und lieferte laufend aktualisierte Informationen, die Falschbehauptungen entlarvten. Allein in der ersten Jahreshälfte 2020 mussten Ärzte falsche Gerüchte zunichtemachen, die folgende Stoffe als Heilmittel bei einer Coronainfektion priesen:

- schwarzen Pfeffer,
- Antibiotika (COVID-19 wird durch ein Virus ausgelöst, dagegen sind Antibiotika machtlos),
- Vitamin- und Mineralienzusätze,
- Hydroxychloroquin,
- Wodka,
- Artemisia (einjähriger Beifuß).[94]

Obgleich keine dieser Substanzen irgendeinen Effekt auf eine Corona-Erkrankung hat, kann ich doch nachvollziehen, warum manch einer gern das Gegenteil glauben möchte. Einige Stoffe werden medizinisch sinnvoll angewendet: Hydroxychloroquin spielt bei der Behandlung von Malaria, Lupus (SLE) und anderen Erkrankungen eine Rolle, und Ivermectin ist das Mittel der Wahl gegen Parasitenbefall bei Menschen und Tieren. Nun kann man natürlich nicht einfach annehmen, dass ein Medikament, das gegen ein bestimmtes Leiden wirkt, auch bei einer Corona-Infektion wirken muss, dennoch ist es nicht ganz abwegig, dies zu hoffen.

Ich kann sogar verstehen, warum sich Menschen für angebliche Therapien begeistern, die eher der Volksheilkunde entspringen als der modernen Medizin. In einer Zeit, in der eine bedrohliche neuartige Erkrankung um die Welt geht und auf unseren Handydisplays jeden Tag, ja jede Stunde neue beängstigende Geschichten zu dieser Seuche aufploppen, ist es ganz natürlich, wenn wir in allen Ecken nach rascher Abhilfe suchen. Und das erst recht, wenn keine wissenschaftlich fundierte Therapie den dringenden Bedarf an einer Behandlungsmöglichkeit erfüllt und die vorgeschlagenen Alternativen im eigenen Badezimmerschrank oder unter der Küchenspüle zu finden sind.

Dass Menschen sich an die falsche Hoffnung auf eine schnelle Heilung klammern, ist absolut nichts Neues. Sobald der Menschheit die eigene Sterblichkeit deutlich genug vor Augen stand, haben wir wahrscheinlich damit begonnen, nach Wegen zu suchen, diese von uns zu weisen. Doch ist die Falschinformation auf dem Gebiet der Medizin gefährlicher denn je, da sie sich immer schneller und immer weiter verbreitet und für viele Menschen, die ihr Glauben schenken, tragische Konsequenzen haben kann.

Ich habe keine umfassende Lösung für dieses Problem. Ich denke aber, dass sich weniger Fehlannahmen zu COVID-19 verbreitet hätten, wenn die Forschung früher ein geeignetes Mittel gefunden hätte, das allgemein als Therapie anerkannt und überall auf der Welt verfügbar gemacht worden wäre.

Zu Beginn der Coronapandemie rechnete ich damit, dass genau das passieren würde. Ich war zuversichtlich, dass irgendwann ein Impfstoff gefunden würde, erwartete aber zugleich, dass weit vorher ein Medikament auf den Markt käme. Mit dieser Annahme stand ich nicht allein da: Die meisten meiner Bekannten aus dem Gesundheitssektor sahen das so.

Leider trat etwas anderes ein. Sichere, wirkungsvolle Impfstoffe gegen COVID-19 waren innerhalb eines Jahres verfügbar – eine historische Leistung, die im folgenden Kapitel noch gewürdigt wird –, doch pharmazeutische Therapien, mit denen man große Teile der Bevölkerung vor einem Krankenhausaufenthalt bewahren könnte, blieben überraschenderweise aus.

Dabei fanden viele Versuche in dieser Richtung statt. Ärzte verordneten Hydroxychloroquin quasi ab Tag eins im Off-Label-Use, also außerhalb der zugelassenen Anwendungsgebiete. Anfängliche Berichte legten nahe, dass der Wirkstoff gegen COVID-19 wirksam sein könnte, und die FDA gab provisorisch grünes Licht, indem sie eine Notfallzulassung erteilte.

Die frühe Evidenz für Hydroxychloroquin ergab sich aus Laborstudien zu seiner Wirkung auf Nierenzellen der Grünen Meerkatze. An diesen Zellen werden potenzielle antivirale Arzneimittel erprobt, da sich Viren sehr schnell in ihnen vermehren, und tatsächlich hat die Methode vielversprechende Wirkstoffe wie etwa das Virostatikum Remdesivir zutage gefördert.

In frühen Studien war Hydroxychloroquin in der Lage, einen Pfad zu blockieren, über den das Coronavirus in die Affenzellen eintritt, und so lag die Vermutung nahe, dass es beim Menschen zum gleichen Effekt kommen könnte. Hunderte klinische Studien versuchten, die vielversprechenden Ergebnisse zu replizieren, doch Anfang Juni ergab eine maßgebende randomisierte Studie aus Großbritannien, dass das Medikament keinen günstigen Effekt bei mit COVID-19 hospitalisierten Patienten zeigte.[95] Zehn Tage später zog die FDA die Notfallzulassung zurück, weitere zwei Tage später beendete die WHO ihre laufenden Tests mit Hydroxychloroquin. Das Problem, so offenbarte sich, besteht darin, dass in menschlichen Zellen ein anderer Pfad aktiviert wird als der, den das Medikament in den Affenzellen blockierte. Da-

140

mit ließen sich die positiv stimmenden Resultate nicht vom Tier auf den Menschen übertragen.

In Bezug auf eine COVID-19-Therapie war hier also eine Sackgasse erreicht. Der Hype um Hydroxychloroquin aber führte zu einer gesteigerten Nachfrage nach dem Medikament und damit zu einer Verknappung für Patienten, die es zur Therapie von Lupus und anderen chronischen Krankheiten benötigen.[96] Im Sommer 2020 dann etablierte sich Dexamethason als Standardverfahren zur Bekämpfung schwerer Krankheitsverläufe bei COVID-19, da man herausgefunden hatte, dass es die Sterblichkeit in der Gruppe der hospitalisierten Patienten beinahe um ein Drittel senkte.[97] Dexamethason ist ein Steroid, das in den 1950er-Jahren entwickelt wurde und bei COVID-19 auf den ersten Blick kontraintuitiv wirkt, nämlich durch die Dämpfung von Teilen des Immunsystems. Warum sollte man die Immunabwehr unterdrücken wollen? Nun, nach der Anfangsphase der Infektion geht die größte Gefahr nicht vom eigentlichen Virus aus, sondern von der Reaktion des Immunsystems auf das Virus.

Bei den meisten Menschen ist das Immunsystem in der Lage, die Virusmenge im Körper innerhalb von fünf bis sechs Tagen nach der Ansteckung zu verringern. Geschieht dies aber nicht, so entgleist die Abwehrreaktion, und es kommt zu einer schweren Entzündung, einem sogenannten Zytokinsturm – einer Signalflut, die bewirkt, dass die Blutgefäße große Flüssigkeitsmengen in verschiedene lebenswichtige Organe aussickern. (Bei COVID-19 sind hier besonders die Lungen betroffen.) Der intravaskuläre Flüssigkeitsverlust kann den Blutdruck so gefährlich absenken, dass es zu Organversagen und letztlich zum Tod kommt. Es ist also die Überreaktion des eigenen Körpers auf die eindringenden Viren, die diesen bedrohlichen Zustand hervorruft.

Dexamethason war ein bedeutender Erfolg: Es war ein wirksames und einfach zu verabreichendes Mittel, dazu günstiger als die meisten Alternativen und selbst in den meisten Entwicklungsländern ausreichend verfügbar. (Schon vor COVID-19 listete die WHO Dexamethason als unentbehrliches Medikament für den Einsatz bei Schwangeren.) Knapp einen Monat nachdem seine Wirkung erwiesen war, erklärte die African Medical Supplies Platform, man habe genug Tabletten bevorratet, um beinahe eine Million Menschen innerhalb der Afrikanischen Union behandeln zu können, während UNICEF Ankäufe tätigte, die für 4,5 Millionen Patienten ausreichten.[98] Britische Forscher schätzen, dass Dexamethason bis März 2021 weltweit eine Million Menschenleben gerettet hat.[99] Dennoch, das Medikament hat Nachteile – diese bestehen hauptsächlich darin, dass es bei verfrühter Gabe die Immunreaktion ausgerechnet dann dämmt, wenn doch alle Kräfte nötig wären, um das Virus an seiner Vervielfältigung zu hindern. Die Erkrankten werden dann anfälliger für Komplikationen und opportunistische Erreger. Die zweite Coronawelle in Indien wurde von einem Anstieg von Mukormykose begleitet – eine grausige, tödliche Erkrankung, die auch als »Schwarzer Pilz« bekannt ist. Einige der indischen Coronapatienten trugen den Pilz in der Lunge, wo er so lange in Schach gehalten werden konnte, bis das Immunsystem unterdrückt wurde. In den meisten anderen Ländern gab es nahezu keine Träger des Erregers, wodurch sich die Komplikation hauptsächlich auf Indien beschränkte.

In der Hoffnung, dass ein bereits existierendes Medikament Wirksamkeit gegen Corona zeigen könnte, versuchten Forscher es mit Dutzenden anderen verfügbaren Mitteln. Es gibt beispielsweise verschiedene Methoden, Antikörper aus dem Blut von Genesenen zu gewinnen und dieses »Rekonvaleszenten-Plasma« einem Erkrankten per Transfusion zu verabreichen. Leider war dieses Verfahren aber zu wenig wirksam und praktikabel, um bei COVID-19 eine breite Anwendung zu finden. Das antivirale Medikament Remdesivir, welches in Affenzellen vielversprechende Ergebnisse lieferte, wurde ursprünglich entwickelt, um Hepatitis C und RSV zu bekämpfen, und erwies sich in frühen Studien mit schweren Coronafällen als nicht ausreichend wirksam, um für eine größere Patientenzahl infrage zu kommen. (Zudem war die Verabreichung mit fünf Infusionen pro Tag recht aufwendig.)

Dennoch lieferte eine nachfolgende Studie Hinweise, dass das Virostatikum bei noch nicht schwer erkrankten, nicht hospitalisierten Patienten deutliche Erfolge erzielen konnte[100] – somit kann ein Wirkstoff sehr wohl eine Nische finden, wenn er den geeigneten Patientenkreis zum richtigen Zeitpunkt erreicht. Aber auch hier müssen zu Beginn des Krankheitsverlaufs über drei Tage intravenöse Gaben erfolgen, und es bleibt die Aufgabe, nach Verfahren zu suchen, wie das Medikament weniger aufwendig, zum Beispiel durch Inhalation oder in Tablettenform, verabreicht werden kann. Obgleich Rekonvaleszenten-Plasma bei COVID-19 keine durchschlagenden Erfolge zeigte, setzte ich meine Hoffnungen auf ein anderes Verfahren zur Antikörpergabe. Diese Methode nutzt monoklonale Antikörper (monoclonal antibodies, mABs) und erwies sich als ausreichend wirksam, um im November eine Notfallzulassung zur Behandlung von Coronapatienten zu erlangen – nur einen Monat, bevor die ersten Impfstoffe erhältlich waren.

Anstatt das Virus daran zu hindern, gesunde Zellen zu befallen oder sich zu replizieren, sobald es eine Zelle gekapert hat – auf diese Weise wirken die meisten Virostatika –, sind mABs identisch mit manchen Antikörpern, die unser Immunsystem zur Bekämpfung des Virus bildet. (Antikörper sind Proteine mit variablen Regionen, die ihnen ermöglichen, sich über die spezifischen Strukturen auf der Virushülle zu stülpen.) Zur Herstellung von mABs isolieren Wissenschaftler einen wirkungsvollen Antikörper aus menschlichem Blut, oder aber sie modellieren per Software einen Antikörper, der sich an das Virus andockt. Dieser wird daraufhin milliardenfach geklont. Eben weil mABs aus einem einzigen Antikörper gewonnen werden, heißen sie monoklonal.

Werden einem an COVID-19 erkrankten Patienten rechtzeitig (an die jeweilige Variante angepasste) mABs gegeben, reduziert sich das Risiko einer Krankenhauseinweisung um mindestens 70 Prozent.[101] In der Anfangsphase der Coronapandemie setzte ich große Hoffnungen in dieses Verfahren – so sehr, dass die Gates Foundation Geldmittel zur Verfügung stellte, um drei

Millionen Dosen für die Behandlung von Hochrisikopatienten in Entwicklungsländern zurückzulegen. Doch bald darauf wuchs die Erkenntnis, dass mABs im Fall von COVID-19 keine Wende einleiten würden: Die in Afrika vorherrschende Beta-Variante hatte seine Struktur derart verändert, dass die von uns entwickelten Antikörper den Erreger nicht ausreichend unschädlich machten.

Nun hätte man einen weiteren, an die neue Virusvariante angepassten mAB entwickeln können, doch seine Herstellung hätte wiederum drei bis vier Monate erfordert. Auf diese Weise ließ sich nicht mit einem Virus Schritt halten, das sich derart schnell wandelt wie COVID-19. In Zukunft gibt es womöglich bessere Herstellungsverfahren für mABs, die diese Vorlaufzeit so stark reduzieren, dass die Antikörper schnell und günstig verfügbar werden. Dabei sollte man sich vor allem auf die Suche nach mABs konzentrieren, die sich auf einen praktisch unveränderlichen Teil des Virus setzen. Während ich diese Zeilen schreibe, hat sich ein mAB namens Sotrovimab, der von einem SARS-Patienten isoliert und entsprechend verändert wurde, bei allen bekannten Coronavirus-Varianten als breit wirksam erwiesen – was die Hoffnung weckt, dass Forscher in Zukunft Antikörper herstellen können, die bei weitverzweigten Virusfamilien Effekte zeigen.

Als wohlhabendere Länder versuchten, die Behandlung mit mABs in die Tat umzusetzen, offenbarten sich weitere Nachteile der Methode. Corona-Antikörper sind teuer in der Herstellung, sie müssen in Einrichtungen verabreicht werden, die über Infusionstechnik verfügen, und sie sind nur bei Patienten hilfreich, bei denen die Erkrankung in der Anfangsphase erkannt wird. Der Mangel an entsprechender Infrastruktur war insbesondere in Entwicklungsländern ein schwerwiegendes Problem. Die Gates Foundation beschloss daraufhin, ihre Investitionen in die Corona-Antikörperforschung zu beenden (wohingegen sie für andere Krankheiten fortgesetzt wird), und konzentrierte sich fortan auf die Entwicklung von Virostatika – und hier insbesondere auf oral einzunehmende Mittel.

Kurz nach der Identifizierung des Coronavirus begannen Forscher nach dem Heiligen Gral der Therapien zu suchen: einem antiviralen Wirkstoff, der günstig, leicht zu verabreichen und für verschiedene Varianten wirksam ist und Patienten hilft, bevor diese schwer erkranken. Ende 2021 fruchteten einige dieser Bemühungen – nicht so schnell, wie es ideal gewesen wäre, aber dennoch rechtzeitig, um bedeutende Auswirkungen zu zeigen.

Der amerikanische Pharmakonzern Merck und seine Partner entwickelten ein neuartiges Virostatikum namens Molnupiravir, das oral eingenommen werden konnte und das Risiko einer Krankenhauseinweisung und eines tödlichen Krankheitsverlaufs bei Hochrisikopatienten erheblich reduzierte. Das Medikament wirkte so gut, dass die klinische Erprobung bald beendet wurde. (Dies ist das gängige Verfahren bei klinischen Untersuchungen: Sie werden beendet, wenn es ethisch nicht mehr gerechtfertigt wäre, sie fortzusetzen, da eine klare Evidenz besteht, dass sie entweder wirken – in diesem Fall erhalten die Studienteilnehmer, die das Medikament nicht bekommen, eine minderwertige Therapie – oder eben nicht wirken – dann erfahren diejenigen, die das Medikament verabreicht bekommen, eine unterlegene Behandlung.)

Auch die klinische Studie eines zweiten oralen Virostatikums, nämlich Paxlovid von Pfizer, wurde aufgrund der deutlichen Erfolge eingestellt. Wurde das Medikament kurz nach Eintreten der Symptome verabreicht, und zwar in Kombination mit einem Mittel, das seine Wirkung verlängerte, so reduzierte Paxlovid das Risiko für schwere und tödliche Verläufe um beinahe 90 Prozent.[102] Als diese Ergebnisse Ende 2021 bekannt wurden, hatte ein Großteil der Weltbevölkerung bereits mindestens eine Impfdosis erhalten. Das bedeutet aber nicht, dass medikamentöse Therapien für COVID-19 oder andere Virusausbrüche von untergeordneter Bedeutung wären. Die Annahme, Impfstoffe würden die Hauptrolle, Medikamente dagegen eine zu vernachlässigende Nebenrolle spielen, erweist sich als falsch.

Dies ergibt sich allein durch die zeitliche Abfolge. Selbst wenn wir bei der nächsten Epidemie mit einem neuen Erreger innerhalb von einhundert Tagen einen Impfstoff entwickeln könnten, wird es doch seine Zeit dauern, das Vakzin für einen Großteil der Weltbevölkerung bereitzustellen. Dies trifft umso mehr zu, wenn zwei oder mehr Dosen des Impfstoffs erforderlich sind, um einen vollen und andauernden Schutz zu gewährleisten. Ist der Erreger leicht übertragbar und besonders tödlich, könnten ohne therapeutisches Medikament Zehntausende und mehr sterben.

Je nach Krankheitserreger benötigen wir auch Möglichkeiten zur Behandlung von Langzeiteffekten. So litten manche Menschen, Monate nachdem sie sich mit COVID-19 infiziert hatten, unter schrecklichen Symptomen: Atembeschwerden, Müdigkeit, Kopfschmerzen, Angstzuständen, Depressionen und kognitiven Problemen, die Bewusstseinstrübung oder »brain fog« genannt werden. COVID-19 ist nicht die erste Erkrankung mit langanhaltenden Nebenwirkungen wie diesen, manche Wissenschaftlerinnen haben darauf hingewiesen, dass ähnliche Symptome auch bei anderen Virusinfektionen, Traumata oder Aufenthalten auf Intensivstationen auftreten können.

Wie entsprechende Forschungen ergeben haben, können selbst milde Verläufe von COVID-19 noch Wochen später Entzündungen verursachen, die sich nicht nur auf die Lunge beschränken, sondern auch das Nervensystem und die Blutgefäße beeinträchtigen können. Wir müssen noch sehr viel mehr über Long COVID herausfinden, damit wir den Menschen, die schon jetzt darunter leiden, helfen können. Und sollte der nächste größere Ausbruch ähnliche Langzeitfolgen haben, werden wir auch diese Symptome behandeln müssen.

Auch bei Vorhandensein eines Impfstoffs sind gute Medikamente vonnöten. Die Erfahrungen mit COVID-19 lehren uns, dass nicht jeder, der sich impfen lassen könnte, dies auch bereitwillig tut. Sind Impfdurchbrüche möglich, wird sich auch ein kleiner Teil der Geimpften anstecken. Und wenn eine Variante auftaucht, vor der das Vakzin nicht schützt, benötigen wir Medikamente, bis die Impfung entsprechend angepasst werden kann. Im Zusammenspiel mit nicht-medikamentösen Therapien kön-

146

nen geeignete Wirkstoffe die Belastung für Krankenhäuser reduzieren und eine massive Überbelegung verhindern, wegen der letztendlich Patienten versterben, die sonst gerettet werden könnten.

Mit ausreichend wirksamen Medikamenten wird das Risiko von schweren bis tödlichen Krankheitsverläufen (zum Teil drastisch) fallen, und Staaten können eindämmende Maßnahmen in Schulen und Handel zurücknehmen und so den Schaden für Bildung und Wirtschaft möglichst gering halten.

Man stelle sich vor, wie sich diese therapeutischen Möglichkeiten auf das Leben der Menschen auswirken würden, wenn man irgendwann Testung und Behandlung verbinden könnte: Eine Person, die frühe Symptome zeigt, die auf COVID-19 (oder ein anderes pandemisches Virus) hindeuten, könnte überall auf der Welt in eine Apotheke oder ein Krankenhaus gehen, sich testen lassen und bei positivem Ergebnis ein Virostatikum verschrieben bekommen, das zu Hause eingenommen werden kann. Bei knappen Vorräten würden Erkrankte mit ernsten Risikofaktoren in der Verteilung bevorzugt.

Das alles will heißen: Medikamente sind bei einem Pandemieausbruch von entscheidender Bedeutung. Wir haben Glück, dass Wissenschaftler so schnell Corona-Impfstoffe entwickeln konnten, denn wenn man sich die langsamen Fortschritte anschaut, die in den ersten beiden Pandemiejahren bei der Suche nach wirksamen Medikamenten gemacht wurden, wäre die Sterblichkeitsrate um einiges erschreckender ausgefallen.

Wenn wir verstehen wollen, wie wir die Ereignisse rund um die Coronapandemie vermeiden können, müssen wir die Welt der pharmazeutischen Forschung in den Blick nehmen: Wie müssen die Medikamente beschaffen sein? Wie gelangen sie vom Labor auf den Markt? Warum haben sie in der Anfangsphase der Pandemie keine besondere Rolle gespielt? Wie kann Innovation dazu beitragen, dass in Zukunft besser auf eine solche Situation reagiert wird?

Wir nehmen oftmals an, dass Medikamente rätselhafte und komplexe Substanzen sind, doch sind die meisten erstaunlich einfach aufgebaut – es handelt sich um Gebilde aus Kohlenstoff, Wasserstoff, Sauerstoff und anderen Elementen, die sich mit Schulkenntnissen der Chemie beschreiben lassen. So wie Wasser H_2O und Salz $NaCl$, so hat Aspirin die Formel $C_9H_8O_4$ und Paracetamol $C_8H_9NO_2$. Da diese Moleküle eine sehr geringe Masse haben, gehören sie zu den niedermolekularen Verbindungen.

Niedermolekulare Medikamente besitzen mehrere Vorteile, die sie für ein Ausbruchsszenario besonders interessant machen. Durch ihre einfache chemische Struktur sind sie leicht herzustellen, und dank ihrer Größe und ihres Aufbaus werden sie von unserem Verdauungssystem nicht aufgespalten und können daher in Tablettenform eingenommen werden. (Deshalb mussten Sie auch noch nie eine Injektion mit Aspirin bekommen.) Die meisten lassen sich bei Raumtemperatur aufbewahren und haben eine lange Haltbarkeit.

Langkettige Moleküle beziehungsweise hochmolekulare Wirkstoffe stellen sich in mehr als einer Hinsicht komplizierter dar. So sind etwa monoklonale Antikörper 100 000-mal größer als Aspirin. Da langkettige Verbindungen im Verdauungstrakt zersetzt werden, müssen sie injiziert oder am Tropf verabreicht werden. Für eine korrekte Gabe ist medizinisches Personal und Ausrüstung erforderlich, zudem müssen infizierte Patienten im Krankenhaus isoliert werden, damit sie dort niemanden anstecken. Hochmolekulare, aus lebenden Zellen gewonnene Wirkstoffe sind weitaus schwerer herzustellen, sie sind daher teurer, und es dauert länger, bis große Mengen verfügbar sind.

Bei einem drohenden pandemischen Ausbruch möchte man also lieber mit niedermolekularen als mit hochmolekularen Wirkstoffen arbeiten. Doch es könnte sein, dass wir kein (oder nur ein starke Nebenwirkungen verursachendes) niedermolekulares Medikament gegen einen bestimmten Erreger finden. Unser Pandemieplan sollte also die parallele Suche nach nieder- wie hochmolekularen Wirkstoffen vorsehen. Im kommenden Jahrzehnt sollten Forschung und Entwicklung daran arbeiten, die erforderlichen Schritte und die Kosten der Medikamentenherstellung zu reduzieren, damit schnell reagiert werden kann, wenn sich eine drohende Pandemie abzeichnet.

Zudem müssen weitere, nicht-pharmazeutische lebensrettende Tools bereitstehen, die Patienten so lange unterstützen, wie ihr Körper zur Genesung benötigt. Ein wichtiges Beispiel hierfür ist Sauerstoff: Anfang 2021 verschlimmerte sich laut WHO bei 15 Prozent der COVID-19-Patienten der Zustand so sehr, dass sie zusätzlichen Sauerstoff benötigten.[103]

Sauerstoff ist ein wichtiger Bestandteil der Gesundheitsversorgung und wird unter anderem bei Lungenentzündungen und Frühgeburten eingesetzt. Während der Coronapandemie kam es sogar in wohlhabenden Ländern zu einer Verknappung von Sauerstoff, am meisten aber hatten Länder mit niedrigen und mittleren Einkommen mit einem Mangel zu kämpfen. Eine Untersuchung ergab, dass nur 15 Prozent der Gesundheitseinrichtungen in Entwicklungsländern über Sauerstoffgeräte verfügen und zudem nur die Hälfte der Ausrüstung funktionsfähig ist. Jedes Jahr sterben Hunderttausende Menschen, weil sie keinen medizinischen Sauerstoff erhalten – und das war bereits vor der Pandemie so.[104]

Bernard Olayo, Gesundheitsexperte bei der Weltbank, möchte etwas dagegen unternehmen. Nach seinem medizinischen Abschluss arbeitete er ab Mitte der 2000er-Jahre in einem Krankenhaus in seinem Geburtsland Kenia. Unter den Patienten dort gab es viele Kinder mit Lungenentzündungen (Pneumonien), für deren Behandlung unbedingt Sauerstoff erforderlich ist. Dieser war aber nie ausreichend vorhanden, und es kam oft vor, dass mehrere Patienten sich eine Sauerstoffflasche teilen mussten. Wenn auch diese Notlösung nicht ausreichte, mussten Olayo und seine Kollegen abwägen, wer den Sauerstoff bekommen sollte und wer nicht – eine qualvolle Situation, die sie manches Mal zwang, über Leben und Tod zu entscheiden.

Olayo versuchte daraufhin herauszufinden, warum die doch so grundlegende Versorgung mit Sauerstoff so unzureichend war. Ein Problem bestand darin, dass es nur einen Lieferanten für das gesamte Land gab und dieser aufgrund der fehlenden Konkurrenz exorbitante Preise verlangen konnte. (Damals kostete Sauerstoff in Kenia etwa das Dreizehnfache wie in den USA.) Zudem liegen viele Krankenhäuser Hunderte Kilometer von der nächsten Sauerstofffabrik entfernt, wodurch zwei weitere Probleme entstanden: Zum ohnehin hohen Kaufpreis kamen noch Transportkosten hinzu, und die schlechte Infrastruktur verlängerte die Lieferzeit. Lieferungen verspäteten sich oder kamen gar nicht erst an.

2014 dann gründete Olayo die Organisation Hewatele (Swahili für »Luft im Überfluss«) und versuchte es mit einem anderen Ansatz. Mit Geldmitteln von örtlichen und internationalen Investoren errichtete Hewatele Sauerstofffabriken in der nächsten Umgebung großer Krankenhäuser, wo also die höchste Nachfrage herrschte und zudem eine zuverlässige Stromversorgung gewährleistet war. Dazu wurde ein Liefersystem wie beim Milchmann ersonnen: Entlegene Krankenhäuser wurden regelmäßig mit Sauerstoffflaschen versorgt, die leeren Behälter gingen zum Auffüllen zurück. Auf diese Weise konnte Hewatele den Marktpreis für Sauerstoff in Kenia um 50 Prozent senken und rund 35 000 Patienten versorgen. Derzeit will das Unternehmen innerhalb Kenias und in andere Teile Afrikas expandieren.[105]

Neben der Versorgung mit Sauerstoff benötigen schwerkranke Patienten manchmal auch eine Intubation – sie werden also über einen Schlauch in der Luftröhre künstlich beatmet. Im Extremfall ist die Lunge so stark geschädigt, dass sie das Blut nicht mehr mit Sauerstoff versorgen kann – der Patient muss dann an eine Lungenmaschine angeschlossen werden. Auch hier waren, wie bei der Sauerstoffversorgung, schon vor der Coronapandemie in vielen einkommensschwachen Ländern kaum entsprechende medizinische Sachkenntnis und Ausrüstung vorhanden – ein Problem, das von der Pandemie noch einmal um ein Vielfaches verschärft wurde.

Eine These, die in diesem Buch immer wieder auftaucht, lautet: Wir müssen uns nicht zwischen der Prävention von Pandemien und der Verbesserung der weltweiten medizinischen Versorgung entscheiden, denn beides geht unbedingt Hand in Hand. Hier nun haben wir ein markantes Beispiel, wie sich beide Vorhaben gegenseitig stärken. Denn wenn wir die Gesundheitssysteme auf der ganzen Welt besser ausstatten, ihnen wie Hewatele Sauerstoff, aber auch andere Tools zur Verfügung stellen, können mehr Krankenhäuser alltägliche Probleme wie Lungenentzündungen und Frühgeburten erfolgreich behandeln. Und in einer Krisensituation, wenn die Ausbreitung eines Erregers sich zu einer Pandemie auszuweiten droht, können dieses Fachwissen und die entsprechende Ausrüstung Leben retten und verhindern, dass die Krankheit das gesamte Gesundheitssystem überfordert. So profitiert das eine vom anderen.

Die Behandlung von Krankheiten ist kein neues menschliches Anliegen. Schon in der Antike wurden Wurzeln, Kräuter und andere in der Natur vorkommende Stoffe als Heilmittel verwendet. Vor 9000 Jahren haben Steinzeitdentisten im heutigen Pakistan ihren Patienten mit Feuersteinen in den Zähnen gebohrt,[106] und es ist 5000 Jahre her, dass der ägyptische Arzt und Wissenschaftler Imhotep Therapien für 200 Krankheiten zusammenstellte. Hippokrates gar verschrieb schon Aspirin, das er vor mehr als 2000 Jahren aus Weidenrinde gewann. Doch erst seit einigen Hundert Jahren sind wir in der Lage, Arzneien im Labor per Synthese herzustellen, statt sie aus Naturstoffen zu extrahieren. Eines der ersten synthetischen Medikamente wurde in den 1830er-Jahren hergestellt, als mehrere Wissenschaftler und Mediziner unabhängig voneinander Chloroform entdeckten – ein starkes Narkose- und Beruhigungsmittel, das unter anderem Königin Victoria über die Geburtsschmerzen hinweghelfen sollte.

Manchmal wird ein Medikament erfunden, weil sich ein Forscher die Suche danach zur Aufgabe gemacht hat – doch es kommt auch vor, dass eines zufällig entdeckt wird.[107] So etwa 1886,

151

als zwei junge Chemiestudenten an der Universität von Straßburg auf die Lösung eines Problems stießen, dem sie ursprünglich gar nicht nachgegangen waren. Ihr Professor nämlich untersuchte, ob eine Substanz namens Naphthalin – ein Nebenprodukt bei der Herstellung von Teer – zur Behandlung von Darmwürmern beim Menschen geeignet wäre. Die Gabe von Naphthalin zeigte überraschende Effekte: Die Würmer blieben, dafür aber wurde das Fieber der Patienten gesenkt. Als die beiden Studenten dem Phänomen auf den Grund gingen, bemerkten sie, dass sie gar kein Naphthalin verwendet hatten, sondern den damals unbekannten Wirkstoff Acetanilid, den ihnen der Apotheker versehentlich herausgegeben hatte. Bald darauf kam Acetanilid als fiebersenkendes und schmerzstillendes Mittel auf den Markt, doch Ärzte bemerkten eine unerwünschte Nebenwirkung, nämlich eine Blaufärbung der Haut. Es folgten weitere Nachforschungen, und schließlich entdeckte man, dass sich eine Substanz aus Acetanilid gewinnen ließ, die alle positiven Effekte des Wirkstoffs beibehielt, die Blaufärbung jedoch unterdrückte. Das neue Mittel wurde Paracetamol getauft und ist nun in jeder Hausapotheke zu finden.

Selbst in heutigen Zeiten ist die Suche nach neuen Wirkstoffen von guter Forschung und gutem Glück abhängig. Droht sich jedoch der Ausbruch eines Erregers zu einer Pandemie auszuwachsen, kann man natürlich nicht auf einen glücklichen Zufall bauen. Therapiemöglichkeiten müssen so schnell wie möglich entwickelt und getestet werden, und zwar um einiges schneller als bei COVID-19.

Denken wir uns folgende Situation: Es gibt ein neues Virus, das aller Wahrscheinlichkeit nach um die Welt gehen wird. Wir benötigen daher dringend einen Wirkstoff. Was unternehmen Wissenschaftler in dieser Lage, um ein geeignetes antivirales Medikament zu finden?

Zuerst einmal wird das Erbgut des Erregers aufgeschlüsselt, um anhand dieser Information herauszufinden, welche Proteine für den Lebenszyklus des Virus entscheidend sind. Diese Proteine nennt man auch Zielproteine oder Targets, und die Suche nach einem Wirkstoff wird im Grunde davon geleitet, die Targets daran zu hindern, wie vorgesehen zu arbeiten.

Bis in die 1980er-Jahre mussten sich Forscher bei der Suche nach geeigneten Substanzen mit einem rudimentären Verständnis der Zielproteine begnügen. Es blieb ihnen nur übrig, eine plausible Vermutung aufzustellen und diese per Experiment zu überprüfen. Meist lagen sie falsch und mussten es mit dem nächsten Molekül versuchen. In den vergangenen vierzig Jahren haben sich die Instrumente zur Identifizierung eines passenden Wirkstoffs jedoch entscheidend verbessert, da man inzwischen einem sogenannten »strukturgeleiteten« Ansatz folgt.

In der strukturgeleiteten Forschung wird nicht jede infrage kommende Substanz im Labor geprüft, sondern Wissenschaftler stellen 3-D-Computermodelle von den Teilen des Virus her, die seine Funktion und sein Wachstum sichern, um dann Moleküle zu entwerfen, die diese Targets angreifen. Der Übergang vom Laborexperiment zur strukturgeleiteten Forschung ist vergleichbar damit, dass man Schach nicht mehr auf dem Brett, sondern am Computer spielt: Das Spiel findet weiter statt, jedoch nicht in einem physischen Raum. Und wie beim Computerschach wird die strukturgeleitete Forschung mit der steigenden Rechenleistung der Computer und dem Voranschreiten der künstlichen Intelligenz immer genauer.

Bei dem Ende 2021 von Pfizer angekündigten Paxlovid ist man auf folgende Weise vorgegangen: Wissenschaftler fanden heraus, wie COVID-19 bestimmte Bestandteile unserer Zellen kapert, um sich zu vervielfältigen. (Diese Bestandteile sind Aminosäureketten, die Bausteine von Proteinen.) Mit diesem Wissen entwarfen sie ein Molekül, das wie ein Undercover-Agent arbeitet, der eine verdeckte Operation ausführt. Das Molekül imitiert einen Großteil der Aminosäureketten, an die COVID-19 andocken will – ihm fehlen jedoch entscheidende Teile der Kette, wodurch der Lebenszyklus des Virus unterbrochen wird. Diese Unterbrechung kann an verschiedenen Etappen des Viruslebens ansetzen. Medikamente gegen HIV, die bei Weitem die größte Gruppe der

153

Virostatika bilden, bekämpfen das Virus in jeder Entwicklungsstufe und werden dazu in einer Dreierkombination gegeben, sodass es sehr unwahrscheinlich wird, dass eine Virusmutation alle drei Wirkstoffe außer Kraft setzt.

Auch wenn wir heute äußerst effiziente virtuelle Experimente am Computer durchführen können, müssen Forscher manchmal doch noch auf »echte« Laborarbeit zurückgreifen – also eine Stoffverbindung mit einem Virusprotein zusammenbringen und die Reaktion beobachten. Zunehmend verändert die Technologie aber auch diesen Ansatz.

In einem neuen Verfahren, dem in Kapitel 3 bereits erwähnten Hochdurchsatz-Screening, können Roboter Hunderte Experimente zugleich durchführen, in denen sie verschiedene Substanzen und Proteine mischen und die Reaktion auf verschiedene Weise messen. Mithilfe des Hochdurchsatz-Screenings können Konzerne inzwischen Millionen Substanzen innerhalb von wenigen Wochen testen – eine Aufgabe, mit der ein menschliches Laborteam über Jahre beschäftigt wäre. Viele große Pharmaunternehmen haben Sammlungen mit Millionen Molekülen angelegt. Betrachtet man diese als eine Art Bibliothek, so ist das Hochdurchsatz-Screening die schnellste und systematischste Art, jedes einzelne Buch nach dem passenden Wort zu durchsuchen.

Und selbst wenn es keinen Treffer gibt – wenn also keine existierende Stoffverbindung gefunden wird, die die Aussicht hat, zum geeigneten Medikament zu werden –, so ist auch das eine wertvolle Information, denn umso schneller kommen wir darauf, neue zu entwickeln.

Unabhängig vom angewandten Verfahren werden nach dem Auffinden eines vielversprechenden Moleküls weitere Untersuchungen angestellt, mit denen die Forscher herausfinden möchten, ob sich weitere Untersuchungen der Substanz lohnen. Gibt es an dieser Stelle grünes Licht, so übernehmen die medizinischen Chemiker und versuchen, das Molekül zu optimieren – in einem Prozess, der ein wenig an das Quetschen eines Ballons erinnert. So könnten Wissenschaftler die Substanz zum Beispiel so

154

bearbeiten, dass sich ihre Wirkung verstärkt, aber dann feststellen, dass sie dadurch auch toxischer wird.

Bleibt ein Medikamenten-Kandidat weiterhin vielversprechend, folgt eine ein- bis zweijährige präklinische Phase, in der untersucht wird, ob die Substanz in effektiver Dosierung sicher bleibt und ob sie in Tierversuchen die erwartete Reaktion zeigt. Dabei ist die Auswahl eines geeigneten Versuchstier gar nicht so einfach, wie man meinen könnte, denn die Reaktion fällt oft anders aus als beim Menschen. Unter Forschern heißt es: »Ratten lügen, Affen übertreiben, und Frettchen wieseln sich raus.«

Wenn in der präklinischen Phase alles gut läuft, beginnt der riskanteste und teuerste Verfahrensschritt: klinische Studien am Menschen.

Im Mai 1747 war der Arzt James Lind als Schiffsdoktor auf der *Salisbury* der British Royal Navy tätig.[108] Er war entsetzt, wie viele Seeleute an Skorbut litten – eine Krankheit, die zu Muskelschwäche, Erschöpfung, Hautblutungen und schließlich zum Tode führt. Damals wusste man nicht, wodurch Skorbut hervorgerufen wird, doch Lind wollte unbedingt ein Gegenmittel finden und beschloss, verschiedene Behandlungsmöglichkeiten auszuprobieren und ihre Wirkung zu vergleichen. Er wählte zwölf Kranke mit ähnlichen Symptomen aus der Schiffsbesatzung aus. Sie bekamen alle das gleiche Essen – mit Zucker gesüßten Haferschleim zum Frühstück und Hammelbrühe oder Weizen mit Rosinen zum Abendbrot –, erhielten aber verschiedene »Therapien«: Zwei tranken täglich ein Viertel Apfelwein, zwei Essig, zwei Meerwasser (die Armen), zwei bekamen Apfelsinen und eine Zitrone, zwei eine in einem Hospital entwickelte Arznei, zwei eine Mischung aus Schwefelsäure und Alkohol namens Vitriol.

Die Behandlung mit den Zitrusfrüchten war die erfolgreichste. Einer der beiden Männer arbeitete nach sechs Tagen wieder an Deck, der andere erholte sich so gut, dass er bei der Versorgung der anderen Patienten mithalf. Obgleich die Royal Navy weitere fünfzig Jahre keine Zitrusfrüchte auf die Verpflegungsliste

155

ihrer Mannschaften setzte, hatte Lind doch erstmals die Evidenz für die Wirksamkeit eines Mittels gegen Skorbut aufgezeigt, und dies mit der wohl ersten kontrollierten klinischen Studie der Moderne.*

In den Jahrzehnten nach Linds Experiment hat sich die klinische Pharmakologie weiter verfeinert: ab 1799 setzte man Placebos ein, 1943 fand der erste Doppelblindversuch statt, bei dem weder Patient noch Arzt wissen, wer welche Therapie erhält. 1947 wurden erstmals ethische Richtlinien für Versuche am Menschen festgelegt – Anlass hierfür war die Offenlegung der grauenvollen medizinischen Experimente während der NS-Zeit.

In den USA haben sich im Laufe des 20. Jahrhunderts mit verschiedenen Gesetzen und Gerichtsbeschlüssen die heutigen Sicherheitsverfahren und Qualitätsstandards für klinische Versuche herausgebildet. Eben diese Verfahren muss auch ein eventueller Wirkstoff gegen einen neuartigen Erreger durchlaufen. Die einzelnen Etappen sehen wie folgt aus:

Phase 1: Mit der Genehmigung der Arzneimittelbehörde – in den USA ist dies die Food and Drug Administration – zur Durchführung einer klinischen Studie wird die Versuchsreihe mit einem kleinen Personenkreis aus mehreren Dutzend gesunden, erwachsenen Freiwilligen begonnen. Dabei wird vor allem darauf geachtet, ob das Medikament verträglich ist oder unerwünschte Nebenwirkungen zeigt. Zudem will man eine Dosis eruieren, die hoch genug ist, um den gewünschten Effekt zu erzielen, die Behandelten aber nicht krank macht. (Manche Krebsmedikamente werden schon in diesem ersten Vorlauf nur an bereits Erkrankten getestet, da die Vergabe an Gesunde schädlich wäre.)

Phase 2: Wenn alles gut läuft und sich deutlich abzeichnet, dass das Medikament sicher ist, können weitergehende Studien beginnen. Nun erfolgen Tests an einigen Hundert Freiwilligen

---

* Wir wissen inzwischen, dass Skorbut durch einen Vitamin-C-Mangel hervorgerufen wird. Der 20. Mai – der Tag, an dem Lind mit seiner Studie begann – ist heute der Internationale Tag der klinischen Forschung.

aus der Zielgruppe – Erkrankte, die das Profil der Studie erfüllen –, und man sucht nach Belegen, dass das Medikament die erhoffte Wirkung zeigt. Idealerweise weiß man am Ende von Phase 2, dass das Medikament wirkt und welche Dosis die richtige ist –, die nächste Etappe ist nämlich so aufwendig und kostspielig, dass man nur fortfahren möchte, wenn eine hohe Erfolgswahrscheinlichkeit besteht.

Phase 3: Wenn dieser Punkt erreicht ist, können noch größere Studien mit Hunderten oder auch Tausenden erkrankten Freiwilligen erfolgen – die Hälfte der Probanden erhält das neue Medikament, die andere entweder die herkömmliche Therapie oder, falls es noch keine Behandlungsmöglichkeit gibt, ein Placebo. Dabei ist die Studienlaufzeit für Medikamente in dieser Phase 3 deutlich kürzer als für Impfstoffe (wie ich im folgenden Kapitel erläutere). Auch die Probanden in Phase 3 leiden bereits an der Krankheit, die man behandeln möchte, und es kommt nun darauf an, zu belegen, dass die neue Therapie bessere und raschere Heilungschancen bietet. (Ist bereits ein entsprechender Wirkstoff verfügbar, muss die Gruppe der Versuchspersonen erweitert werden, da zu beweisen ist, dass das neue Konkurrenzprodukt mindestens ebenso wirksam ist.)

Eine weitere Hürde in dieser Phase besteht darin, eine ausreichende Menge an Freiwilligen zu finden, damit gewährleistet ist, dass die neue Therapie für möglichst viele Personenkreise sicher und wirksam ist. Hierzu muss man zum einen bereits Erkrankte ausfindig machen, was sich (wie in Kapitel 3 erläutert) oftmals schwierig gestaltet, und aus dieser Gruppe der Erkrankten jene herausfiltern, die bereit sind, an einer Arzneimittelstudie teilzunehmen. Da die Wirkung eines Medikaments im menschlichen Körper von vielen Dingen abhängig ist – hier spielen etwa Alter, genetische Disposition und der allgemeine Gesundheitszustand eine Rolle –, muss auf jeden Fall berücksichtigt werden, wie verschiedene Personen auf die Therapie reagieren. Die Zusammenstellung einer vielfältigen Patientengruppe für eine klinische Studie ist manchmal zeitaufwendiger als die eigentliche Durchführung.

Zulassungsverfahren: Hat man Phase 3 erfolgreich absolviert und bestärkt sich die Annahme, dass das Medikament sicher und wirksam ist, wendet man sich erneut an die Arzneimittelbehörde und beantragt eine Zulassung. Der Antrag umfasst in der Regel Hunderte bis Tausende Seiten. In den USA dauert das Zulassungsverfahren rund ein Jahr, und falls Bedenken aufkommen sogar noch länger. Die FDA inspiziert den Produktionsort des Wirkstoffs, sie überprüft die Benennung sowie das Etikett und den Beipackzettel des Medikaments. Selbst wenn eine Zulassung erfolgt, kann eine weitere Versuchsphase mit bestimmten Personengruppen angeordnet werden. Die Behörde wird auch die Fabrik inspizieren, in der das Medikament produziert werden soll. Selbst nachdem die Zulassung erteilt wurde, kann es sein, dass eine weitere Versuchsphase in bestimmten Zielgruppen verlangt wird, und unabhängig davon wird die FDA auch weiterhin den Herstellungsprozess im Auge behalten, um sicherzugehen, dass die produzierten Dosen sicher, rein und wirksam sind. Da das Medikament nun von vielen Personen eingenommen wird, muss weiterhin nach unerwünschten Nebenwirkungen gefahndet werden, vor allem da seltene Probleme nur erkannt werden können, wenn das Medikament in großer Breite verabreicht wird. Außerdem wird man nach Anzeichen Ausschau halten, ob der Erreger eine Resistenz gegen das Medikament entwickelt.

Soweit das Verfahren, wie es in nicht-pandemischen Zeiten abläuft. In der durch Corona hervorgerufenen Notsituation musste alles viel, viel schneller gehen. Die US-Regierung und andere Förderer brachten schon vor der Beendigung von Phase 1 die Mittel für Phase-3-Studien auf, die ja die teuerste Etappe auf dem Weg zur Zulassung sind, da sie mit hoher Probandenzahl erfolgen. Die Forscher ließen Teilaspekte der Medikamentenprüfung aus, die durch die Pandemie an Bedeutung verloren, wobei wichtige Sicherheitsstandards weiterhin eingehalten wurden. Es war, als versuchte man zu beweisen, dass ein Auto seine Insassen sicher ans Ziel bringt, während eine leichte Unsicherheit in Bezug auf den Kraftstoffverbrauch und die Reifentauglichkeit bei Schnee besteht.

158

In der Anfangsphase der Arzneimittelstudien zu COVID-19 wurden selbst innerhalb einzelner Länder nur wenige Standardverfahren bestimmt oder auch nur festgelegt, welche Daten in der Erprobung zu sammeln wären. So wurden viel Zeit und große Mühen verschwendet, da viele mangelhaft durchgeführte Studien dieselbe Substanz testeten, aber keine überzeugende Evidenz hervorbringen konnten. War der Antrag bearbeitet und die örtlich gebundene Studie genehmigt, kam es oftmals dazu, dass die Fallzahlen dort so weit gesunken waren, dass keine aussagekräftige Studie mehr vorgenommen werden konnte. Daher ist es notwendig, die Herangehensweise von Studien im Vorhinein zu klären: Es muss gewährleistet sein, dass sie gut konzipiert sind, an mehreren Orten stattfinden und so schnell wie möglich eindeutige Evidenzen liefern. Eine der wenigen beanstandungslos durchgeführten Untersuchungen war die britische RECOVERY-Studie, die mehrere Wirkstoffe inklusive Dexamethason unter die Lupe nahm. Sie war nach sechs Wochen bewilligt und umfasste 40 000 Probanden an 185 verschiedenen Orten.

Die RECOVERY-Studie war eines von vielen Vorhaben, die vom »COVID-19 Therapeutics Accelerator«* unterstützt wurden – ein Projekt, das ins Leben gerufen wurde, um die Suche nach Coronatherapien zu beschleunigen und im Anschluss sicherzustellen, dass Millionen Dosen für Menschen in Ländern mit niedrigen bis mittleren Einkommen verfügbar werden. Der Therapeutics Accelerator half bei der Koordination von Arzneimittelstudien, vereinfachte die Identifizierung von möglichen Probanden und förderte die Entwicklung neuer Diagnosetools. Bis Ende 2021 sind mehr als 350 Millionen Dollar an Spenden für das Projekt zusammengekommen.

Einige neue Ideen gehen womöglich über das hinaus, was Aufsichtsbehörden als angemessen empfinden. So könnte eine Person, die positiv getestet wird, gleich im Anschluss eine SMS bekom-

---

* Ursprünglich initiiert vom Wellcome Trust, von Mastercard und der Gates Foundation.

men, dass sie sich für eine klinische Studie zur Verfügung stellen kann, die Probanden mit eben ihrem Profil benötigt. Mit einem Klick erfolgt die Registrierung, und wer ausgewählt wird, erhält Zugang zu einer Therapie – das heißt, entweder zu der jeweils erforschten oder der besten bereits angewandten Behandlung – und hilft zugleich, die Studie voranzubringen. Eine weitere Innovation, die ich gern verwirklicht sähe, ist die Verfügbarkeit von Zulassungsanträgen in einer Cloud, wo sie in einem Standardformat von sämtlichen Zulassungsbehörden in aller Welt eingesehen werden können, damit es zu keinen Dopplungen kommt. Insbesondere in den Vereinigten Staaten brächte die Einführung einer standardisierten Patientenakte viele Vorteile und würde nicht zuletzt das Auffinden potenzieller Freiwilliger für Arzneimittelstudien erleichtern.

Es gibt noch weitere Möglichkeiten zur Vereinfachung und Verkürzung des Vorgehens bei Arzneimittelstudien. Dazu gehört auch der umstrittene Ansatz der Human Challenge Study beziehungsweise der kontrollierten Infektionsstudie am Menschen. Bei Malariamedikamenten wird bereits so vorgegangen: Freiwillige lassen sich mit dem Malariaparasiten infizieren, damit Forscher die Wirkung von neuen Medikamenten, Antikörpern und Impfstoffen testen können. Das Vorgehen ist ethisch zu verantworten, da die Probanden gesunde Erwachsene sind, die wirksame Gegenmittel bekommen, sobald sie erkranken. Human Challenge Studies haben die Forschung an Medikamenten und Impfstoffen gegen Malaria entscheidend beschleunigt, da man nicht mehr darauf warten musste, dass sich Menschen natürlich infizieren, um dann die Wirksamkeit neuer Produkte zu testen.

Eine ähnliche Option ergibt sich für eine Infektion mit einem Virus wie COVID-19, wenn die Risiken für gesunde junge Erwachsene minimiert werden und wirksame Medikamente verfügbar sind, die man den Probanden geben kann, sobald sie Symptome zeigen. Lassen sich die wissenschaftlichen Herausforderungen meistern und moralische Bedenken klären, könnten mit aller Vorsicht durchgeführte kontrollierte Infektionsstudien viele

aufwendige Studien ersetzen, für die in einer frühen Krankheits-
phase befindliche Hochrisikopatienten ausfindig gemacht werden
müssten. Forscher bekämen die Möglichkeit, das Potenzial neuer
Arzneimittel schnell und frühzeitig zu überprüfen.

Nehmen wir noch einmal an, wir hätten ein Arzneimittel
gegen einen neuartigen Krankheitserreger entwickelt, Studien
zu seiner Sicherheit und Wirksamkeit durchlaufen und die Genehmigung für seine Herstellung und Verbreitung erhalten. Nun
geht es also daran, die Produktion zu planen. Ein niedermoleku-
larer Wirkstoff lässt sich einfacher herstellen als ein Antikörper –
und dieser ist, wie wir im folgenden Kapitel sehen werden, wiederum meist einfacher herzustellen als ein Impfstoff. Dennoch
bleibt der Schritt in die Massenproduktion eine Herausforderung.
Schauen wir uns das weitere Vorgehen daher kurz an.

Zuerst einmal wird ein Chemikerteam daran arbeiten, ein ste-
tiges Verfahren zu entwickeln, mit dem der Schlüsselpart des Arzneimittels – der aktive pharmazeutische Wirkstoff – hergestellt
werden kann, indem unter Verwendung von Chemikalien und
Enzymen eine Reihe von Reaktionen in Gang gesetzt wird. Im
optimalen Fall können immerhin noch zehn einzelne Schritte erforderlich sein: Die Chemiker beginnen mit bestimmten Inhalts-
stoffen, zwischen denen sie eine Reaktion auslösen, sie fangen die
Nebenprodukte der Reaktion auf und verwenden einige davon
für eine weitere Reaktion – dieses Verfahren wird so lange fortgesetzt, bis sie den gewünschten aktiven Wirkstoff isoliert haben.
Dieser wird dann in eine Form gebracht, in der er von Patienten – etwa als Tablette, Nasenspray oder Injektion – eingenommen werden kann.

Eine Qualitätskontrolle ist bei niedermolekularen Medikamenten im Gegensatz zu Impfstoffen relativ einfach durchzuführen.
Da es sich nur um eine Molekülkette und keinen Lebendwirk-
stoff handelt, kann mit Analysetools bestätigt werden, dass alle
notwendigen Atome an den richtigen Stellen sitzen.

Diese Tatsache ist eine gute Nachricht für alle, denen in Bezug
auf die globale Gesundheit an Gerechtigkeit gelegen ist. Denn sie

hat eine der wichtigsten Neuerungen der vergangenen Jahrzehnte befördert: die Herstellung von lebensrettenden generischen Arzneimitteln von hoher Qualität, zu einem geringen Preis.

In der Vergangenheit waren forschende Pharmaunternehmen vor allem in reichen Ländern angesiedelt. Da die Entwicklung neuer Medikamente sehr kostenintensiv ist, versuchen diese Konzerne, das investierte Geld schnell wieder hereinzubekommen, indem sie möglichst viele Dosen des Arzneimittels zu den hohen Preisen verkaufen, die man in reichen Ländern aufbringen kann. Es ist für sie wenig sinnvoll, am Herstellungsprozess zu schrauben, um damit die Produktionskosten zu senken (etwa indem man die Zahl der Fertigungsschritte reduziert), da dann erneut ein Zulassungsverfahren durchlaufen werden müsste und man ohnehin nur einen Bruchteil der Gesamtkosten einsparen könnte. Das bedeutet, dass die Kosten des Medikaments für Entwicklungsländer zu hoch bleiben und es manchmal Jahrzehnte dauert, bis in reichen Ländern breit verfügbare Arzneimittel auch arme Länder erreichen.

An dieser Stelle kommen die Hersteller kostengünstiger Generika ins Spiel: Sie wollen dafür sorgen, dass Menschen in Entwicklungsländern Zugang zu den gleichen Medikamenten und lebensrettenden Innovationen bekommen wie sie Bewohnern reicher Länder zur Verfügung stehen.*

Generika haben vor rund zwei Jahrzehnten Einfluss auf die globale Gesundheit gewonnen. Damals waren lebensrettende HIV-Medikamente für Länder wie Brasilien und Südafrika nicht erschwinglich, wodurch Millionen HIV-Infizierte über den Preis vom Markt gedrängt wurden. Als Generikafirmen anfingen, ebendiese Medikamente zu duplizieren und damit die Patentrechte der Pharmafirmen, die den Wirkstoff ursprünglich entwickelt hatten, verletzten, unternahmen die Regierungen dieser

---

* Die Herstellung von Generika sorgt wiederum auch dafür, dass man in reichen Ländern zum Teil deutlich günstigere Versionen eines verschriebenen Wirkstoffs erhält.

Länder wenig, um die Patentrechte durchzusetzen. Zuerst legten die Rechteinhaber Widerspruch ein, schließlich aber einigte man sich auf eine bessere Lösung, die einen gestaffelten Abgabepreis vorsieht. Die Generikaproduzenten erhielten die nötigen Informationen zur Herstellung der Arzneimittel und durften diese ohne Lizenzgebühren an Entwicklungsländer verkaufen. Der Medikamentenpreis wird dabei folgendermaßen gestaffelt: Der höchste Preis wird in reichen Ländern verlangt, etwas weniger zahlen Länder mit mittleren Einkommen, und der niedrigstmögliche Preis, der gerade einmal die Produktionskosten deckt, gilt in Ländern mit geringen Einkommen.

Wird ein Medikament zur Generikaproduktion freigegeben, hat jedoch kaum jemand mehr Interesse daran, in die Senkung der Herstellungskosten zu investieren, da konkurrierende Firmen die Verbesserungen ganz einfach kopieren können. Für die Lösung dieses Problems treten Stiftungen ein: Sie engagieren Experten und finanzieren die Optimierungsvorhaben und die Implementierung neuer Prozesse. 2017 etwa half die Gates Foundation zusammen mit mehreren Partnern, die generische Version eines wirksameren Arzneimittelcocktails gegen HIV voranzubringen – möglich wurde dies durch die Lizenzfreigabe der Pharmakonzerne, welche die Medikamente ursprünglich entwickelt hatten.

Die Generikahersteller konnten die Kosten so weit senken, dass heute beinahe 80 Prozent der Patienten in Ländern mit mittleren und niedrigen Einkommen eine HIV-Therapie mit diesem verbesserten Arzneimittelcocktail erhalten. Das neue Medikament kann in viel geringerer Dosis und damit als kleinere Tablette verabreicht werden, was die Einnahme um einiges angenehmer macht. Zudem tauchen weniger Nebenwirkungen auf, und eine Arzneimittelresistenz wird weniger wahrscheinlich.

Natürlich hat die Generikaproduktion auch Nachteile. Da die Fokussierung auf niedrige Preise ihre Gewinnmargen schmälerte, haben Hersteller vereinzelt die Qualität ihrer Produkte nicht mehr genau genug überprüft. Doch das sind Ausreißer, und allgemein kann man die positive Auswirkung von preisgünstigen,

163

zuverlässigen und breit verfügbaren generischen Arzneimittelprodukten gar nicht zu hoch bewerten. Monate bevor Studien bewiesen, dass Molnupiravir ein wirksames Virostatikum darstellt, hatte Merck bereits Lizenzabkommen mit mehreren indischen Generikafirmen abgeschlossen, die diesen die Produktion und den Absatz von generischen Versionen des Coronamedikaments in Indien und einhundert weiteren Ländern mit niedrigen und mittleren Einkommen ermöglichten. Forscher arbeiteten an der Senkung der Herstellungskosten, und verschiedene Organisationen halfen, die Produktion vorzubereiten und eine Genehmigung der WHO einzuholen. Ab Januar 2022 – gerade einmal zwei Monate, nachdem die erfolgreichen Ergebnisse zu Molnupiravir verkündet worden waren – stellten Generikafirmen 11 Millionen Dosen für Länder mit niedrigen und mittleren Einkommen zur Verfügung, und das war nur der erste Schritt zur Produktion von noch viel größeren Mengen.

Generikahersteller* produzieren den Hauptteil der von Einwohnern einkommensschwacher Länder verbrauchten Medikamente.[109] Das Malariaprogramm der WHO arbeitet größtenteils mit Generikafirmen zusammen und schätzt, dass es letztendlich 200 Millionen Menschen mit Malariamitteln versorgen konnte – Menschen, denen ansonsten keine Therapie zur Verfügung gestanden hätte.[110] Selbst in den USA stehen auf 90 Prozent der Verschreibungen generische Arzneimittel.[111]

Ich wünschte, die Herstellung von Antikörpern wäre genauso unkompliziert wie die Herstellung von Medikamenten. Möchte man Antikörper gegen ein zu bekämpfendes Pathogen produzieren, muss man zuerst einmal Patienten finden, welche die Krankheit überwunden haben. Diesen wird Blut abgenommen, aus dem man die Antikörper zu filtern versucht, die ihre Körper in Reaktion auf die betreffende Infektion entwickelt haben.

---

*   Zum Beispiel Dr. Reddy's Laboratories, Aurobindo, Cipla und Sun (alle in Indien), Teva (in Israel) und Mylan, das inzwischen zu Viatris und Sandoz (USA und Europa) gehört.

Da ihr Blut Antikörper gegen ungefähr alle Krankheiten enthält, denen diese Menschen jemals begegnet sind, kann man die gesuchten Antikörper nur finden, wenn man einen Teil dieses Bluts mit dem Virus in Kontakt bringt und daraufhin schaut, welche Antikörper sich an den Erreger heften. (Alternativ kann man auch Blut von humanisierten Mäusen verwenden, denen man menschliche Zellen beziehungsweise menschliches Gewebe implantiert hat.)

Sobald man den richtigen Antikörper isoliert hat, muss man ihn Milliarden Male kopieren. Dies geschieht, indem man ihn auf sogenannten CHO-Zellen kultiviert, die aus Eierstockzellen von chinesischen Hamstern gewonnen werden.

Diese Zellen sind so besonders nützlich, weil sie extrem robust sind, eine unendliche Lebensdauer haben und sich schnell vermehren. Es heißt, ein Großteil der heute überall auf dem Globus verwendeten CHO-Zellen sei aus einer Zelllinie geklont worden, die 1957 von einem Genetiker namens Theodore Puck an der medizinischen Fakultät der University of Colorado erzeugt wurde. Ihm war es gelungen, ein einzelnes weibliches Tier zu ergattern, dessen Vorfahren 1948, also kurz bevor im chinesischen Bürgerkrieg die Nationalisten von den Kommunisten abgelöst wurden, aus China herausgeschmuggelt worden waren.

Leider stellen die CHO-Kulturen Antikörper nicht in ausreichender Geschwindigkeit her, um den akuten Bedarf während einer Pandemie zu decken. Weltweit werden jährlich fünf bis sechs Milliarden Impfstoffdosen produziert, dagegen aber nur dreißig Millionen Antikörperdosen. CHO-Antikörper sind sehr teuer in der Herstellung, derzeit kosten sie 70 bis 120 Dollar pro Patient, was sie für Länder mit niedrigen und mittleren Einkommen unerschwinglich macht. Doch Forscher arbeiten daran, das Problem zu beheben.

So experimentiert man beispielsweise mit verschiedenen Zellkulturen, die effizienter Antikörper produzieren als CHOs. Forscher suchen nach Wegen, stärker und gezielter wirkende Antikörper zu isolieren, wodurch eine kleinere Produktmenge pro

Patient erforderlich wäre. Es werden bereits Verfahren getestet, jedoch noch nicht in der Produktion angewendet, mit denen sich die Kosten auf 30 bis 40 Dollar pro Dosis senken ließen. Ideal wäre es aber, die Kosten um das Zehnfache zu drücken, sie also unter 10 Dollar pro Person zu bekommen –, während man gleichzeitig in der Lage wäre, zehnmal so viele Dosen in derselben Zeit zu produzieren. Es braucht noch eine Reihe von Verbesserungen, um dieses Ziel zu erreichen, aber sobald wir diese vielversprechenden Instrumente zur Hand haben, werden wir mehr Menschen überall auf der Welt helfen können.

Die Pharmaforschung arbeitet außerdem daran, das Problem der Varianten in den Griff zu bekommen. Ein Lösungsansatz besteht darin, Antikörper herzustellen, die unveränderliche Virusteile bekämpfen und damit genauso wirksam gegen die Varianten wie das eigentliche Virus sind. Oder aber man versucht, einen Antikörpercocktail zu entwickeln, der gegen verschiedene Virusteile wirksam ist und es dem Virus damit erschwert, Resistenzen auszubilden.

Kehren wir noch einmal zu unserer hypothetischen Krankheit zurück, gegen die wir einen Wirkstoff entwickelt haben. Nehmen wir an, wir haben eine Zulassung erhalten und können nun zahlreiche Dosen des Medikaments herstellen. Wie lässt sich gewährleisten, dass es für wirklich alle Menschen verfügbar wird, die es benötigen?

Selbst bei niedrigen Kosten werden manche Länder von Spenden abhängig sein, um ihre Bevölkerung mit dem Mittel zu versorgen. Jahrzehntelang haben Länder mit niedrigen und mittleren Einkommen Hilfen von diversen Organisationen erhalten, um Arzneimittel zu kaufen und auszuliefern. Bekannt ist vor allem das sehr erfolgreiche Kinderhilfswerk UNICEF, doch gibt es auch noch den Global Fund, der Ländern beim Erwerb von Medikamenten und medizinischer Ausrüstung im Kampf gegen HIV, Tuberkulose und Malaria unterstützt. Inzwischen ist die Organisation, die mehr als einhundert Länder erreicht, das wichtigste Finanzierungsinstrument dieser internationalen Bemühungen. 2020 wurde die Versorgung um COVID-19-Hilfsmittel erweitert.

Natürlich sind die finanziellen Kosten nicht die einzige Hürde, die es zu nehmen gilt. Selbst wenn günstige Therapien vorhanden sind, könnte es schwierig werden, diese zu den Menschen zu bringen, die sie benötigen. Es muss sichergestellt werden, dass Patienten das richtige Mittel zur richtigen Zeit erhalten. (So müssen zum Beispiel mABs und Virostatika kurz nach Symptombeginn verabreicht werden, während die Gabe von Steroiden wie Dexamethason erst im späteren Verlauf angemessen ist, wenn der Patient bereits schwer erkrankt ist.)

Und selbst wenn all das gewährleistet ist, könnte etwas so scheinbar Banales wie die Verpackung eines Arzneimittels Menschen von dessen Einnahme abschrecken. Es gibt beispielsweise HIV-Medikamente, die vor einer Infektion schützen – man spricht hier von Präexpositionsprophylaxe –, doch viele Menschen mit Infektionsrisiko möchten diese Mittel nicht einnehmen, da sie befürchten, andere würden sie dann für HIV-positiv halten. Das Problem ließe sich lösen, indem man etwa Form, Größe und auch Farbe der Tabletten verändert – dies ist jedoch mit einigem Aufwand verbunden, da all diese Aspekte getestet werden müssen.

Doch es gibt noch weitere Hürden, wenn man die Bevölkerung von einkommensschwachen Ländern erreichen möchte. Bringt ein Pharmaunternehmen ein neues Medikament auf einen Markt, der große Profite verspricht, so wird dies über Jahre hinweg vorbereitet: Ziel ist, geeignete Patientengruppen zu erfassen und medizinisches Personal in der Anwendung des neuen Medikaments anzulernen.* Dabei kann es durchaus vorkommen, dass mehr Geld in diese Marktvorbereitung fließt als in die eigentliche Entwicklung und Herstellung des Medikaments! Wird jedoch

---

* Manchmal gehen sie dabei zu weit, wie etwa manche Unternehmen mit ihren Opioiden.

ein Medikament in armen Ländern in großen Mengen benötigt, wendet man generell wenig Zeit und Geld für einleitende Maßnahmen auf. Bei einem Ausbruch oder einer Pandemie verschärft sich die Situation noch, denn es bleibt kaum Zeit, mit medizinischem Personal und Patienten zu kommunizieren. Daher ist es nicht verwunderlich, wenn diese ein neues Arzneimittel nicht sofort annehmen oder unsicher sind, wie es anzuwenden ist.

Ich bin zuversichtlich, dass wir beim nächsten großen Ausbruch einer Infektionskrankheit über bessere Behandlungsmöglichkeiten verfügen als bei COVID-19. Ein Schlüsselelement ist hier die Möglichkeit, große Wirkstoffbibliotheken durchsuchen zu können und dadurch schnell herauszufinden, ob bereits vorhandene Therapien gegen neue Erreger wirksam sein könnten. Es gibt schon einige dieser Bibliotheken, doch wir benötigen weit mehr, und dies erfordert wiederum beträchtliche Investitionen in Wissenschaft, Industrie und neueste Software-Tools.

Wir brauchen Datenbanken, in denen viele verschiedene Wirkstoffarten versammelt sind, wobei manche Priorität haben sollten: Denn besonders vielversprechend sind meiner Ansicht nach sogenannte *pan-family therapies* beziehungsweise Breitbandtherapien, also Antikörper oder Medikamente, die ein breites Spektrum viraler Erkrankungen bekämpfen – und insbesondere gegen Virusinfektionen wirksam sind, die drohen, eine Pandemie auszulösen. Zudem ließe sich die Aktivierung unserer angeborenen (natürlichen) Abwehr verbessern, das heißt den Teil unseres Immunsystems, der quasi als vorderste Verteidigungslinie unseres Körpers fungiert und innerhalb von Minuten anschlägt, wenn ein Eindringling es bedroht. (Daneben gibt es die adaptive beziehungsweise erworbene Abwehr, die Erreger erkennt, mit denen wir bereits Kontakt hatten, und diese zu bekämpfen weiß.) Indem er unsere natürliche Abwehr stärkt, könnte ein Wirkstoff unserem Körper helfen, eine Infektion zu stoppen, bevor diese sich durchsetzt.

Zur Verwirklichung dieser vielversprechenden Ansätze muss mehr Geld in Forschung fließen, die sich damit beschäftigt, wie verschiedene gefährliche Erreger mit unseren Zellen interagieren. Wissenschaftler arbeiten derzeit daran, diese Wechselwirkungen nachzuahmen, um so schnell herauszufinden, welche Wirkstoffe beim Ausbruch eines gefährlichen Erregers erfolgreich eingesetzt werden könnten. Vor einigen Jahren habe ich die Vorführung eines »Lunge auf Chip«-Systems miterlebt: Der Versuchsaufbau bildet das menschliche Lungengewebe lebensnah nach und lässt Forscher untersuchen, wie verschiedene Medikamente, Erreger und menschliche Zellen aufeinander Einfluss nehmen.

Mit den Fortschritten im Bereich von künstlicher Intelligenz und maschinellem Lernen gelingt es schon heute, mögliche Angriffspunkte an bereits bekannten Erregern zu identifizieren – und ebendies wird auch bei neu aufkommenden Erregern möglich sein. Zugleich beschleunigen diese Technologien die Suche nach neuen Substanzen, welche diese Zielstrukturen beseitigen. Mit entsprechender Förderung könnten verschiedene Forschungsgruppen die vielversprechendsten neuen Wirkstoffe in Phase-1-Studien testen, bevor eine Epidemie ausbricht, oder zumindest könnte man verschiedenen Spuren folgen, die rasch in ein Produkt münden, sobald sich herausstellt, gegen welches Target sich ein Medikament richten soll.

Zusammengefasst lässt sich also festhalten, dass Arzneimittel uns nicht vor COVID-19 bewahren konnten, sie aber sehr wohl das Versprechen beinhalten, Leben zu retten und unsere Gesundheitssysteme bei zukünftigen Ausbrüchen vor einem Kollaps zu bewahren. Um dieses Versprechen voll auszunutzen, sollten wir in Forschungsbereiche und Systeme investieren, mit denen wir Therapien schneller entwickeln und den Menschen zur Verfügung stellen können, die sie benötigen – wo immer diese Menschen auch sind. Wenn wir dies erfolgreich bewerkstelligen, dann können wir beim nächsten Ausbruch eines gefährlichen Erregers Schäden minimieren und Millionen von Menschenleben retten.

KAPITEL 6

Die Impfstoffherstellung vorbereiten

Jetzt, da Milliarden von Menschen mindestens eine Dosis eines COVID-19-Impfstoffs erhalten haben, wird leicht vergessen, dass die Chancen für die Menschheit nicht gut standen. *Wirklich* nicht.

Es ist ein in der Geschichte der Medizin ungewöhnliches Ereignis, dass Wissenschaftler in der Lage waren, gleich mehrere erfolgreiche Impfstoffe gegen COVID-19 zu entwickeln. Und es ist

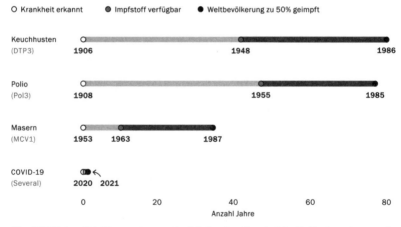

Die COVID-Impfstoffe wurden unglaublich schnell entwickelt. Es dauerte nur ein Jahr, bis sichere und wirksame Impfstoffe gegen das Virus entwickelt waren. Im Vergleich dazu vergingen achtzig Jahre zwischen der Entdeckung des Keuchhustens und der Immunisierung von 50 Prozent der Bevölkerung gegen diese Krankheit. (Our World in Data)[112]

geradezu ein Wunder, dass dies in ungefähr einem Jahr bewerkstelligt wurde.

Pharmaunternehmen sammeln ununterbrochen Daten und können berechnen, mit welcher Wahrscheinlichkeit ein Arzneimittel oder ein Impfstoffkandidat den mühsamen Prozess der Zulassung für den Einsatz am Menschen übersteht. Diese Berechnung, die als Wahrscheinlichkeit des technischen und regulatorischen Erfolgs bezeichnet wird, hängt von mehreren Faktoren ab, unter anderem, ob sich ähnliche Produkte bereits bewährt haben. Wenn man einen Impfstoff testet, der mehr oder weniger genauso funktioniert wie ein bereits zugelassener, stehen die Chancen für die Zulassung besser.

Üblicherweise liegt die durchschnittliche Erfolgswahrscheinlichkeit für Impfstoffkandidaten bei 6 Prozent.[113] Das heißt, wenn man mit einhundert Kandidaten beginnt, schaffen es nur sechs bis zur vollständigen Zulassung.* Die anderen scheitern aus einer Vielzahl von Gründen – sie gewähren möglicherweise keine ausreichende Immunität, oder die klinischen Studien liefern nicht die gewünschten eindeutigen Ergebnisse, oder sie haben unbeabsichtigte Nebenwirkungen.

Diese 6 Prozent sind natürlich nur ein Durchschnittswert. Bei Arzneimitteln und Impfstoffen, die auf der Basis bewährter Methoden entwickelt werden, liegen die Chancen um einige Prozentpunkte höher, und wenn man etwas Neues ausprobiert, liegen sie ein paar Punkte niedriger. Zunächst muss bewiesen werden, dass der zugrunde liegende Ansatz funktioniert. Dann muss möglicherweise auch bewiesen werden, dass der nach diesem Ansatz hergestellte spezifische Impfstoff funktioniert. Man muss umfangreiche Studien durchführen, die möglicherweise Hundert-

---

* Ein Impfstoffkandidat ist genau das, was man sich darunter vorstellt: Er kann sich als sicherer, wirksamer Impfstoff erweisen, befindet sich aber noch in der Entwicklungsphase. Es ist wie bei einem Gesetzesentwurf, der seinen Weg durch den Kongress oder das Parlament nimmt und vielleicht zum Gesetz wird, vielleicht aber auch nicht.

tausende von Menschen einbeziehen, und später muss man bei Millionen von Menschen auf Nebenwirkungen achten. Überall lauern Hindernisse.

Glücklicherweise lässt sich COVID-19 relativ leicht mit einem Impfstoff bekämpfen, auch weil das Spike-Protein auf seiner Oberfläche nicht so gut getarnt ist wie die Proteine auf einigen anderen Viren. Deshalb ist die Erfolgsquote bei COVID-19-Impfstoffen ungewöhnlich hoch.

Doch das viel zu wenig beachtete Wunder der COVID-19-Impfstoffe ist nicht die Tatsache, dass sie entwickelt und zugelassen wurden, sondern dass sie schneller entwickelt und zugelassen wurden als alle anderen Impfstoffe zuvor.

Tatsächlich geschah dies sogar schneller, als viele Menschen, mich eingeschlossen, öffentlich vorauszusagen wagten. Im April 2020 dachte ich zwar, dass wir bis Ende des Jahres einen Impfstoff haben könnten, aber in meinem Blog schrieb ich, dass es bis zu 24 Monate dauern könnte – ich hielt es für unverantwortlich, schnelle Erfolge in Aussicht zu stellen, wenn die Wahrscheinlichkeit groß war, dass sie nicht eintreten würden. Im Juni sagte ein Beauftragter der FDA gegenüber der *New York Times,* nachdem er erste Daten zu einigen vielversprechenden Impfstoffkandidaten gesehen hatte: »Realistisch betrachtet sind die zwölf bis achtzehn Monate, von denen die Rede war, ein ziemlich guter Richtwert, aber immer noch optimistisch.«[114]

Was dann tatsächlich geschah, war das Best-Case-Szenario. In den USA erhielt der von Pfizer und BioNTech hergestellte Impfstoff Ende Dezember die Notfallzulassung, nur ein Jahr nachdem die ersten COVID-19-Fälle festgestellt worden waren.[115] Um ein Gefühl dafür zu bekommen, wie schnell das ging, muss man sich bewusst machen, dass die Entwicklung eines Impfstoffs – von der ersten Entdeckung im Labor über den Nachweis seiner Wirksamkeit bis hin zur Zulassung – in der Regel zwischen sechs und zwanzig Jahren dauert.[116] Es kann bis zu neun Jahre dauern, bis ein Produkt am Menschen klinisch getestet werden kann, und selbst wenn man sich viel Zeit lässt, gibt es keine Garantie für den Erfolg. Die erste Studie für einen HIV-Impfstoff begann 1987, und es gibt immer noch keinen zugelassenen Impfstoff. Vor COVID-19 betrug der Geschwindigkeitsrekord für die Entwicklung eines Impfstoffs vier Jahre. Diese bemerkenswerte Leistung wurde mit einem Impfstoff gegen Mumps von dem Wissenschaftler Maurice Hilleman vollbracht, einem der produktivsten Impfstoffentwickler aller Zeiten.[117] Von den vierzehn derzeit in den USA für Kinder empfohlenen Impfstoffen haben er und sein Team bei Merck Pharmaceutical acht entwickelt, darunter solche gegen Masern, Hepatitis A und B sowie Windpocken.

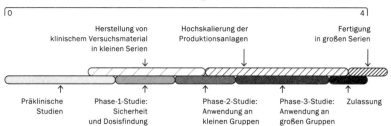

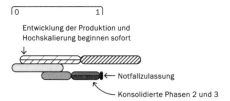

Herstellung eines Impfstoffs. Alle Impfstoffe durchlaufen ein strenges Verfahren, um zu gewährleisten, dass sie sicher und wirksam sind. Durch das Zusammenlegen der Entwicklungsstufen konnten für COVID-19 innerhalb eines Jahres mehrere Impfstoffe entwickelt werden, ohne dass die Sicherheit beeinträchtigt wurde. (NEJM)[118]

Im Jahr 1963 litt Hillemans fünfjährige Tochter Jeryl Lynn unter einer Halsentzündung. Er vermutete, dass sie Mumps hatte, eine Krankheit, gegen die es noch keinen zugelassenen Impfstoff gab. Er entnahm ihr mit einem Tupfer eine Probe aus dem Hals, ging in sein Labor und isolierte das Virus. Mit diesem entwickelte er schließlich im Jahr 1967 den ersten zugelassenen Mumps-Impfstoff. Dieser Mumps-Stamm wird heute noch zur Impfstoffherstellung verwendet und ist nach seiner Tochter benannt. Wenn Sie gegen Masern, Mumps und Röteln (MMR) geimpft wurden, haben Sie den Jeryl-Lynn-Stamm erhalten.

Zu Hillemans Zeiten war die Herstellung eines Impfstoffs innerhalb von vier Jahren eine fantastische Leistung. Einer der Gründe, warum er relativ schnell vorankam, waren aber auch die weniger strengen ethischen Standards für die Einholung von Einverständniserklärungen oder die Qualitätssicherung im Vergleich zu heute. Und trotzdem sind vier Jahre eine Katastrophe, wenn ein Krankheitsausbruch zu einer Pandemie zu werden droht.

Was daraus für die Prävention von Pandemien folgt, liegt auf der Hand: Wir müssen die Erfolgschancen von Impfstoffen erhöhen und die Zeit verkürzen, die nötig ist, um sie vom Labor zum Menschen zu bringen, ohne Abstriche bei Sicherheit oder Wirksamkeit zu machen. Außerdem müssen wir zahlreiche solcher Impfstoffe so schnell herstellen, dass sie innerhalb von sechs Monaten nach Entdeckung des Erregers für alle Menschen auf der Welt verfügbar sind.

Dies ist ein ehrgeiziges Ziel, und ich habe schon in der Einleitung erwähnt, dass einige Leute es für abwegig halten werden. Aber ich bin davon überzeugt, dass es möglich ist, und werde im weiteren Verlauf dieses Kapitels Argumente dafür anführen, warum ich es für machbar halte.

Damit ein Impfstoff das Labor verlässt und zum Empfänger gelangt, sind vier Schritte erforderlich: die Entwicklung, die Zulassung, die Herstellung in großen Mengen und die Auslieferung. Wir werden uns ansehen, wie die Prozesse auf dem Weg dorthin beschleunigt werden können, warum es so schwierig sein kann, einen Impfstoff zu entwickeln und zu testen, und warum es so lange dauert. Was genau geschieht in diesen fünf oder zehn Jahren, bevor er Marktreife erlangt? Wir werden auch untersuchen, warum Wissenschaftlerinnen im Fall von COVID-19 so

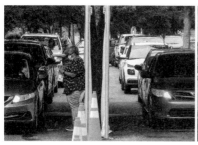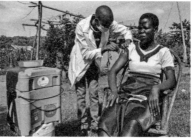

In den USA standen die Menschen in Autos an festgelegten Orten an, um sich impfen zu lassen, während viele Menschen in ländlichen Gebieten von Ländern mit niedrigen und mittleren Einkommen darauf angewiesen waren, dass eine begrenzte Anzahl von Dosen zu Fuß angeliefert wurden.[119]

viel schneller vorankamen als sonst. Es ist die faszinierende Geschichte von zwei heldenhaften Forscherpersönlichkeiten, die mit weitsichtiger Planung, hartnäckiger Forschung und mehr als nur ein bisschen Glück zum Ziel gelangten.

Wie wir bei COVID-19 gesehen haben, geht es leider nicht nur darum, einen Impfstoff zu entwickeln und zur Zulassung zu bringen. Es geht auch darum, ein System zu vermeiden, das den einen Menschen Zugang zum Impfstoff gewährt, anderen aber nicht, das heißt, es geht darum, genügend Impfdosen herzustellen und zu verteilen, damit alle, die sie benötigen, sie schnell erhalten, einschließlich der Menschen in Ländern mit niedrigen Einkommen, die ein hohes Risiko haben, schwer zu erkranken.

Die Verteilung der COVID-19-Impfstoffe in den Jahren 2020 und 2021 war, um noch einmal Hans Rosling zu zitieren, sowohl schlecht als auch besser als zuvor. Die Impfstoffe erreichten mehr Menschen in kürzerer Zeit als bei jeder anderen Impfaktion zuvor. Sie erreichten auch viele Menschen in armen Ländern schneller als je zuvor – aber nicht schnell genug. Wir werden also untersuchen, wie Impfstoffe gerechter verteilt werden können.

Zum Abschluss dieses Kapitels werden wir uns mit einem neuartigen Arzneimittel befassen, das die Impfstoffe ergänzen könnte – eines zum Inhalieren, das verhindern würde, dass das

175

Virus überhaupt in den Körper gelangt. Sich selbst und andere zu schützen wäre damit genauso einfach wie die Behandlung von Heuschnupfen.

Mein Zugang in die Welt der Impfstoffe erfolgte in den späten 1990er-Jahren, als ich mich mit globaler Gesundheit beschäftigte. Als mir klar wurde, dass Kinder in armen Ländern an Krankheiten starben, an denen Kinder in reichen Ländern niemals sterben würden, und dass der Hauptgrund darin lag, dass die eine Gruppe bestimmte Impfstoffe erhielt und die andere nicht, informierte ich mich über die ökonomischen Aspekte des Impfens. Hier lag ein klassischer Fall von Marktversagen vor: Milliarden von Menschen waren auf die großen Erfindungen der modernen Medizin angewiesen, da sie aber so wenig Geld hatten, konnten sie ihre Bedürfnisse nicht so äußern, dass die Märkte darauf ansprangen. Also gingen sie leer aus.

Eines der ersten großen Projekte der Gates Foundation war die Unterstützung bei der Gründung und Organisation der Impfallianz Gavi, einer Organisation, die Spenden sammelt, um arme Länder beim Kauf von Impfstoffen zu unterstützen.* Gavi schuf einen Markt, wo bis dahin keiner war: Seit dem Jahr 2000 hat sie dazu beigetragen, 888 Millionen Kinder zu impfen und etwa 15 Millionen Todesfälle zu verhindern.[120] Ich darf sagen, dass Gavi eines der Projekte der Gates Foundation ist, auf das ich besonders stolz bin. In Kapitel 8 werde ich darstellen, wie sie arbeitet und welche Rolle sie bei der Pandemieprävention spielen sollte.

Je mehr wir uns mit Impfstoffen beschäftigten, desto mehr lernte ich über die damit verbundenen wissenschaftlichen und wirtschaftlichen Aspekte. Es war nicht nur so, dass sich die armen Länder die vorhandenen Impfstoffe nicht leisten konnten, sie hatten auch nicht die Marktmacht, die Entwicklung neuer

---

* Die früher unter dem Namen Global Alliance for Vaccines and Immunization (GAVI) bekannte Organisation wurde vor einigen Jahren in Gavi, the Vaccine Alliance, umbenannt.

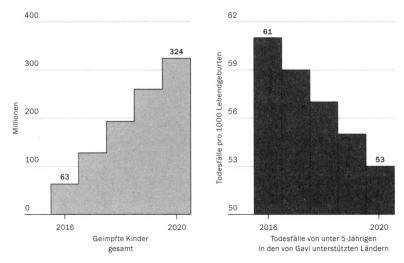

Gavi rettet Leben. Allein in den letzten fünf Jahren hat Gavi dazu beigetragen, 324 Millionen Kinder zu impfen. Dieses Schaubild zeigt die sinkende Kindersterblichkeitsrate, wenn die Impfraten steigen. (Gavi, UN IGME)[121]

Impfstoffe zu fordern, die gegen Krankheiten wirken, von denen hauptsächlich sie betroffen waren. Also stellte die Stiftung Experten für die Herstellung von Impfstoffen (und Arzneimitteln) ein. Ich musste mein Wissen über Chemie, Biologie und Immunologie enorm erweitern, verbrachte unzählige Stunden in Gesprächen mit Wissenschaftlerinnen und Forschern aus der ganzen Welt und besichtigte viele Impfstofffabriken.

Kurz gesagt, ich habe viel Zeit damit verbracht, mich über die Finanzen und Abläufe in der Impfstoffherstellung zu informieren, und ich kann sagen, dass sie ziemlich komplex sind.

Das liegt zum Teil an einer gesellschaftlichen Übereinkunft, dass wir bei Impfstoffen nur ein sehr geringes Risiko tolerieren. Diese Vorsicht ist vernünftig: Schließlich wird der Impfstoff gesunden Menschen verabreicht, und wenn er negative Nebenwirkungen hat, ist das Ziel verfehlt. (Die Menschen lassen sich nun mal nicht impfen, wenn sie mit schweren Nebenwirkungen rechnen müssen.) Daher ist die Branche stark reguliert, und die Impfstoffe durchlaufen ein langwieriges, strenges Prüf- und Überwachungsverfahren. Ich werde gleich noch erläutern, inwiefern sich das Verfahren von dem der Arzneimittelzulassung unterscheidet. Hier nur ein Beispiel dafür, wie streng das Verfahren ist: Beim Bau einer Produktionsanlage für die Impfstoffherstellung müssen Normen erfüllt werden, die fast jeden Aspekt des Gebäudes betreffen, von der Lufttemperatur, dem Luftvolumenstrom bis zum Ausrundungsradius der Zimmerecken.

Ein weiterer Grund, warum die Branche so herausfordernd ist, liegt an der Art des Produkts. Impfstoffe bestehen aus riesigen Molekülen, die etwa eine Million Mal schwerer sind als die Moleküle, aus denen Aspirin besteht. Viele werden in lebenden Zellen hergestellt – einige Grippeimpfstoffe werden beispielsweise in Hühnereiern gezüchtet –, und da etwas Lebendes von Natur aus eher unberechenbar ist, erhält man nicht unbedingt jedes Mal genau das gleiche Ergebnis. Um einen sicheren und wirksamen Impfstoff zu entwickeln, ist es jedoch entscheidend, jedes Mal das fast genau gleiche Ergebnis zu erzielen. Man benötigt hochspezialisierte Geräte und geschulte Techniker, um sie zu bedienen, und selbst dann gibt es bei jeder neuen Charge mindestens ein halbes Dutzend Variablen, die das Endprodukt auf subtile, aber entscheidende Weise verändern können.

Hat man einmal ein Verfahren zur Herstellung eines Impfstoffs gefunden und einen für den Menschen sicheren Impfstoff entwickelt, muss dieses Verfahren bei der Herstellung jeder Charge reproduziert werden. Nur so kann eine Regulierungsbehörde bestätigen, dass das gleiche Ergebnis wie zuvor vorliegt. Im Gegensatz zur Kontrolle eines kleinen Moleküls – dieses kann jemand prüfen und sagen: »Es ist mir egal, wie das Ding gemacht worden ist. Ich sehe, dass die richtigen Atome an den richtigen Stellen liegen« – muss bei der Kontrolle eines Impfstoffs die Regulierungsbehörde darauf achten, wie er hergestellt wird, und dann fortlaufend sicherstellen, dass nichts verändert wird. Dutzende von komplexen Experimenten, die ein Unternehmen entwickeln muss, um die Konsistenz zu gewährleisten, tragen erheblich zu

178

den endgültigen Kosten einer Impfdosis bei. Leider hat sich die Entwicklung mehrerer vielversprechender COVID-19-Impfstoffe deshalb erheblich verzögert, aber hier darf nicht gespart werden.

Eine Software zu reproduzieren ist im Vergleich dazu ein Kinderspiel. Ist der Code einmal ausgetestet (debugged), kann sie beliebig oft kopiert werden, ohne dass man befürchten muss, dass ein neuer Fehler auftaucht. Wenn beim Kopieren von Software gelegentlich neue Probleme auftauchen würden, wäre die Branche nicht annähernd so erfolgreich.

Außerdem ist die Entwicklung eines Impfstoffs sehr teuer: Die geschätzten Gesamtkosten für die Entwicklung und Zulassung liegen zwischen 200 und 500 Millionen Dollar. Der Betrag ist sogar noch höher, wenn man die Kosten für alle Misserfolge auf dem Weg dorthin mit einbezieht: Eine viel zitierte, aber umstrittene Studie zu Arzneimitteln (nicht Impfstoffen) beziffert den Gesamtbetrag auf 2,6 Milliarden Dollar,[122] und wie ich bereits erwähnt habe, ist die Herstellung von Arzneimitteln in der Regel viel weniger kompliziert als die von Impfstoffen. Beim Ausbruch einer Seuche sind die Impfstoffhersteller auch mit den hohen Erwartungen der Öffentlichkeit konfrontiert. Die Menschen wollen einen neuen Impfstoff, der sicher und wirksam ist, sie wollen ihn schnell, und sie wollen ihn billig.

Ich verteidige nicht jede Entscheidung, die Pharmaunternehmen jemals bei der Preisgestaltung eines Produkts getroffen haben, und ich verlange von niemandem, dass er Mitleid mit der Branche hat. Aber wenn wir ihr Fachwissen beim Entwickeln, Testen und Herstellen von Arzneimitteln und Impfstoffen nutzen wollen – und das müssen wir, wenn wir Pandemien verhindern oder gar stoppen wollen –, dann müssen wir die Herausforderungen, mit denen sie konfrontiert sind, die Entscheidungsprozesse, die dazu führen, an welchen Produkten weitergearbeitet werden soll, und die Beweggründe, die diese Entscheidungen in die eine oder andere Richtung lenken, verstehen.

Es mag auffallen, dass ich immer wieder Begriffe wie *Unternehmen*, *Industrie* und *Märkte* verwende. Dies deutet darauf hin, dass ein Großteil der Impfstoffentwicklung und -herstellung von privaten Unternehmen geleistet wird. Das ist beabsichtigt. Obwohl gemeinnützige Organisationen, Forschungseinrichtungen und Regierungen eine wichtige Rolle spielen, beispielsweise bei der Finanzierung der Grundlagenforschung und der breiten Bereitstellung von Impfstoffen, ist die Privatwirtschaft fast immer für die letzten Phasen der Entwicklung und der Herstellung von Impfstoffen in großen Mengen verantwortlich.

Dies wirkt sich entscheidend auf unsere Bemühungen aus, die weltweite Ausbreitung künftiger Krankheitsausbrüche zu verhindern. Zur Erinnerung: Unser Ziel ist es, die nächste Pandemie zu verhindern. Doch falls eine Krankheit sich weltweit ausbreitet, bevor wir sie eindämmen können, müssen wir auf jeden Fall genügend Impfstoffe für alle Menschen auf unserem Planeten produzieren, obwohl wir lieber verhindern würden, dass sich eine Krankheit überhaupt zu einer Pandemie auswächst. Wir benötigen also Impfstoffe für regionale Ausbrüche, bei denen die Zahl der potenziellen Empfänger eher in die Hunderttausende als in die Millionen oder Milliarden geht. Dies wird sich dramatisch auf die wirtschaftlichen Anreize für die Pharmaunternehmen auswirken. Warum sollte ein gewinnorientiertes Pharmaunternehmen die ganzen Mühen und finanziellen Mittel für die Impfstoffentwicklung aufwenden, wenn nur ein kleiner Kreis potenzieller Käufer vorhanden ist, insbesondere wenn es den Preis so niedrig ansetzen muss, dass es damit möglicherweise niemals in die Gewinnzone kommt?

Es wird nicht genügen, sich einfach auf die Kräfte des Marktes zu verlassen. Die Welt braucht einen Plan, um die Impfstoffhersteller schon im Voraus in Stellung zu bringen und neue Impfstoffe zu finanzieren. Dieser Plan sollte Geldmittel für die Vorbereitung von Impfstoffstudien und -zulassungen bereitstellen, wie es die US-Regierung bei COVID-19 getan hat, als sie 20 Milliarden Dollar einsetzte, um verschiedene Impfstoffkandidaten durch das Verfahren zu schleusen.

Außerdem sollten umfangreiche Mittel für die Erforschung und Entwicklung von Impfstoffen und anderen Instrumenten

180

bereitgestellt werden, von denen ein Teil an CEPI gehen sollte, die Organisation, die ich in der Einführung erwähnt habe und die Zuschüsse an wissenschaftliche Zentren und private Unternehmen vergibt, um sie zur Entwicklung von Impfstoffen und Impfstofftechnologien zu bewegen. Bis zum Sommer 2021 hatte CEPI 1,8 Milliarden Dollar für ihre Coronamaßnahmen aufgebracht, doch an der Vorbeugung zukünftiger Pandemien waren die Geldgeber weniger interessiert.[123] Das ist verständlich – wenn Millionen auf der ganzen Welt an einer einzelnen Krankheit sterben, lassen sich die Menschen schwer dazu bewegen, über eine Krankheit nachzudenken, die vielleicht irgendwann in der Zukunft auftaucht.

Diese Mittel jedoch sind Teil der Milliardenbeträge, die wir ausgeben müssen, um in Zukunft Millionen von Menschenleben zu retten und wirtschaftliche Verluste in Billionenhöhe zu verhindern. CEPI kann dazu beitragen, die Entwicklung von Impfstoffen, die gegen ganze Familien von Viren wirksam sind und daher auch Universalimpfstoffe genannt werden, voranzutreiben. Mit den heutigen COVID-19-Impfstoffen lernt das Immunsystem, einen Teil des Spike-Proteins auf der Oberfläche eines bestimmten Coronavirus anzugreifen. Doch jetzt wird an Impfstoffen geforscht, die auf Formen abzielen, die bei *allen* Coronaviren, einschließlich COVID-19 und seinen Varianten, vorkommen, und die sogar bei zukünftigen Erregern auftreten könnten. Mit einem Universalimpfstoff gegen Coronaviren könnte der Körper Viren bekämpfen, die es noch gar nicht gibt. Im Fokus dieser Impfstoffe sollten Corona- und Influenzaviren liegen, da diese für die schlimmsten Epidemien der letzten zwanzig Jahre verantwortlich waren.

Und schließlich sollte der weltweite Impfstoffplan die Zuteilung von Impfstoffdosen regeln, damit diese den größten Nutzen für die öffentliche Gesundheit entfalten und nicht einfach an den Meistbietenden gehen. Die Initiative COVAX (COVID-19 Vaccines Global Access) sollte dieses Problem während der Coronakrise lösen, hat aber aus Gründen, die größtenteils außerhalb ihres Einflusses lagen, ihre Ziele weit verfehlt.[124] Das mit der

Entwicklung von Impfstoffen verbundene Risiko sollte gebündelt werden, wobei die reicheren Länder die einkommensschwächeren Länder subventionieren. Aber die reichen Länder zogen sich im Wesentlichen aus dieser Vereinbarung zurück und handelten stattdessen ihre eigenen Verträge mit Impfstoffherstellern aus, was COVAX ins Hintertreffen brachte und seinen Verhandlungsspielraum mit diesen Unternehmen untergrub.

Außerdem dauerte es länger als erwartet, bis zwei der Impfstoffe, auf die COVAX gesetzt hatte, zugelassen wurden, und eine Zeit lang durfte COVAX die in Indien hergestellten kostengünstigen Impfstoffe nicht in andere Länder exportieren. Trotz dieser Schwierigkeiten ist COVAX der größte Impfstofflieferant für die ärmsten Länder der Welt. Beim nächsten Mal jedoch wird die Welt es besser machen müssen – darauf werde ich in Kapitel 9 noch zu sprechen kommen.

Die Finanzierung der Impfstoffforschung ist natürlich nur ein Teil des Problems. Neue Impfstoffe müssen auch entwickelt werden – sogar noch schneller als die COVID-19-Impfstoffe. Am vielversprechendsten sind dafür die Impfstoffe mit der mRNA-Technologie. Für die meisten Menschen kamen sie wie aus dem Nichts, doch in Wirklichkeit waren sie das Ergebnis jahrzehntelanger sorgfältiger Arbeit von Forscherinnen und Produktentwicklern, darunter zwei Persönlichkeiten, die für ihre revolutionäre Idee hart hatten kämpfen müssen.

Katalin Karikó wusste schon als Sechzehnjährige, dass sie Wissenschaftlerin werden wollte. Ihr besonderes Interesse galt der mRNA, den Molekülen, die (unter anderem) die Bildung von Proteinen in unserem Körper steuern. Als sie in den 1980er-Jahren in ihrem Heimatland Ungarn an ihrer Doktorarbeit arbeitete, ge-

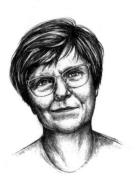

Die ungarische Biochemikerin Katalin Karikó trug zur Entwicklung der Technologie bei, die heute zur Herstellung von mRNA-Impfstoffen verwendet wird.[125]

langte sie zu der Überzeugung, dass winzige Stränge, ebendiese Boten- oder Messenger-RNA, in Zellen injiziert werden könnten, was es dem Körper ermöglichte, seine eigene Medizin herzustellen.

Die mRNA fungiert als eine Art Vermittler, der die Bauanleitung für die Proteine von der DNA zu den Zellfabriken transportiert, wo die Proteine zusammengesetzt werden. Man könnte sie mit einem Kellner vergleichen, der eine Bestellung aufnimmt und in die Küche weiterleitet, wo die Köche die Mahlzeit zubereiten.

Die Verwendung von mRNA zur Herstellung von Impfstoffen sollte eine erhebliche Abweichung von der Funktionsweise der meisten Impfstoffe bedeuten. Bei einer Infektion dringt das Virus in bestimmte Zellen unseres Körpers ein, erzeugt mithilfe der Zellmaschinerie Kopien von sich selbst und gibt dann die neu erstellten Viren ins Blut ab. Diese neuen Viren machen sich auf die Suche nach weiteren Zellen, in die sie eindringen können, und der Prozess setzt sich kreislaufartig fort.

Unser Immunsystem ist mittlerweile darauf getrimmt, im Körper nach Formen zu suchen, die es noch nie gesehen hat. Wenn es auf etwas stößt, das es nicht kennt, sagt es: »Hey, da tummelt sich eine neue Form. Das ist wahrscheinlich nicht so gut. Ich sollte sie lieber loswerden.«

Genialerweise kann unser Körper sowohl die Viren bekämpfen, die sich frei im Blutkreislauf bewegen, als auch die Zellen, in die sie eingedrungen sind. Um die Erreger im Blut zu bekämpfen, bildet unser Immunsystem Antikörper, die sich an eine spezielle Struktur des Virus heften. (Die Zellen, die Antikörper produzieren, heißen B-Zellen, und die Zellen, die infizierte Zellen angreifen, heißen T-Killerzellen.) Sobald wir Antikörper und T-Zellen produzieren, produziert unser Körper auch B-Gedächtniszellen und T-Gedächtniszellen, die, wie der Name schon sagt, unser Immunsystem daran erinnern, wie die neue Struktur aussah, falls sie wieder auftaucht.[*]

---

[*] Ich vereinfache die Dinge hier etwas.

Dieses System stoppt schließlich den ersten Angriff eines Virus und ermöglicht unserem Körper, beim nächsten Kontakt mit dem Virus eine schnellere Immunantwort auszulösen. Aber bei krankmachenden Viren – wie COVID-19 oder Influenza – sollte unser Immunsystem besser schon darauf vorbereitet werden, das Virus bereits beim ersten Auftreten zu bekämpfen. Genau das machen Impfstoffe.

Bei vielen herkömmlichen Impfstoffen wird eine abgeschwächte oder tote Form des Virus injiziert, das bekämpft werden soll. Unser Immunsystem erkennt die neuen Formen des Virus, schaltet sich ein und baut die Immunität auf. Bei einem abgeschwächten Virus stellt sich immer die Frage, ob es ausreichend abgeschwächt wurde – wenn nicht, könnte es wieder zu einer Form mutieren, die Krankheiten verursacht. Wurde es jedoch zu sehr abgeschwächt, löst es keine starke Immunantwort in unserem Körper aus. Ebenso lösen manche abgetöteten Viren keine nennenswerte Immunantwort aus. Es bedarf jahrelanger Laborarbeit und klinischer Studien, um sicherzustellen, dass herkömmliche Impfstoffe sicher sind und eine gute Immunantwort hervorrufen.

Die Idee hinter den mRNA-Impfstoffen war ziemlich clever. Wenn die mRNA die Aufträge für Proteine von der DNA entgegennimmt und sie an die Köche in der Zellküche weiterleitet, ließen sich diese Aufträge vielleicht ganz gezielt ändern? Würde man den Zellen beibringen können, Formen zu bilden, die den Formen des eigentlichen Virus entsprächen, würde der Impfstoff eine Immunantwort auslösen, ohne das Virus selbst einführen zu müssen.

Die mRNA-Impfstoffe – vorausgesetzt man könnte sie herstellen – wären ein großer Fortschritt gegenüber herkömmlichen Impfstoffen. Nach der Kartierung aller Proteine des zu bekämpfenden Virus würde man dasjenige identifizieren, das mit Antikörpern angegriffen werden soll. Dann würde man den genetischen Code des Virus studieren, um die Bauanleitung für dieses Protein zu finden, und diesen Code mithilfe von mRNA in den

Impfstoff einbauen. Würde man später ein anderes Protein angreifen wollen, würde man einfach die mRNA ändern. Dieser Entwicklungsschritt würde höchstens ein paar Wochen dauern. Als würde man beim Kellner Pommes frites statt Salat bestellen, und das Immunsystem würde dann den Rest erledigen.

Das Problem war nur: Es war nur eine Theorie. Noch nie hatte jemand einen mRNA-Impfstoff hergestellt. Außerdem hielten die meisten Fachleute allein schon den Versuch für verrückt, nicht zuletzt, weil mRNA von Natur aus instabil ist und schnell abgebaut werden kann. Es war völlig unklar, ob sich die modifizierte mRNA lange genug stabil halten ließ, um ihre Aufgabe zu erfüllen. Außerdem haben die Zellen ein Abwehrsystem entwickelt, um nicht durch fremde mRNA gekapert zu werden, und die Frage war, wie sich dieses umgehen ließ.

Im Jahr 1993 gelang Karikó und ihrem Chef während ihrer Forschungsarbeit an der University of Pennsylvania ein Kunststück, das ihnen eine gangbare Spur wies: Sie brachten eine menschliche Zelle dazu, eine winzige Menge neuer Proteine zu produzieren, indem sie eine modifizierte Version der mRNA verwendeten, die so geschickt verändert worden war, dass sie das Abwehrsystem der Zelle überwinden konnte.

Dies war ein Durchbruch, denn wenn sich die Produktion drastisch ausbauen ließ, könnte mithilfe der mRNA Krebs behandelt werden. Und obwohl Impfstoffe nicht im Mittelpunkt von Karikós Arbeit standen, erkannten andere Forscher, dass es möglich wäre, mRNA auch zur Herstellung von Impfstoffen zu verwenden – für Grippe, Coronaviren und vielleicht sogar für verschiedene Formen von Krebs.

Doch als Karikós Chef die akademische Welt verließ und zu einem Biotech-Unternehmen wechselte, kam ihre Arbeit unglücklicherweise ins Stocken. Sie verfügte jetzt weder über ein Labor noch über finanzielle Mittel für ihre Forschung, und obwohl sie einen Förderantrag nach dem anderen stellte, wurde jeder Antrag abgelehnt. Das Jahr 1995 war besonders entmutigend: Sie hatte eine Krebserkrankung, die Entfristung ihrer Stelle wurde aufgehoben, und ihr Mann saß in Ungarn fest, weil es Probleme mit seinem Visum gab.

Doch Karikó ließ sich nicht entmutigen. Ab 1997 arbeitete sie mit Drew Weissman zusammen, einem neuen Kollegen, der mit einem vielversprechenden Hintergrund an die University of Pennsylvania gekommen war. Er war Fellow an den National Institutes of Health unter Tony Fauci gewesen und daran interessiert, Karikós Arbeit über mRNA zur Entwicklung von Impfstoffen zu nutzen.

Gemeinsam hielten Karikó und Weissman weiter daran fest, mit im Labor veränderter mRNA zu arbeiten. Bei der Frage, wie noch mehr mRNA an den Abwehrsystemen der Zelle vorbeigeschleust werden könnte, wurden sie von weiteren Wissenschaftlern unterstützt.

Der Krebsforscher Pieter Cullis und seine Kollegen hatten im Jahr 1999 die Idee, Lipide – eigentlich winzige Fettstückchen – zu verwenden, um ein empfindliches Molekül wie die mRNA zu umhüllen und zu schützen.[126] Sechs Jahre später gelang dies erstmals dem Biochemiker Ian MacLachlan in Zusammenarbeit mit Cullis.[127] Die von ihm entwickelten Lipid-Nanopartikel ebneten den Weg für die ersten mRNA-Impfstoffe. Noch im Jahr 2010 bestand weder in der Regierung noch in der Privatwirtschaft Interesse daran, Impfstoffe mit mRNA herzustellen. Große Pharmaunternehmen hatten es versucht und waren gescheitert, und einige Forscher waren der Meinung, dass die mRNA niemals eine ausreichende Reaktion im Körper auslösen würde. Doch ein Vertreter der DARPA, des wenig bekannten Forschungsprogramms des US-Militärs, sah die Technologie als so vielversprechend an, dass er die Finanzierung von mRNA-Impfstoffen gegen Infektionskrankheiten sicherstellte.*

So bahnbrechend diese Arbeit auch war, sie führte nicht unmittelbar zu neuen Impfstoffen. Dies ist eigentlich die Aufgabe

---

* DARPA ist die Defense Advanced Research Projects Agency (dt.: Organisation für Forschungsprojekte der Verteidigung).

von Unternehmen, die den wissenschaftlichen Durchbruch in ein Produkt umsetzen, das zugelassen und verkauft werden kann. Genau zu diesem Zweck wurden das in den USA ansässige Unternehmen Moderna und die in Deutschland ansässigen Unternehmen CureVac und BioNTech gegründet. Im Jahr 2014 wechselte Karikó zu BioNTech, das an der Entwicklung eines mRNA-Impfstoffs gegen Krebs arbeitete.

Die ersten Bemühungen blieben erfolglos, trotz einer vielversprechenden Studie mit einem Tollwutimpfstoff. Doch Karikó und ihre Kollegen von BioNTech ließen sich nicht beirren, ebenso wenig die Wissenschaftlerinnen von Moderna. Und als COVID-19 zuschlug, machten sie sich sofort daran, einen Impfstoff gegen das neue Virus zu entwickeln.

Es war ein Volltreffer. Die Annahme, dass die Kartierung des Genoms eines Virus die Herstellung eines mRNA-Impfstoffs innerhalb weniger Wochen ermöglichen würde, erwies sich als genau richtig.

Im März 2020, nur sechs Wochen nach der Genomsequenzierung von SARS-CoV-2, gab Moderna bekannt, dass das Unternehmen einen mRNA-basierten Impfstoffkandidaten identifiziert und mit der Herstellung für klinische Versuche begonnen hatte. Am 31. Dezember erhielt der von BioNTech in Zusammenarbeit mit Pfizer hergestellte mRNA-Impfstoff von der WHO die Notfallzulassung. Als Karikó – wenige Tage vor der offiziellen Zulassung – die erste Dosis des Impfstoffs erhielt, für dessen Entwicklung sie so viel getan hatte, weinte sie.

Der Einfluss der mRNA-Impfstoffe auf die Coronapandemie kann nicht hoch genug eingeschätzt werden. Vielerorts werden praktisch alle COVID-19-Impfungen damit durchgeführt. Ende 2021 hatten über 83 Prozent der geimpften Menschen in der Europäischen Union einen Impfstoff von BioNTech/Pfizer oder Moderna erhalten, die beide mRNA verwenden. In den USA waren es 96 Prozent und in Japan wurden *ausschließlich* mRNA-Impfstoffe verwendet.[128]

mRNA-IMPFSTOFFE

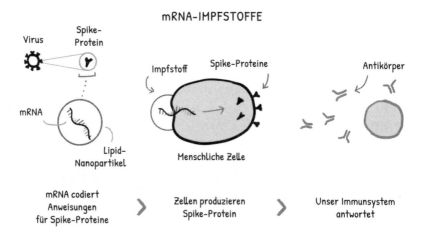

Für mich hat die mRNA-Geschichte folgende Moral: Wenn die Forschung Sinn ergibt, sollten wir auch auf verrückt klingende Ideen setzen, denn sie könnten genau den Durchbruch bringen, den wir brauchen. Es dauerte Jahre, bis wir die mRNA so weit verstanden hatten, dass wir sie für die Entwicklung von Impfstoffen nutzen konnten. Wir können froh sein, dass COVID-19 nicht fünf Jahre früher gekommen ist.

Die mRNA-Forscherinnen haben nun die Aufgabe, die Technologie weiter zu verbessern und auszubauen, beispielsweise mit der Entwicklung von Impfstoffen gegen HIV und neuen Behandlungsmöglichkeiten von Krankheiten. Vielleicht ist es sogar möglich, einen einzigen mRNA-Impfstoff herzustellen, der nicht nur vor einem, sondern gleich vor mehreren Krankheitserregern schützt. Und wenn wir zusätzliche Ressourcen für die zur Herstellung der von mRNA-Impfstoffen benötigten Rohstoffe finden, werden auch ihre Preise sinken.

Bei künftigen Ausbrüchen werden wir die Zeit zwischen dem ersten Auftreten und dem ersten Impfstoffkandidaten nicht mehr in Jahren oder Monaten, sondern in Tagen oder Wochen messen. Und dies wird mit ziemlicher Sicherheit durch die mRNA-Technologie ermöglicht.

Die mRNA-Impfstoffe sind wie ein neu entdeckter Stern am Himmel, wogegen Impfstoffe mit viralen Vektoren zwar genauso glitzern, aber nicht so viel Aufmerksamkeit bekommen, weil man sie schon länger kennt.

Wie die mRNA war auch der Ansatz mit viralen Vektoren Gegenstand jahrelanger Forschung und führte erst vor Kurzem zu Impfstoffen, die beim Menschen eingesetzt werden können. Dabei wird ein Spike-Protein oder anderes Zielprotein abgegeben, das unser Immunsystem als fremd erkennen soll. Die Übertragung funktioniert mit einer Version eines anderen Virus – zum Beispiel eines Erkältungsvirus –, das so verändert wurde, dass es für den Menschen unschädlich ist. Dieses Virus, der Träger des Oberflächenproteins, mit dem das Immunsystem lernt, Antikörper zu bilden, wird als Vektor bezeichnet.

Wer einen von Johnson & Johnson, der Oxford University oder AstraZeneca hergestellten Impfstoff erhalten hat oder das Covishield des Serum Institute of India (SII), hat eine mit einem viralen Vektor versehene Dosis erhalten. Obwohl die Herstellung des Oberflächenproteins schwieriger ist als die Herstellung der mRNA, konnten diese Impfstoffe dennoch sehr schnell entwickelt werden. Die ersten beiden COVID-19-Impfstoffe, bei denen virale Vektoren zur Anwendung kamen, kamen innerhalb von vierzehn Monaten auf den Markt und brachen damit den bisherigen Rekord für dieses Verfahren. Vor COVID-19 gab es nur Vektorimpfstoffe gegen Ebola, und es hatte fünf Jahre gedauert, bis diese zugelassen worden waren.

Eine andere Art von Impfstoff gibt es schon länger als die viralen und mRNA-Impfstoffe. Die sogenannten Protein-Untereinheitenimpfstoffe, die jeder von uns wahrscheinlich schon einmal zur Abwehr von Grippe, Hepatitis B oder humanen Papillomaviren (besser bekannt als HPV) erhalten hat. Anstatt das gesamte Virus zu verwenden, um das Immunsystem zu aktivieren, werden bei diesen Impfstoffen nur einige wichtige Teile eingebracht – daher die Bezeichnung »Untereinheit«. Da sie nicht das ganze Virus verwenden, sind sie einfacher herzustellen als Impfstoffe, die aus abgeschwächten oder abgetöteten Erregern bestehen, aber wie bei diesen lösen die Proteinuntereinheiten nicht immer eine ausreichend starke Immunantwort aus. Daher benötigen sie möglicherweise ein sogenanntes Adjuvans, eine Substanz, die das Immunsystem in Alarmbereitschaft versetzt und ruft: »Hey, sieh dir mal diese neue Form da drüben an! Du solltest besser lernen, sie anzugreifen.«

Das Pharmaunternehmen Novavax hat in einem ziemlich komplexen Verfahren einen adjuvantierten Protein-Untereinheitenimpfstoff gegen COVID-19 entwickelt: Sie veränderten einen Teil des Gens, das das Spike-Protein von COVID-19 erzeugt, brachten es in einen anderen Virustyp ein und verwendeten dieses Virus dann, um Zellen von Motten (!) zu infizieren. Die infizierten Mottenzellen wiesen Spikes auf, die denen des Coronavirus ähnelten. Nachdem diese Spikes extrahiert wurden, wurden sie mit einem Adjuvans gemischt, das aus der inneren Rinde des chilenischen Seifenrindenbaums gewonnen wurde – diese ist, so unglaublich es klingen mag, eines der wirksamsten Adjuvantien der Welt –, und zu einem Impfstoff verpackt. Wer mit Nuvaxovid oder Covovax in Berührung gekommen ist, hat einen Protein-Untereinheitenimpfstoff erhalten.

So optimistisch ich in Bezug auf diese Technologien auch bin, muss ich doch einen Vorbehalt anbringen: *Wir waren gut, aber wir hatten auch Glück.* Da Coronaviren bereits zwei frühere Epidemien verursacht hatten (SARS und MERS), war bereits viel über die Struktur des Virus bekannt. Dabei war von besonderer Bedeutung, dass sein charakteristisches Spike-Protein – die Spitzen des kronenähnlichen Virus, von dem wir unzählige Bilder gesehen haben – als potenzielles Angriffsziel für Impfstoffe bereits identifiziert war. Als dann die mRNA für einen COVID-19-Impfstoff verändert werden sollte, bestand schon eine Vorstellung davon, worauf dieser abzielen musste.

Wir lernen daraus, dass wir die Grundlagenforschung mit einer noch größeren Anzahl bekannter Viren und anderer Krankheitserreger fortsetzen müssen, damit wir schon vor dem nächs-

Hersteller	Impfstoff	Impfstofftyp	Datum der WHO-Notfallzulassung	Schätzung gelieferte Impfdosen bis Ende 2021
Pfizer, BioNTech	Comirnaty	mRNA	31. Dez. 2020	2,6 Milliarden
University of Oxford, AstraZeneca	Vaxzevria	Vektorimpfstoff	15. Feb. 2021	940 Millionen
Serum Institute of India *(Second Source von Oxford/ AstraZeneca)*	Covishield	Vektorimpfstoff	15. Feb. 2021	1,5 Milliarden
Johnson & Johnson, Janssen Pharmaceutical	J & J	Vektorimpfstoff	12. März 2021	260 Millionen
ModernaTX Inc, National Institute for Allergy and Infectious Diseases (NIAID)	Spikevax	mRNA	30. Apr. 2021	800 Millionen
Sinopharm, Beijing Institute of Biological Products	Covilo	inaktivierte Viruspartikel	7. Mai 2021	2,2 Milliarden
Sinovac Biotech Ltd	CoronaVac	inaktivierte Viruspartikel	1. Juni 2021	2,5 Milliarden
Bharat Biotech	Covaxin	inaktivierte Viruspartikel	3. Nov. 2021	200 Millionen
Serum Institute of India *(Second Source from Novavax)*	Covovax	Protein-Untereinheitenimpfstoff	17. Dez. 2021	20 Millionen
Novavax	Nuvaxovid	Protein-Untereinheitenimpfstoff	20. Dez. 2021	0
Sanofi	Sanofi	mRNA	Entwicklung eingestellt	0
University of Queensland, Commonwealth Serum Laboratories (CSL)	UQ/CSL *(V451)*	Protein-Untereinheitenimpfstoff	Entwicklung eingestellt	0
Merck, Institut Pasteur, Themis Bioscience, University of Pittsburgh	Merck *(V591)*	Vektorimpfstoff	Entwicklung eingestellt	0

Die verschiedenen COVID-Impfstoffe

ten Ausbruch einer Pandemie so viel wie möglich darüber wissen. Ebenso sollte die Forschung zu den im vorherigen Kapitel erwähnten Breitbandtherapien verstärkt werden.

Aber es wird nichts nützen, auf eine Pandemie schnell mit einem neuen Impfstoff zu reagieren, wenn es Jahre dauert, bis er das Zulassungsverfahren durchlaufen hat. Schauen wir uns also im Detail an, wie dieses Verfahren funktioniert und wie wir es beschleunigen können, ohne die Sicherheit oder Wirksamkeit des Impfstoffs zu beeinträchtigen.

Die Menschen haben Impfstoffe erfunden, lange bevor sie sicherstellen konnten, dass diese auch funktionieren. Der britische Arzt
Edward Jenner gilt als der Begründer der modernen Impfstoffe.
Er hatte im späten 18. Jahrhundert bewiesen, dass die Impfung
eines Jungen mit Kuhpocken – einer mit den Pocken verwandten, aber nur leichte gesundheitliche Beeinträchtigungen hervor-
rufenden Krankheit – ihn auch gegen die Pocken immun machte.* Das Wort Vakzin kommt von der Bezeichnung des Kuh-
pockenvirus Vaccinia, das wiederum von *vacca,* dem lateinischen
Wort für Kuh, abgeleitet ist.[129]

Ende des 19. Jahrhunderts konnte man sich gegen Pocken,
Tollwut, Pest, Cholera und Typhus impfen lassen. Aber man
wusste nicht, ob der Impfstoff wirklich etwas nützte und ob er
überhaupt sicher war.

Es war ein unregulierter Markt mit tragischen Folgen. In Cam-
den, New Jersey, verursachte ein kontaminierter Pockenimpfstoff
im Jahr 1901 einen Ausbruch von Tetanus. Im selben Jahr starben
in St. Louis dreizehn Kinder an einem kontaminierten Serum, das
vor der bakteriellen Infektion Diphtherie schützen sollte.[130] Die
Empörung über diese Vorfälle war für den US-Kongress der Anlass,
im Jahr 1902 das Hygienelabor des US-Gesundheitsdienstes zu finanzieren, damit es die Qualität von Impfstoffen und Arzneimitteln regulieren sollte. Die Regulierungsaufgaben gingen schließlich auf die FDA, die Food and Drug Administration, über.[131] Die
Verantwortung für die Forschung auf Bundesebene verblieb beim
Hygienelabor, den heutigen National Institutes of Health. Im
vorangegangenen Kapitel habe ich das Zulassungsverfahren für
Arzneimittel beschrieben. Bei Impfstoffen funktioniert es ganz
ähnlich, daher möchte ich hier nur eine kurze Zusammenfassung
geben und auf die wesentlichen Unterschiede bei der Erlangung
von Genehmigungen für jede dieser Möglichkeiten hinweisen.

---

* Wie viele Wissenschaftler seiner Zeit verfolgte Jenner breit gefächerte
  Interessen. Er war Ornithologe und erforschte auch den Winterschlaf
  von Igeln.

Die Wirkstoffentwicklung. Zwei bis vier Jahre Grundlagenforschung im Labor, um Kandidaten zu identifizieren.[132]

Präklinische Studien. Ein bis zwei Jahre zur Bewertung der Sicherheit eines Kandidaten und zur Untersuchung, ob er bei Tieren tatsächlich eine Immunantwort auslöst.

Klinische Studien Phase 1. Wenn die Aufsichtsbehörde der Regierung die Erlaubnis erteilt hat, klinische Studien am Menschen durchzuführen, werden Wirksamkeit, Sicherheit und Verträglichkeit mit erwachsenen Freiwilligen getestet, ähnlich wie bei den Arzneimittelprüfungen. Es gibt jedoch einige Unterschiede: In der Regel werden Impfstoffstudien mit zwanzig bis vierzig Freiwilligen pro Kohorte durchgeführt, da berücksichtigt werden muss, dass verschiedene Menschen unterschiedliche Immunantworten geben. Zu diesem Zeitpunkt soll nur festgestellt werden, ob der Impfstoff irgendwelche unerwünschten Wirkungen verursacht. Zur Beschleunigung des Verfahrens versuchen manche Unternehmen auch, die Studien der Phase 1 und Phase 2 in einem einzigen Protokoll zusammenzufassen. (Dies hat Johnson & Johnson für seinen COVID-19-Impfstoff gemacht.) Phase-1-Studien mit niedermolekularen Verbindungen können deutlich kleiner ausfallen.

Klinische Studien Phase 2. Der Impfstoffkandidat wird mehreren Hundert Personen verabreicht, die repräsentativ für die Bevölkerung sind, die erreicht werden soll. Dabei wird die Sicherheit des Impfstoffs gemessen, geprüft, ob das Immunsystem ausreichend reagiert, und die richtige Dosierung ermittelt.

Klinische Studien Phase 3. Groß angelegte Studien mit Tausenden oder Zehntausenden von Menschen, von denen jeweils die Hälfte ein Placebo beziehungsweise den wirksamsten derzeit verfügbaren Impfstoff erhält. In Phase 3 geht es um zwei Aspekte, für die viele Freiwillige aus verschiedenen Bevölkerungsgruppen benötigt werden, in denen die zu bekämpfende Krankheit weitverbreitet ist. Ein Ziel ist der Nachweis, dass der Impfstoff im Vergleich zu einem Placebo die Krankheit signifikant reduziert. Ist die Studie erst einmal angelaufen, muss man abwarten, bis ge-

193

nügend Krankheitsfälle aufgetreten sind, um festzustellen, ob die meisten Infektionen bei jenen auftreten, die das Placebo erhalten, und nicht bei denen, die den Impfstoff bekommen haben. Ein weiteres Ziel in dieser Phase ist es, relativ seltene Nebenwirkungen zu identifizieren, die zum Beispiel bei einem von tausend Geimpften auftreten. Um also zehn Fälle der Nebenwirkung entdecken zu können, braucht man 20 000 Freiwillige: 10 000, die den Impfstoff erhalten, und 10 000, die das Placebo erhalten.

Um sicherzustellen, dass der Impfstoff bei allen Menschen, die ihn brauchen, auch wirkt, benötigen wir einen vielfältigen Pool von Freiwilligen verschiedenen Geschlechts, verschiedener Bevölkerungsgruppen, Ethnien und Altersgruppen. Stephaun Wallace, Epidemiologe bei Fred Hutch in Seattle, ist einer von vielen Menschen auf der ganzen Welt, die sich um die Vergrößerung des Freiwilligen-Pools bemühen.

Als Schwarzer, der in Los Angeles aufgewachsen ist, weiß er aus erster Hand, wie die Hautfarbe jeden Bereich des gesellschaftlichen Umgangs mit Menschen prägt – einschließlich des Gesundheitssystems. In seinen Zwanzigern zog er nach Atlanta und gründete dort eine Organisation, die jungen schwarzen Männern, die mit HIV lebten, Unterstützung bot. Diese Erfahrung weckte sein Interesse an gesundheitlicher Ungleichheit und brachte ihn dazu, sich in seinem Beruf für deren Beseitigung einzusetzen.

Wallace ist bei Fred Hutch insbesondere damit befasst, die Durchführung klinischer Studien zu verbessern. Er und seine Kollegen legen großen Wert darauf, verschiedene Personengruppen anzusprechen, wozu auch die Zusammenarbeit mit Führungspersönlichkeiten aus verschiedenen gesellschaftlichen Gruppen gehört, die passgerechte Kommunikation mit diesen Gruppen, eine flexible Terminplanung und die Abfassung von Einverständniserklärungen in verständlicher, nicht-wissenschaftlicher Sprache.

Wallace arbeitete an Studien mit potenziellen HIV-Impfstoffen, als die Coronapandemie ausbrach. Rasch wechselte er zu den Studien für die wichtigsten COVID-19-Impfstoffkandidaten (sowie für einige Behandlungsansätze). Er nahm sogar selbst an einer der klinischen Studien teil, weil er hoffte, damit mehr Menschen seiner Hautfarbe davon zu überzeugen, dass die Impfstoffe sicher sind. Infolgedessen nahmen an diesen Studien mehr People of Color teil als an allen anderen, mit denen Wallace zuvor zu tun gehabt hatte.

Obwohl die Impfstoffstudien während der Coronakrise beschleunigt werden mussten – wie auch die Arzneimittelstudien –, wurden die Standards für Sicherheit und Wirksamkeit nicht geändert. Jeder Impfstoff, der von der WHO eine Notfallzulassung erhielt, ist an Tausenden von Menschen in aller Welt auf seine Sicherheit getestet worden. Da die COVID-19-Impfstoffe so vielen Menschen verabreicht wurden und ihre Sicherheit so genau nachgeprüft wurde, verfügt die Wissenschaft heute über umfassende Sicherheitsdaten zu den verschiedenen auf dem Markt befindlichen Impfstoffen – auch bei schwangeren Frauen zum Beispiel, die normalerweise bei klinischen Impfstoffstudien wegen der möglichen Nebenwirkungen für die Babys, die sie austragen, nicht vorrangig berücksichtigt werden.

Ein weiterer Grund für die schnelle Zulassung der COVID-19-Impfstoffe ist die Tatsache, dass die für die Zulassung verantwortlichen Personen wahnsinnig hart gearbeitet und einen Prozess, der Jahre dauern kann, auf wenige Monate verkürzt haben. Regierungsmitarbeitende in Washington, D. C., Genf, London und anderen Städten arbeiteten rund um die Uhr, prüften Daten aus Impfstoffstudien und gingen Hunderttausende Seiten von Dokumentationen durch. Dies darf nicht vergessen werden, wenn jemand schlecht über Regierungsmitarbeitende spricht. Wer zu den Menschen gehört, die frühzeitig einen COVID-19-Impfstoff erhalten haben und sich sicher war, dass er nicht ernsthaft schaden würde, hat dies auch den vielen unbekannten Heldinnen bei der FDA zu verdanken, die viele Stunden fern von ihren Familien gearbeitet haben.

Beim nächsten Mal müssen wir die Versuche und Zulassungen noch mehr beschleunigen. Die bereits in Kapitel 5 erwähnten Maßnahmen zur frühzeitigen Vorbereitung von Studien – zum

Beispiel die Vereinbarung von Regeln und die Schaffung einer Infrastruktur für ihre Durchführung – werden bei Impfstoffen ebenso hilfreich sein wie bei Arzneimitteln. Darüber hinaus haben Forscher und Regulierungsbehörden während der Coronakrise viel über die Sicherheit von mRNA- und viralen Vektorimpfstoffen gelernt und können dieses Wissen nutzen, um die Kandidaten in Zukunft noch schneller zu evaluieren.

Fahren wir mit dem hypothetischen Beispiel eines Pandemieausbruchs aus Kapitel 5 fort. Angenommen, die Welt ist nicht in der Lage gewesen, die Krankheit rechtzeitig einzudämmen, sodass sie sich weltweit ausgebreitet hat und Milliarden von Menschen geimpft werden müssen. Mehrere Impfstoffe haben das Genehmigungs- und Prüfverfahren durchlaufen und sind für die Anwendung am Menschen zugelassen. Damit kommen wir zu einem ganz anderen Problembündel: Wie können wir ausreichende Mengen dieser Impfstoffe herstellen und die Dosen so verteilen, dass sie den größten Nutzen entfalten?

Machen wir uns eine Vorstellung davon, wie viele Dosen hergestellt werden müssten: Jedes Jahr werden weltweit fünf bis sechs Milliarden Impfstoffdosen produziert – alle Kinderimpfungen, Grippeimpfungen, Polioimpfungen und vieles mehr mit eingerechnet. Im Falle einer großen Pandemie müssen fast acht Milliarden Dosen eines neuen Impfstoffs hergestellt werden (eine für jeden Menschen auf der Erde), vielleicht sogar sechzehn Milliarden (wenn es sich um einen Zweifachimpfstoff handelt), und dies, ohne bei anderen lebensrettenden Impfstoffen zurückzustecken. Unser Ziel müsste sein, dies in sechs Monaten zu schaffen.

Und wer mit der Herstellung von Impfstoffen zu tun hat, hat bei jedem Produktionsschritt mit Schwierigkeiten zu kämpfen:

- Im ersten Schritt – der Herstellung der aktiven Bestandteile für den Impfstoff – müssen möglicherweise Zellen oder Bakterien gezüchtet, mit dem zu bekämpfenden Krankheitserreger infiziert und die von ihnen produzierten Substanzen für den Impfstoff gewonnen werden. Dazu wird ein Behälter benötigt, der sogenannte Bioreaktor – das ist entweder ein wiederverwendbarer Stahltank oder ein Einweg-Plastikbeutel –, beides ist jedoch nur begrenzt verfügbar. Zu Beginn der Pandemie wurden von verschiedenen Unternehmen, die auf einen frühen Durchbruch hofften, massenhaft Bioreaktoren aufgekauft. Wer den Massenansturm auf Toilettenpapier erlebt hat, kann vielleicht nachvollziehen, wie sie sich fühlten.

- Als Nächstes wird der Impfstoff mit anderen Dingen gemischt, um ihn wirksamer oder stabiler zu machen. Handelt es sich um einen mRNA-Impfstoff, wird ein Lipid zum Schutz der mRNA benötigt. Handelt es sich um eine andere Art, wird möglicherweise ein Adjuvans benötigt. Leider sind chilenische Seifenrindenbäume nur schwer erhältlich. Soll ihre Rinde als Adjuvans verwenden werden, kann sich die Herstellung wegen der langen Wartezeit verzögern. Für eine rasche Produktionssteigerung müssen in Zukunft mehr synthetische Versionen von Adjuvantien hergestellt werden.
- Schließlich müssen die Dosen in Ampullen abgefüllt werden. Dafür werden sterile, hochpräzise Geräte benötigt, und die Ampullen unterliegen strengen Vorgaben, bis hin zur Art des Glases und des Verschlusses. (Während der Coronakrise gab es einmal die Befürchtung, dass der hochwertige Sand ausgehen könnte, der zur Herstellung dieses Glases verwendet wird.) Die Ampullen müssen gemäß den Vorschriften des Landes, in dem der Impfstoff verkauft wird, beschriftet werden (dazu gehören auch die jeweils zulässigen Sprachen), und diese Vorschriften unterscheiden sich von Land zu Land.

Seit Jahren wird im Zusammenhang mit der globalen Gesundheit darüber diskutiert, ob der Verzicht auf geistige Eigentumsrechte vonseiten der Unternehmen ein wirksames Mittel ist, um mehr Impfstoffe oder Arzneimittel zu produzieren. In einigen Fällen haben Verzichtserklärungen den Zugang zu kostengünstigen Arzneimitteln ermöglicht, wie bei den in Kapitel 5 erwähnten

HIV-Medikamenten. Dies stieß im Jahr 2021 erneut auf großes Interesse, als Befürworter einer solchen Möglichkeit die Welthandelsorganisation (WTO) aufforderten, den Schutz des geistigen Eigentums für COVID-19-Impfstoffe aufzuheben.

Es mussten unbedingt größere Mengen von Impfstoffen hergestellt werden. Wie das möglich ist, möchte ich an anderer Stelle in diesem Kapitel erläutern. Leider kamen die Aufrufe zum Verzicht auf geistige Eigentumsrechte zu spät, um die Versorgungslücken zu schließen. Es gibt weltweit nur eine begrenzte Anzahl von Produktionsanlagen und Personen, die in der Lage sind, Impfstoffe herzustellen, die alle nationalen und globalen Anforderungen an Qualität und Sicherheit erfüllen. Und da die meisten Impfstoffe sehr spezifische Produktionsprozesse voraussetzen, kann man eine Anlage nicht einfach von der Herstellung von Vektorimpfstoffen auf die Herstellung von mRNA-Impfstoffen umstellen. Man braucht neue Geräte und Apparaturen, und die Mitarbeitenden müssen entsprechend geschult werden, und selbst dann muss die Anlage noch für die Herstellung des neuen Produkts zugelassen werden.

Angenommen, die Unternehmen werden aufgefordert, ihre Rezepturen für zugelassene Impfstoffe freizugeben, und Unternehmen B möchte den zugelassenen Impfstoff von Unternehmen A nachbauen und alle erforderlichen Standards erfüllen. Dann reicht es aber nicht, nur das Rezept von A zu erhalten – es werden auch weitere Informationen benötigt, zum Beispiel Einzelheiten über den Herstellungsprozess, Daten aus klinischen Studien und Details darüber, was das Unternehmen den Zulassungsstellen mitgeteilt hat. Da einige dieser Informationen auch für andere Produkte von A gelten – vielleicht wollen sie das gleiche Verfahren zur Herstellung eines Krebsimpfstoffs verwenden, wird A zögern, sie herauszugeben.

Wenn B trotzdem weitermacht, aber auch nur im Geringsten von A's Herstellungsverfahren abweicht, müssen neue klinische Studien durchgeführt werden, was den Zweck der Patentüberlassung durch A zunichtemachen würde. Zu guter Letzt werden die beiden Unternehmen zwei vermeintlich ähnliche Produkte auf den Markt bringen, die möglicherweise ein unterschiedliches Maß an Sicherheit und Wirksamkeit aufweisen. Dies stiftet Verwirrung über die Impfstoffe, und das zu einer Zeit, in der Klarheit so wichtig ist. Unternehmen B kann deswegen zwar nicht von A verklagt werden, aber ansonsten hat es nicht viel gewonnen.

Hinzu kommt, dass die Herstellung eines Impfstoffs in der Regel komplizierter ist als die eines Arzneimittels. Die Herstellung vieler Medikamente beruht auf chemischen Prozessen, die genau definiert und messbar sind, bei vielen Impfstoffen ist das jedoch anders. Zu ihrer Herstellung werden häufig lebende Organismen eingesetzt – von Bakterien bis hin zu Hühnereiern.

Lebende Organismen verhalten sich nicht immer genau gleich, das heißt, selbst wenn man dasselbe Verfahren wiederholt, kommt nicht zwangsläufig jedes Mal das genau gleiche Produkt heraus, und es ist viel schwieriger zu erkennen, ob die generische Version in allen wichtigen Punkten mit dem Original übereinstimmt. Die Herstellung eines Impfstoffs umfasst in der Regel Tausende von Schritten! Selbst für einen erfahrenen Impfstoffhersteller ist es schwierig, das Verfahren eines anderen Unternehmens zu duplizieren. Er hat am ehesten Erfolg, wenn er technische Unterstützung von den ursprünglichen Herstellern erhält.

Aus diesem Grund gibt es Generika, aber keine generischen Impfstoffe. Auch wenn sich die Situation in Zukunft ändern sollte, insbesondere wenn die mRNA-Impfstofftechnologie weiter ausgereift ist, ist dies im Moment keine realistische Option. Der Verzicht auf den Schutz geistiger Eigentumsrechte im Jahr 2021 hätte das Angebot an COVID-19-Impfstoffen in einer Situation, als sie dringend benötigt wurden, nicht wesentlich erhöht.

Die wichtigsten Entscheidungen darüber, wie schnell genügend Impfstoff für die gesamte Welt zur Verfügung steht, wurden im Jahr 2020 getroffen. In der ersten Hälfte jenes Jahres arbeiteten mehrere Organisationen – darunter CEPI, Gavi, nationale Regierungen und die Gates Foundation – mit vielen Unternehmen des Impfstoff-Ökosystems an Vereinbarungen, die die Anzahl der produzierten Impfstoffe maximieren sollten. Der gewählte Ansatz bestand nicht einfach darin, das geistige Eigentum zur Verfügung zu stellen und die Hersteller zu bitten, eigene Produktionsanlagen zu konzipieren und Studien durchzuführen. Vielmehr sollten sie miteinander kooperieren und alle Informationen austauschen – einschließlich der Planung der Produktionsanlagen und der Methoden zur Qualitätskontrolle der Impfstoffe – und mit den Zulassungsbehörden zusammenarbeiten. Bis zum Jahr 2020 waren solche Vereinbarungen selten, aber angesichts der Dringlichkeit, möglichst schnell viele Impfstoffe herzustellen, boten sie die beste Möglichkeit, zusätzliche Fabriken in Produktion zu bringen, ohne die behördliche Zulassung oder die Qualität zu gefährden.

Solche Geschäfte werden Second Sourcing genannt. Bei einem Second-Source-Geschäft erklärt sich ein Unternehmen mit einem brauchbaren Impfstoffkandidaten bereit, mit einem anderen Unternehmen als Zweitlieferanten zusammenzuarbeiten, um diesen Impfstoff in dessen eigener Anlage herzustellen.[133] Sie nutzen nicht nur gemeinsam das Rezept, sondern auch das Wissen über dessen Anwendung sowie Personal, Daten und biologische Proben. Das ist ungefähr so, als würden wir ein Kochbuch von David Chang kaufen, und dieser käme dann mit den Zutaten zu uns nach Hause und erklärte uns sein Ramen-Rezept. Dabei handelt es sich um komplexe Vereinbarungen, bei denen es um die mit der Übertragung verbundenen Kosten und den damit verbundenen Zeitaufwand geht, die erforderlichen Lizenzen auszuhandeln und sich auf Bedingungen zu einigen, die für beide Parteien akzeptabel sind. Für beide Seiten gibt es zudem viele Gründe, die gegen ein solches Geschäft sprechen: Man stelle sich vor, Ford würde Honda einladen, seine Fabrikanlagen für die Herstellung von Honda Accords zu nutzen.

Aber wenn sie funktionieren, sind diese Arrangements bemerkenswert. Es waren solche Second-Source-Vereinbarungen – und nicht ein von der Regierung vorgeschriebener Verzicht auf geistiges Eigentum –, die es dem Serum Institute of India ermöglichten, eine Milliarde Dosen des COVID-19-Impfstoffs in Rekordzeit und zu sehr niedrigen Kosten herzustellen.

Vor der Coronapandemie wurden die meisten Impfstoffe, die für Länder mit niedrigen und mittleren Einkommen bestimmt waren, nicht im Rahmen von Second-Source-Vereinbarungen produziert, sondern von Low-Cost-Produzenten, die gemeinnützige Mittel erhielten, um selbst einen Teil der Entwicklung zu leisten. Doch während der Pandemie schlossen die Unternehmen immer mehr Second-Source-Vereinbarungen ab. In knapp zwei Jahren hat ein einziger Hersteller, AstraZeneca, Second-Source-Verträge mit fünfundzwanzig Werken in fünfzehn Ländern abgeschlossen. (Es sei daran erinnert, dass AZ auch zugestimmt hat, auf seine Gewinne aus dem COVID-19-Impfstoff zu verzichten.) Novavax unterzeichnete ebenfalls eine Vereinbarung mit dem SII, aus der ein Impfstoff hervorging, der jetzt in vielen Ländern eingesetzt wird, und Johnson & Johnson unterzeichneten ein Abkommen mit dem indischen Unternehmen Biological E. Limited und dem südafrikanischen Unternehmen Aspen Pharmacare. Insgesamt führten Second-Source-Geschäfte zur Produktion von Milliarden zusätzlicher Corona-Impfdosen. Und in Zukunft können solche Geschäfte sogar noch schneller abgeschlossen werden, wenn die jetzt kooperierenden Unternehmen ihre Beziehungen weiter pflegen, sodass sie beim nächsten Ausbruch nicht wieder bei null anfangen müssen.

Ich hoffe, dass auch dieses Problem durch die mRNA-Impfstoffe leichter gelöst werden kann. Viele konventionelle Methoden zur Impfstoffherstellung werden geheim gehalten, das heißt, beim Abschluss eines Second-Source-Geschäfts gibt es tausend winzige Details zu beachten. Bei den mRNA-Impfstoffen ist jedoch der grundlegende Ansatz so ziemlich derselbe – man tauscht einfach die alte mRNA gegen die neue aus und stellt sicher, dass die Lipide richtig hergestellt werden –, daher sollte es einfacher sein, sie an andere Hersteller weiterzugeben. Außerdem sind auch einige neue modulare Technologien in Vorbereitung, die, wenn sie sich bewähren, den Bau und Betrieb von Produktionsanlagen billiger und einfacher machen werden. Diese wären flexibler und könnten je nach Bedarf an die Herstellung verschiedener Arten von Impfstoffen angepasst werden.

Schließlich gibt es eine Reihe von Maßnahmen, die globale Organisationen wie die WHO und CEPI ergreifen können. Die WHO müsste die Kennzeichnung auf den Ampullen standardisieren, damit die Unternehmen nicht eine Vielzahl unterschiedlicher Etiketten für ein und denselben Impfstoff anfertigen müssen. CEPI und andere sollten die Rohstoffe für die Herstellung von Impfstoffen und Ampullen vorab aufkaufen und sie später an die Hersteller mit den vielversprechendsten Kandidaten weitergeben. Dies wurde von CEPI während der Coronapandemie mit Glasampullen gemacht, um einen Vorrat zu sichern, falls ein Unternehmen nicht genügend geordert hatte.

COVID-19-Impfstoffe verringern das Risiko schwerer Erkrankungen und Todesfälle erheblich, aber wie schnell man eine Impfung erhält, hängt zum großen Teil davon ab, ob man in einem reichen Land, einem Land mit mittleren Einkommen oder einem armen Land lebt. Im Jahr 2021 hat mehr als die Hälfte der Weltbevölkerung mindestens eine Dosis eines COVID-19-Impfstoffs erhalten. In Ländern mit niedrigen Einkommen waren es nur 8 Prozent[134] – und was noch schlimmer ist: junge, gesunde Menschen in reichen Ländern, die eher nicht an COVID-19 erkranken oder daran sterben, bekamen die Impfung vor den älteren Menschen und Mitarbeitenden in kritischen Infrastrukturbereichen der ärmeren Länder, die einem viel höheren Risiko ausgesetzt waren.

Theoretisch hätten wir diese Ungleichheit durch eine gerechtere Verteilung der vorhandenen Dosen beseitigen können. Es stimmt, dass die reichen Länder ihren Zusagen nicht nachgekommen sind, in der Coronapandemie über eine Milliarde Dosen an die ärmeren Länder abzugeben. Doch selbst wenn sie diese Zusagen erfüllt hätten, hätte die Versorgungslücke damit nicht geschlossen werden können. Und die Abgabe von Dosen an sich ist keine dauerhafte Lösung – es ist ziemlich unwahrscheinlich, dass

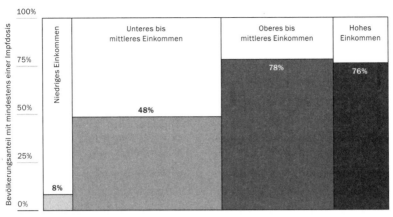

Ungleichheit bei Impfstoffen. Im Dezember 2021 hatten Menschen in den wohlhabenderen Ländern weitaus höhere Corona-Impfquoten als Menschen in Ländern mit geringeren Einkommen. Die Breite jedes Kästchens entspricht dem jeweiligen Anteil an der Weltbevölkerung. (Our World in Data)[135]

die reichen Länder in Zukunft eher dazu bereit sein werden. Es gibt wohl kaum einen Politiker, der seinen jungen Wählern sagen möchte, dass sie sich nicht impfen lassen können, weil die Impfdosen in ein anderes Land geliefert werden, und das zu einer Zeit, in der Schulen noch immer geschlossen sind und Menschen noch immer an der Krankheit sterben.

Deshalb bin ich der Meinung, dass es realistischer ist, sich nicht in erster Linie auf die Umverteilung zu konzentrieren, sondern auf die Herstellung von mehr Impfstoff, und zwar so viele Dosen, dass sich die Frage, wer aus einem begrenzten Vorrat schöpfen darf und wer nicht, gar nicht mehr stellt. Im Jahr 2021 gab das Weiße Haus ein ehrgeiziges Ziel bekannt: Entwicklung, Erprobung, Herstellung und Verteilung eines sicheren, wirksamen Impfstoffs an alle Menschen auf der Welt sollen innerhalb von sechs Monaten nach Erkennen einer Bedrohung realisiert werden.[136] Wenn eine Zweifachimpfung nötig ist, bedeutet dies, dass ein halbes Jahr nach Identifizierung des Erregers etwa

203

16 Milliarden Dosen hergestellt sein müssen. Gehen wir also der Frage nach, worauf es ankommt, um genügend Impfdosen für die Welt herzustellen, und beginnen wir mit einem Blick auf die Preisgestaltung von Impfstoffen und die Instrumente, wie sie billiger gemacht werden können.

Die Entwicklung eines neuen Produkts ist sehr teuer, daher versuchen die Unternehmen, die neue Impfstoffe entwickeln, ihre Kosten so schnell wie möglich wieder hereinzuholen, das heißt, sie verkaufen die Dosen zu einem Preis, den sich reiche Länder leisten können. Selbst wenn das ursprüngliche Herstellungsverfahren einen relativ hochpreisigen Impfstoff hervorgebracht hat, haben die Unternehmen kaum Interesse an einer Produktüberarbeitung, da sie das regulatorische Zulassungsverfahren noch einmal durchlaufen müssten.

Bei einigen Impfstoffen einigte man sich auf die Zusammenarbeit mit Herstellern in Entwicklungsländern, um einen neuen Impfstoff für dieselbe Krankheit zu entwickeln und gleichzeitig sehr niedrige Herstellungskosten sicherzustellen. Dies ist viel einfacher als die eigentliche Impfstoffentwicklung, denn man weiß, dass es funktioniert, und kennt die erwünschte Immunantwort.

Ein gutes Beispiel dafür ist der Fünffach-Impfstoff. Die verbreitetste Variante wurde Anfang der 2000er-Jahre entwickelt, aber es gab nur einen Hersteller, und mit mehr als 3,50 Dollar pro Dosis war er für Länder mit niedrigen und mittleren Einkommen relativ teuer.[137] Die Gates Foundation und ihre Partner arbeiteten mit zwei indischen Impfstoffherstellern zusammen – Bio E. und SII, die später auch mit der Produktion von COVID-19-Impfstoffen begonnen haben –, um einen überall erschwinglichen Fünffach-Impfstoff zu entwickeln. Dadurch konnte der Preis auf unter 1 Dollar pro Dosis gesenkt und die Durchimpfungsrate so erhöht werden, dass heute über 80 Millionen Kleinkinder jährlich drei Dosen des Impfstoffs erhalten. Das ist das Sechzehnfache gegenüber 2005.[138]

Ähnliche Vereinbarungen haben zu neuen Impfstoffen gegen zwei der häufigsten Todesursachen bei Kindern geführt: Rotavirus und Pneumokokken (eine schwere Atemwegserkrankung). Sowohl das Serum Institute als auch das ebenfalls in Indien ansässige Unternehmen Bharat Biotech haben erschwingliche Rotavirus-Impfstoffe entwickelt, die nun jedem Kind in ihrem Land zur Verfügung stehen. Sie werden auch in mehreren afrikanischen Ländern verwendet, und beide Unternehmen versuchen, den Zugang dazu in den ärmsten Ländern der Welt zu vereinfachen. Während ich dieses Buch schrieb, kündigte Indien an, dass es den Zugang zum Pneumokokken-Impfstoff von bisher weniger als der Hälfte der Bundesstaaten auf das gesamte Land ausweiten möchte – eine Entscheidung, die jedes Jahr Zehntausenden von Kindern das Leben retten wird.[139]

In den letzten zwei Jahrzehnten war die Gates Foundation der größte Geldgeber für die Herstellung von Impfstoffen in Entwicklungsländern. Wir haben aus dieser Erfahrung gelernt, dass der Aufbau eines ganzen Ökosystems für die Impfstoffherstellung für diese Länder ein langer und beschwerlicher Weg ist. Die Hindernisse können jedoch überwunden werden.

Da ist zum einen die Frage der behördlichen Zulassung. Die WHO muss jeden Impfstoff genehmigen, der von UN-Einrichtungen wie COVAX gekauft wird. Wurde der Impfstoff zuerst von den Vereinigten Staaten, der Europäischen Union oder einigen wenigen anderen Regierungen der Welt zugelassen, erfolgt die Prüfung durch die WHO relativ schnell. Andernfalls fällt die Prüfung durch die WHO sehr viel gründlicher aus und kann bis zu einem Jahr dauern. (Allerdings bemüht sich die WHO, das Zulassungsverfahren für alle zu beschleunigen.)

Indien und China, die beide über eine leistungsfähige Impfstoffindustrie verfügen, bemühen sich um eine entsprechende Einstufung, um eine schnellere Prüfung durch die WHO möglich zu machen. Sobald dies geschehen ist, wird der Rest der Welt noch schnelleren Zugang zu den in diesen Ländern hergestellten Impfstoffen und anderen Innovationen haben, als dies jetzt der Fall ist. In Afrika arbeiten regionale Gruppen mit der WHO und anderen Partnern zusammen, um die Qualität der Genehmi-

205

gungsverfahren auf dem Kontinent zu verbessern. Außerdem haben die Regierungen damit begonnen, internationale Normen für Impfstoffe festzulegen, damit die Hersteller nicht in jedem Land unterschiedliche Anforderungen erfüllen müssen.

Neben dem Zulassungsverfahren gibt es noch ein weiteres Problem: Impfstoffhersteller müssen, um wirtschaftlich zu überleben, zwischen den Krankheitsausbrüchen andere Produkte herstellen. Wenn neue Impfstoffe gegen Krankheiten wie Malaria, Tuberkulose und HIV zur Verfügung stehen, wird sich der Impfstoffmarkt insgesamt vergrößern und möglicherweise Platz für neue Produzenten schaffen. Und in der Zwischenzeit können die Länder den Abfüllprozess übernehmen, also Impfstoffe, die anderswo hergestellt wurden, in Ampullen abfüllen und verteilen.

Mitte der 2000er-Jahre besuchte ich auf einer Reise nach Vietnam eine Klinik auf dem Land, um aus erster Hand zu erfahren, mit welchen Schwierigkeiten die Beschäftigten vor Ort konfrontiert waren. Als großer Befürworter und Förderer von Impfstoffen interessierte mich besonders, wie Impfstoffe über die, wie die Leute in der Praxis sagen, »letzte Meile« geliefert werden – also der Transport von einem Depot zu einer abgelegenen Klinik und schließlich zum Patienten.

Die Klinik hatte gerade eine Lieferung des neuen Rotavirus-Impfstoffs erhalten, den ich in Kapitel 3 erwähnt habe, aber es gab ein Problem. Ein Mitarbeiter versuchte, ein paar Ampullen in eine tragbare Kühlbox zu sortieren. (In diesen Kühlboxen transportieren die Impfärztinnen die Impfstoffe, wenn sie im Land unterwegs sind.)

Die neuen Fläschchen passten jedoch nicht in die Kühlbox.

Was wie eine Kleinigkeit erscheinen mag, ist ein großes Problem. Die meisten Impfstoffe verlieren ihre Wirksamkeit, wenn sie auf dem Weg vom Herstellungsort zum endgültigen Bestimmungsort nicht kühl gelagert werden – in der Regel zwischen 2 und 8 Grad Celsius. Wenn die Fläschchen nicht kühl gelagert werden können, verlieren die Dosen ihre Wirksamkeit und müssen weggeworfen werden. (Die Aufrechterhaltung der richtigen Temperatur während des gesamten Weges nennt man das Einhalten der Kühlkette.)

Der Hersteller des Rotavirus-Impfstoffs konnte das Problem rasch beheben, indem er die Größe der Fläschchen änderte, aber es war ein anschauliches Beispiel für einen ganz wesentlichen Aspekt bei Impfstoffen: Es ist eine enorme logistische Herausforderung, sie an jeden Ort der Welt zu liefern, wo sie gebraucht werden, und scheinbar kleine Entscheidungen wie die Größe einer Ampulle können alles durcheinanderbringen.

Die gute Nachricht: Die Probleme mit der Kühlkette und andere Hürden bei der Auslieferung von Impfstoffen konnten in den meisten Teilen der Welt überwunden werden. Heute erhalten 85 Prozent der Kinder mindestens drei Dosen des bereits erwähnten Fünffach-Impfstoffs. Aber es ist immer noch eine große Herausforderung, die restlichen 15 Prozent zu erreichen.

Um sicherzustellen, dass jedes Kind die grundlegenden Impfstoffe erhält, zu denen der größte Teil der Welt Zugang hat, und

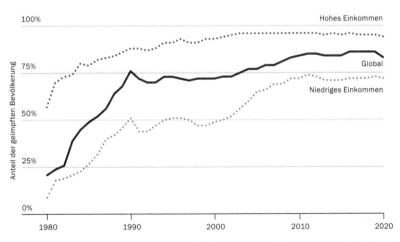

Die Impfquoten sind weltweit so hoch wie nie zuvor. Der Prozentsatz der Kinder, die drei Dosen des Kombinationsimpfstoffes DTP (Diphtherie-, Tetanus- und Keuchhusten) erhalten, hat sich seit 1980 deutlich erhöht. (WHO)[140]

207

um Krankheiten zu stoppen, bevor sie sich weltweit ausbreiten, müssen selbst an den entlegensten Orten Impfstoffe bereitgestellt werden. Schauen wir uns also mal an, wie ein Impfstoff von der Produktionsanlage bis zur Patientin und zum Patienten gelangt.

Je nachdem, wohin ein Impfstoffcontainer transportiert wird, kann es entlang der Strecke bis zu sieben Zwischenstationen geben. Der Container kommt per Schiff oder Flugzeug in einem Land an und wird dort zu einem Zentrallager gebracht. Von dort kommt er zu einem regionalen Distributionszentrum, dann zu Distributionszentren auf Bezirksebene, dann Unterbezirksebene und schließlich in ein kommunales Auslieferungslager. Dort lädt ein Gesundheitshelfer eine Packung des Impfstoffs ein und sucht die Menschen in den abgelegenen Gebieten auf, um sie vor Ort zu impfen.

Bei jedem dieser Schritte muss der Container genau die richtige Temperatur haben, nicht nur in dem jeweiligen Lager, sondern auch auf den Transportwegen von einem Lager zum anderen. An jedem dieser Orte könnte der Strom ausfallen, und die Kühlvorrichtungen könnten außer Betrieb gesetzt werden mit der Folge, dass die Impfstoffe ihre Wirksamkeit verlören. Der mRNA-Impfstoff von BioNTech/Pfizer muss bei minus 70 Grad Celsius gelagert werden – für Entwicklungsländer, in denen die herkömmliche Kühlung von Impfstoffen bereits eine Herausforderung war, ein großes Problem.

Letztendlich erreichen die Impfstoffe die Menschen, die sie so dringend benötigen, nur deshalb, weil Gesundheitshelfer sich dafür einsetzen, dass auch die letzte Meile überwunden wird. Ihre Arbeit ist mitunter gefährlich und erfordert Sorgfalt und Ausdauer – sie müssen auf ihren Touren oft viele Kilometer am Tag zurücklegen. Je nachdem, welche Impfstoffe sie verabreichen, müssen sie die einzelnen Dosen präparieren, indem sie ein Pulver in einer Flüssigkeit auflösen, wobei sie das richtige Verhältnis zwischen den einzelnen Komponenten beachten müssen. Während dieses Vorgangs könnten sie sich an einer Nadel verletzen.

208

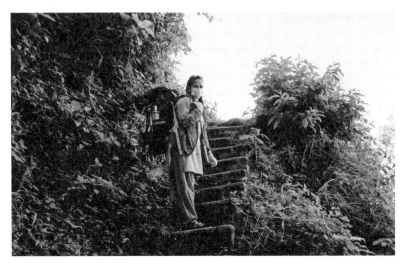

Eine Gesundheitshelferin in Nepal legt jeden Tag mehrere Kilometer zurück, oft durch unwegsames Gelände, um Menschen in abgelegenen Gegenden mit Impfstoff zu versorgen.[141]

Sie müssen auf gefälschte Impfstoffe achten. Sie müssen genau dokumentieren, wer geimpft worden ist.

An der Lösung all dieser Probleme wird mit aller Macht gearbeitet. Spritzen mit automatischer Deaktivierungsfunktion besitzen einen eingebauten Sicherheitsmechanismus, damit man sich nicht versehentlich damit stechen oder die Spritze mehr als einmal verwenden kann. Diese Spritzen waren buchstäblich Lebensretter bei der Impfung von Kindern gegen Keuchhusten und andere Krankheiten. Während der Coronapandemie waren sie jedoch so stark nachgefragt, dass die routinemäßigen Impfprogramme für Kinder gefährdet waren. UNICEF und andere Organisationen sorgten dafür, dass mehr Spritzen mit automatischer Deaktivierungsfunktion hergestellt und verteilt wurden.

Die Impfärztinnen in Indien verwenden eine neuartige tragbare Kühlbox, in der die Impfstoffe nicht gefrieren, auch wenn das Eis in der Kühlbox zu kalt ist. Die Wissenschaft arbeitet auch an neuen Impfstoffrezepturen, die nicht auf jedem Transportabschnitt so stark gekühlt werden müssen. Die Verpackungen werden verkleinert, das senkt Transportkosten und spart Platz in den Kühlcontainern. Außerdem wird die Handhabung für das Gesundheitspersonal vereinfacht, das nun nicht mehr vor Ort ein Pulver auflösen muss.

Mit den auf den Ampullen aufgedruckten Barcodes können die Impfenden mit ihren Handys die Echtheit der Impfstoffe überprüfen, so wie man mit einem QR-Code die Speisekarte in einem Restaurant aufrufen kann. Wird jede Ampulle eingescannt, können die Gesundheitsbehörden genau verfolgen, wie viele verbraucht wurden, und feststellen, wann der Vorrat in einer Klinik zur Neige geht und nachgeliefert werden muss. Neuartige Methoden für die Verabreichung von Impfstoffen, wie zum Beispiel ein kleines Pflaster mit Mikronadeln statt Nadel und Spritze – es ähnelt den Nikotinpflastern, mit denen man sich das Rauchen abgewöhnt –, könnten das Verfahren für alle sicherer machen und auch die Auslieferung von Impfstoffen vereinfachen.

Wahrscheinlich ist bekannt (aus diesem Buch oder einer anderen Quelle), dass das Hauptziel des Impfens darin besteht, schwere Krankheitsverläufe und Tod zu verhindern, nicht aber, Infektionen zu vermeiden. Das ist natürlich nicht optimal: Ein perfekter Impfstoff würde auch eine Ansteckung als solches verhindern. Dies würde die Gefahr einer Übertragung erheblich mindern – niemand, der geimpft ist, könnte dann den Erreger an andere Menschen weitergeben. Ein gutes Beispiel dafür ist der Impfstoff gegen Masern: Nach zwei Dosen besteht ein 97-prozentiger Schutz vor einer Infektion.[142] Andere Impfstoffe auf dieses Niveau zu bringen ist ein langfristiges Ziel. Ein besonders vielversprechender Weg dorthin besteht darin, sie auf unterschiedliche Weise an verschiedenen Stellen des Körpers zu verabreichen. Bei der Infektion mit SARS-CoV-2 gelangt das Virus durch die Nasenlöcher und die Atemwege in unseren Körper, wo es sich an die Schleimhäute anheftet. Aber ein Impfstoff, der in den Oberarm gespritzt wird, wird in den Schleimhautzellen nur eine geringe Immunität erzeugen. Besser wären Impfstoffe, die man als Nasenspray inhalieren oder in flüssiger Form schlucken könnte.

Der Mensch verfügt über Antikörper, die auf die feuchten Oberflächen von Nase, Rachen, Lunge und Magen-Darm-Trakt spezialisiert sind. Diese Antikörper können sich an mehr Stellen ein Virus schnappen als Antikörper im Blut, was sie zu effizienteren Virenjägern macht. (Einer unveröffentlichten Arbeit habe ich entnommen, dass diese Zellen zumindest bei Mäusen einen zehnmal so hohen Schutz gewähren.)

In Zukunft können wir wahrscheinlich Impfstoffe inhalieren oder schlucken, die uns von innen immun machen, schwere Infektionen oder den Tod verhindern und auch auf der Oberfläche unserer Schleimhäute wirksam sind. Das würde uns schützen und die Wahrscheinlichkeit verringern, ein Virus durch Atmen, Husten oder Niesen zu übertragen. Als der Epidemiologe Larry Brilliant zusammen mit anderen Wissenschaftlern einen imaginären Impfstoff für das hypothetische Virus in dem Film *Contagion* entwickeln sollte, entschieden sie sich für ein Nasenspray, denn, so schrieben sie später, »es wäre überall leicht herzustellen, zu verteilen und zu verabreichen«.[143]

Neben diesen neuen Methoden zur Verabreichung von Impfstoffen sollten wir auch noch eine andere Idee verfolgen: infektionshemmende Medikamente, die mit Impfstoffen kombiniert werden können. Das Medikament würde einen kurzfristigen Schutz vor einer Infektion bieten, und der Impfstoff würde uns langfristig vor einer schweren Erkrankung schützen. Bei einer besonders schnellen Ausbreitung der Krankheit käme das Medikament zum Zuge, und wenn es nicht wirken oder man es nicht regelmäßig einnehmen würde, bliebe immer noch der Impfstoff, um nicht ins Krankenhaus zu müssen.

Die derartigen Arzneimitteln zugrunde liegende Technologie steckt noch in den Kinderschuhen, aber wenn sie so weit ist und die Arzneimittel – so wie jetzt die mRNA-Impfstoffe – schnell entwickelt und als Nasenspray oder Tablette verabreicht werden könnten, wäre das eine fantastische Möglichkeit, einen Krankheitsausbruch auf niedrigem Niveau zu halten.

Und wenn sie wenig kosten und lange genug wirken würden – ein paar Cent pro Dosis, die dreißig Tage oder länger hält –, könnten sie möglicherweise zur Abwehr saisonaler Atemwegsinfektionen eingesetzt werden. Jedes Schulkind könnte zu Beginn eines jeden Monats eine Dosis erhalten. Man könnte sogar Inhalierstationen einrichten, wo sich die Leute alle paar Wochen eine neue Dosis abholen könnten.

Es gibt einige hochinteressante Arbeiten über diese Arzneimittel, die ich als »Infektionsblocker« bezeichne. Das Unternehmen Vaxart beispielsweise hat vielversprechende Daten zu einem oralen Grippe-Blocker vorgelegt und arbeitet an einer entsprechenden Entwicklung für COVID-19. Alles in allem findet dieser Ansatz jedoch nicht genug Beachtung, obwohl er einen Durchbruch sowohl für neue als auch für bestehende Krankheiten bedeuten könnte. Regierungen und Unternehmen müssen viel mehr in diese Technologie investieren, wobei der Schwerpunkt darauf liegen sollte, sie sowohl in Ländern mit niedrigen Einkommen als auch in reichen Ländern erschwinglich und praxistauglich zu machen.

Doch keines dieser Instrumente wird Bedeutung erlangen, wenn die Menschen sich weigern, sie zu nutzen. Wann immer ich mit jemandem über »Blocker« oder Impfstoffe spreche, egal ob es sich um einen Wissenschaftler, eine Politikerin oder einen Journalisten handelt, gibt es ein Thema, das alle umtreibt: die Vorbehalte gegenüber dem Impfen. Ich könnte mir vorstellen, dass wir uns eines Tages auch mit Vorbehalten gegenüber »Infektionsblockern« auseinandersetzen müssen.

Einige Wissenschaftlerinnen haben die Vorbehalte gegen das Impfen untersucht. Sie sind zu der Erkenntnis gelangt, dass es nicht nur einen einzelnen Grund dafür gibt. Sicherlich spielen Angst und Misstrauen eine Rolle, aber auch die Frage, wie viel Vertrauen die Menschen in die Regierung haben und ob sie Zugang zu zeitnahen und genauen Informationen haben. So stehen zum Beispiel viele schwarze Amerikaner den positiven Bestrebungen der Regierung im Gesundheitsbereich generell skeptisch gegenüber, und das ist auch verständlich. Vierzig Jahre lang führte die US-Gesundheitsbehörde die berüchtigte Tuskegee-Syphilis-Studie durch – ein schreckliches Experiment, bei dem die Auswirkungen der Syphilis auf Hunderte von schwarzen Männern untersucht wurden, ohne ihnen die wahre Diagnose mitzuteilen. Und als elf Jahre nach Beginn der Studie wirksame Arzneimittel verfügbar waren, wurde ihnen sogar die Behandlung vorenthalten.

Es gibt auch sozioökonomische Faktoren, die nichts mit Angst, Misstrauen oder Fehlinformationen zu tun haben, zum Beispiel die Frage, ob eine Impfstelle überhaupt erreichbar ist. Vielen Menschen steht die Beförderungsmöglichkeit in eine weit entfernte Klinik gar nicht zur Verfügung. Oder sie können es sich nicht leisten, ihre Arbeit zu unterbrechen, oder finden niemanden, der auf ihre Kinder aufpasst. Ein weiterer Aspekt ist, dass Frauen, die für die Impfung lange Strecken allein zurücklegen müssen, um ihre Sicherheit fürchten.

Aber im Laufe der Jahre habe ich gelernt, dass man unsichere Menschen nicht überzeugen kann, indem man sie einfach mit Fakten überhäuft. Man muss sie dort abholen, wo sie sind – im wörtlichen wie im übertragenen Sinne.

Das bedeutet, dass Impfstoffe erschwinglich oder kostenlos sein und räumlich und zeitlich gut zugänglich sein müssen. Manchmal hilft es schon, wenn die Menschen sehen, dass Politikerinnen und Prominente sich impfen lassen. Und am wichtigsten ist vielleicht, dass sie die Wahrheit aus vertrauenswürdigen Quellen erfahren, zum Beispiel von ihnen bekannten religiösen Führern oder Mitarbeitern ihrer kommunalen Gesundheitsdienste.

In Sambia hören die Menschen die Welle FM 99.1, wenn sie sich verlässlich informieren wollen. Dort wird einmal pro Woche das »COVID-19 Awareness Program« der katholischen Nonne

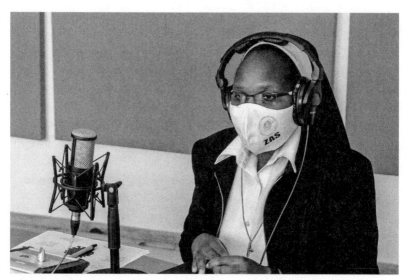

Schwester Astridah Banda, eine Nonne und Sozialarbeiterin, informiert im Yatsani Community Radio in Lusaka, Sambia, über COVID-19.[144]

und Sozialarbeiterin Schwester Astridah Banda ausgestrahlt, in der sie und ihre Gäste über Gesundheitsthemen – vor allem die COVID-19-Prävention – diskutieren und Fragen der Anruferinnen beantworten. Schwester Astridah ist keine Ärztin, aber sie setzt sich leidenschaftlich für die öffentliche Gesundheit ein. Als COVID-19 in Sambia ankam, fiel ihr auf, dass die offiziellen Gesundheitsbulletins meist auf Englisch verfasst waren. Englisch ist die Amtssprache in Sambia, dennoch sprechen viele Menschen nur eine der lokalen Sprachen und verpassen deshalb wichtige Informationen. Sie wandte sich an das Yatsani Community Radio und bot an, die Bekanntmachungen in die lokalen Sprachen zu übersetzen und über das Virus zu informieren. Ihre Sendung erreicht inzwischen mehr als 1,5 Millionen Menschen.

Die Welt braucht bei jedem Ausbruch viele Menschen wie Schwester Astridah, aber nicht nur das. Um die Impfraten zu erhöhen, bedarf es sowohl eines Angebots als auch einer Nachfrage – das heißt, es muss genügend Impfstoff zur Verfügung stehen, und die Menschen müssen ihn haben wollen. Wie ich in diesem Kapitel ausgeführt habe, werden uns innovative Strategien und Technologien dabei helfen, genügend Impfstoffe für alle herzustellen und bereitzustellen. Genauso wichtig wird es sein, die Nachfrage sicherzustellen.

In diesem Kapitel geht es vor allem um zwei Kernpunkte. Erstens: So furchtbar COVID-19 auch ist, die Welt kann sich glücklich schätzen, dass so schnell Impfstoffe entwickelt worden sind. Und zweitens: Wir haben nur im Ansatz gesehen, was Impfstoffe leisten können. Da wir nicht davon ausgehen können, dass wir beim nächsten Mal wieder so viel Glück haben werden – und weil es unabhängig von der Bedrohung durch Pandemien fantastische Möglichkeiten gibt, Leben zu retten –, sollte die Weltgemeinschaft ein ehrgeiziges Programm verfolgen, um Impfstoffe noch besser zu machen.

Ich sehe sechs Bereiche, die bei Forschung und Finanzierung Vorrang haben sollten:

- **Universelle Impfstoffe.** Dank der Einführung des mRNA-Impfstoffs sollte es möglich sein, Injektionen herzustellen, die mehrere Varianten desselben Erregers oder sogar mehrere unterschiedliche Erreger bekämpfen. Zum Beispiel Impfstoffe, die vor Coronaviren, Influenza und RSV schützen – und mit etwas Glück könnten wir sogar alle drei Virusfamilien ausrotten.
- **Einmal und fertig.** Eine der großen Hürden bei der COVID-19-Impfung war die Notwendigkeit, dass sie in mehreren Dosen verabreicht werden musste. Für Menschen, die eine Klinik oder eine andere Impfstelle leicht erreichen können, die sich keine Sorgen um die Kinderbetreuung machen müssen und die sich von der Arbeit freistellen lassen können, mag das nur lästig sein, für andere aber ist es ein echtes Hindernis. Neue Impfstoffrezepturen könnten mit einer einzi-

215

gen Impfung den gleichen Schutz bieten wie heutige mit zwei Impfungen. In Anbetracht der bereits getätigten Forschungen halte ich dies für ein mittelfristig erreichbares Ziel. Der ideale Impfstoff würde uns das ganze Leben lang schützen und keine jährliche Auffrischung erfordern. Durch weitere Erforschung des Immunsystems sollte es möglich sein, einen solchen dauerhaften Schutz zu entwickeln.

- **Vollständiger Schutz.** Die derzeit besten COVID-19-Impfstoffe senken das Infektionsrisiko, aber sie beseitigen es nicht. Wenn wir Impfstoffe herstellen können, die einen vollständigen Schutz bieten, würden wir die Ausbreitung der Krankheit erheblich eindämmen, und Impfdurchbrüche würden der Vergangenheit angehören. Wir müssen eine stärkere Schleimhautimmunität, auch in Mund und Nase, aufbauen.
- **Keine Kühlbehälter mehr.** Impfstoffe wären viel einfacher zu verabreichen, vor allem in den Entwicklungsländern, wenn sie nicht ständig gekühlt werden müssten. Seit mindestens 2003 wird an diesem Problem gearbeitet, aber noch ist es nicht vollständig gelöst. Doch wenn, dann würde dies die Bereitstellung von Impfstoffen in armen Ländern revolutionieren.
- **So einfach, dass jeder sie verabreichen kann.** Impfstoffe und infektionshemmende Medikamente, die man als Pille einnehmen oder mit einem Nasenspray inhalieren kann, wären viel einfacher zu verabreichen als solche, die gespritzt werden müssen. Und die bereits erwähnten Mikronadelpflaster würden Spritzen überflüssig machen. Wir könnten es in der Apotheke oder im Einzelhandel kaufen und selbst anbringen, ohne die Hilfe einer medizinischen Fachkraft, die uns in den Arm pikst, und es müsste auch nicht besonders gekühlt werden. Forscher testen bereits Prototypen für Masernimpfstoffe, doch obwohl schon große Fortschritte erzielt wurden, ist noch viel Zeit und Mühe vonnöten, um sie zur Marktreife zu bringen, große Mengen davon herzustellen und die Pflastertechnologie als Ausgangsbasis für die Bekämpfung anderer Krankheiten zu nutzen.

- **Produktionserweiterung.** Die Entwicklung und die Zulassung neuer Produkte reichen nicht aus, damit all diese Fortschritte Wirkung zeigen. Sie müssen auch in großen Mengen hergestellt werden – genug für die ganze Welt –, und das innerhalb von sechs Monaten. Dazu brauchen wir weltweit Produktionskapazitäten, auch in den Regionen mit der größten Krankheitsbelastung. Und wir werden uns Gedanken machen müssen, wie diese neue Infrastruktur auch dann aufrechterhalten werden kann, wenn gerade keine Pandemie droht.

KAPITEL 7

Üben, üben und nochmals üben

I m Juli 2015 veröffentlichte der *New Yorker* einen Artikel, der an der gesamten Westküste der USA für Aufsehen sorgte.[145] Ich wohne im Umkreis von Seattle und erinnere mich, dass ich den Bericht, kurz nachdem er mir von Freunden zugemailt worden war, an wiederum andere Freunde weiterleitete. In jenem Sommer war er bei allen möglichen Abendrunden Thema. Die Überschrift des Artikels lautete: »The Really Big One: Ein Erdbeben wird einen Großteil der Nordwestküste zerstören. Die Frage ist nur, wann.« Seine Verfasserin, eine Journalistin namens Kathryn Schultz, die für diesen Beitrag den Pulitzer-Preis erhielt, ruft darin in Erinnerung, dass sich ein riesiger Abschnitt der Küstenlinie, der sich von Kanada über die US-Staaten Washington und Oregon bis hinunter nach Nordkalifornien erstreckt, nahe der sogenannten Cascadia-Subduktionszone befindet. Die Cascadia-Verwerfung unterhalb des Pazifiks zieht sich über Hunderte Kilometer, an ihr treffen zwei Kontinentalplatten zusammen und schieben sich übereinander.

Der Bereich, in dem die eine Platte unter der anderen abtaucht, heißt Subduktionszone und ist ein inhärent instabiles, erdbebengefährdetes Gebiet. Seismologen schätzen, dass es ungefähr alle 243 Jahre zu einem massiven Erdbeben entlang der Cascadia-Verwerfung kommt, wobei das letzte um das Jahr 1700 stattgefunden haben muss. Ganz unumstritten ist der zeitliche Abstand jedoch nicht, und es könnte sein, dass viel mehr Jahre zwischen den Beben vergehen. Doch nach der Lektüre war kei-

218

nem von uns Küstenbewohnern entgangen, dass das letzte Erdbeben in »Kaskadien«, dem Pazifischen Nordwesten Nordamerikas, bereits 315 Jahre her war.

Der Artikel zitierte entsetzliche Vorhersagen: Ein Kaskadien-Erdbeben und der aus ihm resultierende Tsunami würden knapp 13 000 Menschen das Leben kosten. Dazu kämen über 27 000 Verletzte und Millionen Menschen, die ihr Zuhause verlören. Während der Sommermonate würden noch mehr Opfer zu beklagen sein, da dann unzählige Touristen die Strände der Westküste bevölkern.

Um herauszufinden, inwieweit die betroffene Küstenregion auf ein solches Megabeben vorbereitet ist, lassen die Behörden der betroffenen Staaten regelmäßig groß angelegte Übungen im Rahmen der Operation *Cascadia Rising* durchführen. An der Katastrophenschutzübung im Jahre 2016 waren Tausende von Menschen aus Dutzenden Behörden, dem Militär, Hilfsorganisationen und Unternehmen beteiligt. Ein ausführliches Resümee informierte über die Ergebnisse und zählte auf, welche Erkenntnisse aus der Übung gezogen werden konnten.

Unter anderem heißt es in dem Bericht: »Die Anforderungen an die Bekämpfung einer Katastrophe unterscheiden sich wesentlich von der Reaktion, wie sie bisher auf Notfallsituationen erfolgte. (…) Es ist eine *massive* Reaktion erforderlich.«[146] Eine weitere *Cascadia Rising*-Übung ist für den Sommer 2022 angesetzt. Ich wünschte, ich könnte berichten, dass die Operation *Cascadia Rising* zu grundlegenden Neuerungen geführt hat und das Gebiet nun bestens auf ein katastrophales Erdbeben vorbereitet ist. Leider ist dies nicht der Fall. Zum Beispiel würde allein die Sicherung der in der Gefahrenzone befindlichen Gebäude undenkbar viel Geld kosten.

Dennoch sind die Übungen sinnvoll. Denn zumindest macht die Regierung die Öffentlichkeit auf die Gefahr aufmerksam.

Eine »Übung« im Rahmen des Katastrophenschutzes beinhaltet ganz unterschiedliche Ebenen. So kann es zuerst einmal darum gehen, nur einen Teil des Warnsystems zu testen – etwa ob der Feueralarm in einem Gebäude noch funktioniert und ob die Menschen in diesem Gebäude wissen, wie sie es auf dem schnellstmöglichen Weg verlassen.

Auf einer komplexeren Ebene steht die Planübung, bei der ein überlegter Austausch darüber stattfindet, welche Probleme sich stellen und wie sie zu lösen sind. Aufwendiger wird es beim darauffolgenden Funktionstest, für den eine Notfallsituation angenommen und überprüft wird, wie gut das Warn- und Rettungssystem arbeitet – wobei es noch nicht zu einer Bewegung von Menschen und Ausrüstung kommt.

Die höchste Stufe umfasst schließlich groß angelegte Einsatzübungen in einem nachgestellten Katastrophenfall, so wie bei der Operation *Cascadia Rising.* Hier soll der Ernstfall geprobt werden, und zwar so authentisch wie möglich: mit Statisten, die Kranke und Verletzte mimen, und mit Fahrzeugen, die Menschen und Ausrüstung transportieren.

Seit ich mich über Bereitschaftstraining und Schutzmaßnahmen mit Blick auf eine Pandemie informiere, erstaunt mich, dass es keine regelmäßigen Großübungen gibt, mit denen getestet wird, ob die Welt in der Lage ist, einen Ausbruch zu erkennen und entsprechend darauf zu reagieren. In einem Schreiben des Influenzaprogramms der WHO aus dem Jahre 2018 wird in Bezug auf Krisenübungen geraten: »Weltweit haben Länder beträchtliche Anstrengungen und Ressourcen in die Entwicklung von nationalen Influenzaprogrammen und die in Reaktion auf eine Influenzapandemie erforderlichen Kapazitäten investiert. Um jedoch wirksam zu sein, müssen diese vorbereitenden Maßnahmen regelmäßig durch Simulationsübungen überprüft, bestätigt und aktualisiert werden.«[147]

Zwar gab es zahlreiche Planübungen und Funktionstests im Zusammenhang mit Krankheitsausbrüchen, doch nur eine Handvoll landesweite Übungen, in denen Grippe- oder Corona-

EBENEN DER KATASTROPHENÜBUNG

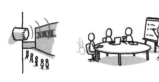 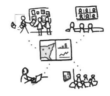 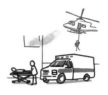

ÜBUNGSALARM 〉 PLANÜBUNG 〉 FUNKTIONSTEST 〉 EINSATZÜBUNG

| Ein Teil des Systems wird getestet | stressfreie Besprechung von Abläufen und Taktiken | In einer Notfallsimulation werden Systeme auf ihre Funktionstüchtigkeit getestet | So realitätsnah wie möglich |

⎯⎯⎯⎯⎯⎯⎯⎯⎯⎯⎯⎯⎯⎯⎯⎯⎯⎯⎯⎯⎯⎯⎯⎯⎯⎯⎯⎯⎯⎯⎯⟶
Umfang, Komplexität, Realitätsnähe

Ausbrüche simuliert wurden.* Die erste Einsatzübung dieser Art fand offenbar in Indonesien statt, wo 2008 auf Bali ein groß angelegtes Ausbruchsszenario geprobt wurde. Ansonsten sind weltweit keine überregionalen Übungen bekannt.

Auch wenn nicht alle Details durchdringen, da Regierungen die Ergebnisse dieser Übungen – und besonders der Großübungen – unter Verschluss halten, kommt es offenbar nur punktuell zu derartigen Katastrophensimulationen. Vietnam bildet hier eine positive Ausnahme: Dort wurden regelmäßig Übungen von unterschiedlicher Komplexität abgehalten und die dabei erkannten Probleme in Angriff genommen, weshalb das Land besonders gut auf COVID-19 vorbereitet war.[148] In anderen Ländern standen am Ende der Übungen oftmals viele offene Fragen und verpasste Chancen.

So ließ Großbritannien etwa 2007 die Übung *Winter Willow* und 2016 eine weitere namens *Cygnus* durchführen – beide fokus-

---

* Vereinzelt haben auch Übungen in Bezug auf Tierkrankheiten stattgefunden: Vier Jahre nach dem verheerenden Ausbruch der Maul- und Klauenseuche im Jahre 2001 ließen Großbritannien und die nordischen Länder hierzu Simulationsübungen durchführen.

siert auf Grippeausbrüche. Besonders im Anschluss an *Cygnus* offenbarten sich Probleme im staatlichen Katastrophenschutz, und es wurde ein Katalog von Empfehlungen zusammengestellt, die allesamt kein Gehör fanden – was zu einem Skandal führte, als der *Guardian* die damals gewonnenen Erkenntnisse im ersten Jahr der Coronapandemie veröffentlichte.[149]

In den Vereinigten Staaten wurden 2019 ähnliche Erfahrungen gemacht, als die Regierung die groß angelegte Übung *Crimson Contagion* stattfinden ließ, die sich der Frage widmete: Ist das Land auf einen Ausbruch eines neuartigen Grippevirus vorbereitet?[150] Die vom amerikanischen Gesundheitsministerium, dem Department of Health and Human Services, geleitete Großübung war in zwei Phasen aufgeteilt: Die erste umfasste von Januar bis Mai abgehaltene Seminare und Planübungen, an denen Mitarbeiter aus sämtlichen Regierungsebenen, dem privaten Sektor und Hilfsorganisationen beteiligt waren, die sich zusammensetzten, um vorhandene Aktionspläne für den Ausbruch eines gefährlichen Erregers unter die Lupe zu nehmen.

In der zweiten Phase wurden diese Pläne im Rahmen einer Funktionsübung geprüft. Im August 2019 arbeiteten die Beteiligten über vier Tage an einem Szenario, in dem sich China-Touristen eine durch einen Virus ausgelöste Atemwegserkrankung zuziehen: Sie starten vom Flughafen in Lhasa und besuchen mehrere chinesische Städte, bevor sie in ihre jeweiligen Heimatländer zurückfliegen. Dann stellt sich heraus, dass das Virus ebenso ansteckend ist wie die für die Spanische Grippe von 1918 verantwortliche Variante, wenn auch mit etwas niedrigerer Sterblichkeitsrate. Der Erreger ist leicht von Mensch zu Mensch übertragbar, taucht erstmals in Chicago auf und verbreitet sich schnell in andere Großstädte.

Als die Übung beginnt, sind 47 Tage seit dem ersten in den USA bestätigten Fall vergangen. Im Südwesten, Mittleren Westen und Nordosten der Staaten werden moderate bis hohe Fallzahlen verzeichnet. Modellrechnungen besagen, dass 110 Millionen US-Amerikaner an dem Virus erkranken, mehr als 7 Millionen in Krankenhäuser eingewiesen und 586 000 Menschen an ihm versterben werden.

In den folgenden Tagen diskutierten die Teilnehmenden über Regelungen, die allen, die nicht schon mit der Bekämpfung von Erregern zu tun hatten, fremdartig vorkamen: Quarantänevorschriften, persönliche Schutzausrüstung, Kontaktreduzierung, Schulschließungen, Verhaltensregeln für die Bevölkerung, Erwerb und Verteilung von Impfstoffen. Heute sind diese Begriffe natürlich Teil unseres Alltagsvokabulars.

Crimson Contagion hatte eine enorme Reichweite: An der Übung waren 19 Ministerien und Behörden, 12 Bundesstaaten, 15 indigene Völker und Pueblo-Kulturen, 74 örtliche Gesundheitsämter, 87 Krankenhäuser und mehr als 100 private Organisationen beteiligt. Am Ende kamen die Beteiligten zusammen, um den Verlauf der Aktion zu besprechen. Einige Dinge, so befand man, hatten gut funktioniert, viele andere jedoch nicht. Ich greife nur wenige davon auf, die uns heute jedoch seltsam bekannt vorkommen.

Demnach verstand keiner der an der Übung Beteiligten, welche Aufgaben die Bundesbehörde hatte und welche von anderen Institutionen übernommen werden sollten. Das Gesundheitsministerium hatte keine eindeutige Autorität in der Koordinierung der Maßnahmen. Es waren nicht genug Mittel zum Kauf von Impfstoffen vorhanden. (In besagtem Szenario war bereits ein Impfstoff gegen das Virus vorhanden, den man aber bisher nie ausgegeben hatte.) Die Gouverneure der einzelnen Bundesstaaten wussten nicht, an wen sie sich wenden sollten, um verlässliche Informationen und Daten zu erhalten. Es gab große Diskrepanzen, wenn es darum ging, wie die Bundesstaaten knappe Ressourcen, etwa Beatmungsgeräte, verteilten. Mancherorts waren erst gar keine Verteilungskonzepte vorhanden.

Einige der aufkommenden Schwierigkeiten muteten beinahe absurd an, wie in einer Polit-Dramedy à la *Veep*. Bundesbehörden verwirrten die an der Planübung Beteiligten, da man Konferenzschaltungen willkürlich umbenannte. Es kam vor, dass Meetings mit einem undurchschaubaren Akronym betitelt waren und sich deshalb kaum jemand zu ihnen einfand. Von vorneherein unterbesetzte Bundesstellen hatten mit einem Ansturm eingehender Anrufe zu kämpfen, mussten zugleich aber die Übung koordinieren.

Es ist recht bezeichnend, dass in dem offiziellen Regierungsbericht zu *Crimson Contagion* vom Januar 2020 – also gerade dem Zeitpunkt, da die COVID-19-Fallzahlen stiegen – auf ganzen 59 Seiten nur dreimal das Wort »Diagnose« vorkommt. Es wird nüchtern festgestellt, dass Diagnosetools zu den vielen in einer Pandemie stark nachgefragten Versorgungsmitteln gehören. Nur wenige Wochen später dann trat die Unfähigkeit, eine geeignete Teststrategie auf die Beine zu stellen, mit tragischer Deutlichkeit hervor. Es sei noch einmal betont: Dass es den USA nicht gelungen ist, die Bevölkerung auch nur in annähernd so großem Umfang zu testen wie andere Länder, ist einer der weltweit größten Fehler, der einem Land während der Pandemie unterlaufen ist.

Crimson Contagion war nicht die erste Simulationsübung, mit der die Einsatzbereitschaft der USA im Umgang mit einem Krankheitsausbruch getestet werden sollte. Ihr voran ging eine zweitägige Planungsübung namens *Dark Winter,* die im Juni 2001 auf der Andrews Air Force Base in Washington, D. C., stattfand.

Bemerkenswerterweise wurde *Dark Winter* nicht von der Bundesregierung auf die Beine gestellt, sondern von unabhängigen Organisationen, deren Verantwortliche sich zunehmend wegen eines möglichen Bioterrorangriffs auf die USA sorgten und auf diese Bedrohung aufmerksam machen wollten.

Für *Dark Winter* wurde angenommen, dass eine Terrorgruppe das Pockenvirus in Philadelphia, Oklahoma City und Atlanta freisetzt und sich anfänglich 3000 Personen damit infizieren. Knapp zwei Monate später hat die Krankheit drei Millionen Menschen erfasst, eine Million sind gestorben, und es ist kein Ende in Sicht.[151] Ein Beobachter der Übung, den ich kenne, kommentierte das Ergebnis so: Der Wettkampf zwischen Pocken und Menschheit sei eins zu null ausgegangen. Es folgten weitere

224

Planspiele: 2005 *Atlantic Storm,* wieder mit einem simulierten Pockenangriff; 2018 *Clade X,* für das der Ausbruch eines neuartigen Grippevirus angenommen wurde; 2019 *Event 201,* bei dem man ein neuartiges Coronavirus einzudämmen versuchte; sowie eine Simulationsübung anlässlich der Münchener Sicherheitskonferenz 2020, für die man von einem Bioangriff mit einem im Labor gezüchteten Grippevirus ausging.*

Obwohl die Übungen mit verschiedenen Szenarien arbeiteten und sich in ihrer Durchführung und den Methoden unterschieden, hatten sie doch drei Dinge gemeinsam. Zum einen kamen sie zu grundlegend gleichen Schlussfolgerungen: In den USA, und auch in den meisten anderen Ländern der Welt, habe der Zivil- und Katastrophenschutz beträchtliche Lücken und sei nicht ausreichend darauf vorbereitet, Ausbrüche von Infektionskrankheiten einzudämmen und eine Pandemie zu verhindern.

Zweitens wurden die Vorschläge zur Schließung dieser Lücken und damit zur Verbesserung der Einsatzbereitschaft weitgehend ignoriert. Zwar kam es auf Bundes- und Staatenebene vereinzelt zu Korrekturen, aber man muss sich ja nur die Ereignisse ab Dezember 2019 anschauen, um zu wissen, dass die Anpassungen nicht ausgereicht haben.

Drittens fanden alle Übungen mit Ausnahme von *Crimson Contagion* als Planspiele, also in Konferenzräumen, statt: Es kam zu keinen Übungseinsätzen, es wurden weder Menschen noch Material bewegt.

Großübungen werden weniger häufig abgehalten als Planübungen und Funktionstests, weil sie natürlich teurer, zeitaufwendiger und eine erheblichere Störung des Alltags sind. Zudem

---

* Die Gates Foundation gehörte zu den Förderern des *Event 201*-Planspiels. Verschwörungsgläubige meinen nun, man habe damit die tatsächliche Coronapandemie vorhergesehen. Die Organisatoren haben deutlich herausgestellt, dass es sich nicht um eine Vorwegnahme handelte, sondern um reine Fiktion. Ihre Stellungnahme findet sich unter https://www.centerforhealthsecurity.org.

225

wurde seitens der Gesundheitspolitik oftmals argumentiert, man bereite sich am besten auf eine Pandemie vor, indem man kleine Ausbrüche simuliere – doch auf diese Weise wird nicht geübt, wie man auf Phänomene reagiert, die nur bei einer Epidemie oder Pandemie auftauchen: nämlich die Unterbrechung von Lieferketten, die Schließung von Unternehmen und das politisch motivierte Eingreifen von Staatschefs. Bis 2020 erschien zudem den meisten Menschen die Bedrohung durch eine weltweite Seuche irreal und damit die Kosten und Mühen einer groß angelegten Einsatzübung nicht wert.

Nach zwei Coronajahren fällt es leichter, solche Präventionsmaßnahmen zu befürworten: Wir benötigen in jedem Fall mehr Katastrophentraining, mit dem wir überprüfen, wie gut wir auf den nächsten großen Ausbruch vorbereitet sind.

In den meisten Ländern können solche Einsatzübungen von Gesundheitsbehörden, Notfalleinsatzzentralen und dem Militär durchgeführt werden, wobei das in Kapitel 2 vorgestellte GERM-Team als beratende und bewertende Instanz auftreten sollte. Einkommensschwachen Ländern muss mit entsprechenden Ressourcen ausgeholfen werden.

Und so könnte eine Seuchen-Großübung ablaufen: Die Organisatoren wählen eine Millionenstadt aus und nehmen an, in ihr wäre ein gefährlicher Erreger ausgebrochen, der sich landesweit oder gar weltweit auszubreiten droht. Wie schnell kann ein Test zum Infektionsnachweis entwickelt, in Massen hergestellt und an die Bevölkerung verteilt werden? Wie schnell und wie gut kann die Regierung zuverlässige Informationen an die Öffentlichkeit weitergeben? Welche Quarantänevorschriften stellen die Gesundheitsämter auf? Was macht man, wenn Lieferketten unterbrochen werden, Gesundheitsämter unzureichende Entscheidungen treffen und sich Politiker in die Seuchenbekämpfung einmischen? Wie wir inzwischen wissen, muss mit all dem durchaus gerechnet werden.

Zuerst einmal würde man ein Meldesystem für Neuinfektionen etablieren und das Erbgut des Erregers analysieren. An einem

Pool aus Freiwilligen würden nicht-pharmazeutische, an den jeweiligen Übertragungsweg und die Reproduktionsrate des Erregers angepasste Maßnahmen getestet und deren Auswirkungen auf die Wirtschaft abgeschätzt.

Falls sich der Erreger anfänglich durch Kontakt zwischen Mensch und Tier verbreitet, würde die Übung auch beinhalten, Möglichkeiten zur Beseitigung der infizierten Tiere zu diskutieren.* Nehmen wir an, es handele sich um eine von Hühnern übertragene Vogelgrippe: Da viele Menschen von der Geflügelwirtschaft abhängen, werden die Betriebe nur schwer davon zu überzeugen sein, ihren Tierbestand zu töten, weil die Hühner womöglich einen Grippevirus verbreiten. Hier stellt sich also die Frage: Hat die Regierung ausreichend Mittel, um die Verluste zu kompensieren? Gibt es ein entsprechendes System für Entschädigungszahlungen?**

Um die Übung noch realistischer zu gestalten, könnte eine Software ab und zu unerwartete Ereignisse einstreuen, die eine Planänderung erfordern. Software würde die gesamte Simulation steuern und die getroffenen Maßnahmen aufzeichnen, damit die Aktion im Anschluss ausgewertet werden kann.

Neben der Beratung zur Durchführung von Simulationsübungen könnte das GERM-Team die Einsatzbereitschaft verschiedener Länder auch auf andere Weise überprüfen. So könnte man sich beispielsweise anschauen, wie gut das Gesundheitssystem bei der Erkennung und Bekämpfung nicht-pandemischer Krankheiten funktioniert. Hat das Land etwa Probleme mit Malaria, würde man schauen, wie das örtliche System große Ausbrü-

---

* Im November 2020 ließ die dänische Regierung 15 Millionen Nerze keulen und vergraben, da man befürchtete, eine Mutation des Coronavirus könnte sich von den Tieren auf Menschen übertragen.

** Einzelheiten zum Ablauf einer solchen Übung findet man in einem Dokument der WHO mit dem Titel: »A Practical Guide for Developing and Conducting Simulation Exercises to Test and Validate Pandemic Influenza Preparedness Plan« (unter www.who.int.)

che einzugrenzen versucht. Im Falle von Tuberkulose und sexuell übertragbaren Krankheiten ließe sich fragen: Wie effektiv werden Kontakte von positiv Getesteten zurückverfolgt? Diese Daten geben für sich genommen keinen Anlass für wichtige Schlussfolgerungen, doch liefern sie immerhin Hinweise darauf, wo sich mögliche Schwachstellen im System befinden, um die man sich eingehender kümmern sollte. Länder, die sich im Erfassen, Beobachten und Behandeln endemischer Krankheiten hervortun, sind eben auch gut gerüstet, eine drohende Pandemie zu bewältigen.

Die wichtigste Rolle des GERM-Teams wird dabei sein, die Ergebnisse von Einsatzübungen und anderen Schutzmaßnahmen zu filtern und aus ihnen resultierende Empfehlungen zu formulieren. Zu diesen könnten eine Stabilisierung der Lieferketten, eine verbesserte Koordination zwischen Regierungen, Vereinbarungen zur Verteilung von Arzneimitteln und anderen Versorgungsgütern gehören. Im Anschluss sollte darauf gedrängt werden, diese konstruktiven Ratschläge auch wirklich umzusetzen, denn wir haben ja bereits gesehen, wie wenig sich nach den Erkenntnissen aus *Dark Winter, Crimson Contagion* und anderen Seuchensimulationen getan hat. Leider gibt es keinen Kontrollmechanismus, der mehr Engagement fordert, als diese Berichte einfach auf irgendeiner Website abzustellen und dann zu vergessen. Politiker und Entscheidungsträger sollten die Umsetzung der Vorschläge forcieren.

Um einen Eindruck davon zu bekommen, wie Großübungen durchgeführt werden, lohnt sich ein Blick auf konkrete Beispiele aus dem Katastrophenschutz.

Im Sommer 2013 etwa fand eine noch relativ kleine Einsatzübung auf dem Orlando International Airport in Florida statt.[152] Simuliert wurde ein verheerendes Flugunglück. Mit der Übung erfüllte man die Vorschrift der Bundesregierung, nach der sämtliche US-Flughäfen alle drei Jahre eine Großübung abhalten müssen. Laut einem Beitrag in der Zeitschrift *Airport Improvement* ging man davon aus, dass ein Jet mit 98 Passagieren inklusive Bordpersonal Probleme mit der Hydraulik bekommt und in ein gut einen Kilometer neben dem Flughafen gelegenes Hotel stürzt.

An der Übung waren 600 Freiwillige als Statisten beteiligt, dazu 400 Ersthelfer und Personal aus sechzehn Krankenhäusern. Das Ganze fand auf einem Übungsplatz mit drei Flugzeughallen und einem vierstöckigen Gebäude statt, an dem Feuerwehrleute einen echten Brand bekämpften. Behördenmitarbeiter legten die verschiedenen Aufgabenbereiche fest: Ersthelfer mussten Patienten triagieren und vor Ort behandeln oder in ein Krankenhaus bringen lassen. Sicherheitsleute kümmerten sich darum, Schaulustige vom Geschehen fernzuhalten. Es galt, Freunde und Familie der Opfer und Verletzten zu benachrichtigen und Journalisten mit neuesten Informationen zu versorgen. Die 100 000 Dollar teure Übung legte mehrere Schwachstellen offen, die der Verbesserung bedurften.

Sehr viel komplexer war eine Großübung des US-Militärs, die im August 2021 stattfand. Über zwei Wochen war die amerikanische Navy in dieses größte Marinemanöver der letzten Jahrzehnte involviert. Der Name der Übung, *Large Scale Exercise 2021*, untertrieb ihre Ausmaße.[153] Simuliert wurde die gleichzeitige kriegerische Auseinandersetzung mit China und Russland. Das Manöver umspannte siebzehn Zeitzonen und setzte mehr als 25 000 Soldaten in Bewegung. Virtual-Reality-Technologien ermöglichten den Beteiligten, sich über weite Strecken kurzzuschließen: Überall auf der Welt verstreute Einheiten standen in Kontakt, um Informationen in Echtzeit auszutauschen.

Der Vergleich zwischen militärischen und pandemischen Planspielen hinkt ein wenig. Die Eindämmung eines Erregers ist nun doch etwas anders als eine kriegerische Auseinandersetzung. In einer Pandemie sollten die Länder zusammen und nicht gegeneinander arbeiten. Zudem ist bei Seuchenübungen oftmals die Öffentlichkeit beteiligt: Sie sind keine Geheimoperationen, sondern absolut sichtbar, ähnlich einer Brandschutzübung.

Trotzdem: Der Ehrgeiz, der hinter großen militärischen Übungseinsätzen steckt, ist beeindruckend. So wurde die Möglichkeit geschaffen, dass an ganz verschiedenen Orten der Welt befindliche Organisationen Daten austauschen und schnelle, fundierte Entscheidungen treffen. Und da liegt schon der Gedanke nahe: *So etwas bräuchten wir auch für die Pandemiebekämpfung.*

Ein Simulationsmodell, das mich aufgrund seiner Detailgenauigkeit beeindruckte, wurde im August 2018 von Vietnam entworfen: Es sollte getestet werden, wie gut das System auf einen potenziell gefährlichen Erreger reagiert.[154] Hierzu wurden vier Darsteller engagiert, die Patienten, Angehörige und deren Kontakte spielten. Sie erhielten Scripts mit Schlüsselinformationen für das medizinische Personal (das wusste, dass es sich um eine Übung handelte). An Tag 1 stellte sich also ein 54-jähriger Geschäftsmann in einer Notaufnahme in der nordöstlichen Provinz Quang Ninh vor und klagte über trockenen Husten, Müdigkeit, Muskelschmerzen und Kurzatmigkeit. Die gründliche Befragung durch den Arzt erbrachte, dass der Mann kürzlich den Nahen Osten bereist hatte und sich dort mit dem MERS-Virus infiziert haben könnte – in Kombination mit seinen Symptomen reichte diese Information aus, um ihn auf eine Isolierstation einzuweisen.

Die Nachricht von dem besorgniserregenden Fall erreichte innerhalb von Minuten Verantwortliche der höheren Ebenen. Bald darauf traf ein Einsatzteam im Krankenhaus und am Wohnort des Patienten ein. Die Statisten wurden per Rachenabstrich getestet und die Proben durch andere, die das MERS-Virus enthielten, ersetzt. Die Proben wurden zwar nicht wirklich ins Labor gefahren, die Organisatoren warteten jedoch die Zeit ab, die es gebraucht hätte, bis diese ausgewertet und die positiv getesteten MERS-Fälle festgestellt worden wären.

Die Übung lief nicht fehlerfrei ab, es wurden mehrere Lücken im Prozess offenbart. Doch das ist auch nicht weiter überraschend: Wichtig ist, dass die Schwachstellen erkannt und vor allem behoben wurden.

230

Die Übung war in ihrem Umfang recht eingeschränkt, wenn man die landesweiten bzw. regionalen Probeeinsätze im Auge hat, welche wir benötigen. Doch immerhin enthielt sie alle erforderlichen Bestandteile. Würden Übungen wie diese von mehr Ländern und Regionen durchgeführt, so könnte uns dies vor einem klassischen Fehler bewahren: zu meinen, es gelte nur diese eine Herausforderung zu meistern.

Denn es könnte Wunschdenken sein, dass der nächste große Erreger im gleichen Maße infektiös und tödlich wie COVID-19 und genauso beherrschbar durch Innovationen wie mRNA-Impfstoffe sein wird. Was ist, wenn es anders kommt? Rein biologisch spricht nichts gegen die Annahme, dass der nächste Erreger noch viel tödlicher sein könnte. Millionen Menschen könnten sich unwissentlich infizieren, bevor sich auch nur einer von ihnen krank fühlt. Mit Pandemie-Planspielen können wir uns gegen alle möglichen Erreger und Szenarien wappnen, die der nächste Ausbruch mit sich bringen könnte.

Immerhin ist das Risiko einer Pandemie größer als das eines umfassenden Krieges, und so wäre es sinnvoll, alle zehn Jahre globale, vom GERM-Team geleitete Übungen in der Dimension der *Large Scale Exercises* abzuhalten. Jede Region sollte eine weitere groß angelegte Übung innerhalb dieses Jahrzehnts organisieren und sich dabei durch das GERM-Team beraten lassen, zudem könnten die einzelnen Länder kleinere Planspiele mit ihren Nachbarn durchführen.

Es gibt einen Grund, der hoffen lässt, dass die Abschlussberichte zukünftiger Übungen nicht mehr ignoriert werden: die konkrete Erfahrung. Zu Beginn der Coronakrise befanden mehrere Experten, dass Länder, die 2003 den SARS-Ausbruch miterlebt hatten, besser auf diese Pandemie vorbereitet waren. Da sie erfahren hatten, welch schlimme Auswirkungen ein solches Ereignis haben kann, seien die betroffenen Länder – so lautete die Theorie – politisch, gesellschaftlich und psychologisch besser gerüstet, um sich effektiv zu schützen. Die Theorie bewahrheitete sich. Zu den 2003 am stärksten befallenen Gebieten gehörten China, Taiwan, Hongkong, Kanada, Singapur, Vietnam und Thailand. Als die Corona-Infektionen aufflammten, reagierten diese Länder schnell und entschieden und konnten die Ausbreitung innerhalb eines Jahres eindämmen.

Womöglich haben *Crimson Contagion, Dark Winter* und die anderen Übungen weniger Auswirkungen gezeigt, da ihre Szenarien damals so abwegig erschienen – zumindest für den Großteil der Bevölkerung und die meisten Politiker. Inzwischen aber ist die Vorstellung, dass sich ein Virus überall auf der Welt verbreitet, Millionen Menschen tötet und Billionen Dollar Schaden anrichtet, für uns alle sehr real. Wir sollten den Ausbruch einer gefährlichen Infektionskrankheit mindestens so ernst nehmen wie Erdbeben und Tsunamis. Damit wir ein Ereignis wie den Ausbruch von COVID-19 verhindern, müssen wir üben, wie sich die Ausbreitung gefährlicher Erreger frühzeitig aufhalten lässt, und wir müssen herausfinden, welche Systeme wir hierfür verbessern müssen. Hierzu sollten wir uns neuen Wegen öffnen, auch wenn es Mühe kostet.

Bisher habe ich in diesem Buch nur natürlich vorkommende Erreger behandelt. Es gibt jedoch ein weiteres, noch beunruhigenderes Szenario, das Pandemieübungen einschließen sollten: die vorsätzliche Verbreitung eines Erregers in der Absicht, eine Vielzahl von Menschen zu destabilisieren oder zu töten. Die Rede ist von Bioterrorismus.

Seit Jahrhunderten sind wir Menschen mit der üblen Praxis bekannt, Viren oder Bakterien als Kampfmittel einzusetzen. Es heißt, im Jahre 1155 habe der römisch-deutsche Kaiser Friedrich I. bei der Belagerung von Tortona (das im heutigen Italien liegt) die Brunnen durch menschliche Leichen vergiftet. Viel später, im 18. Jahrhundert, gaben britische Soldaten von Pockenpatienten benutzte Decken an amerikanische Ureinwohner aus. In den 1990er-Jahren haben Angehörige der Aum-Sekte das Giftgas Sarin in der Tokioter U-Bahn freigesetzt und damit dreizehn Menschen getötet. Auch mit Botulinumtoxin und dem Milzbranderreger

soll die Gruppierung wiederholt Anschläge verübt haben – zum
Glück, ohne dass es zu Opfern kam. 2001 starben in den USA
fünf Menschen bei einer Anschlagserie, bei der Milzbrandsporen
in Briefen versendet wurden.

Die derzeit furchtbarste biologische Waffe könnte ohne Zweifel der Pockenerreger sein. Pocken sind die einzige für den Menschen lebensbedrohliche Krankheit, die man komplett ausrotten
konnte, wobei noch Virenproben in Regierungslaboren in den
USA und Russland (und womöglich auch in anderen Ländern)
vorhanden sind.

Extrem gefährlich sind die Pocken dadurch, dass sie aero-
gen (über die Luft) sehr schnell übertragen werden und eine sehr
hohe Sterblichkeitsrate aufweisen – etwa ein Drittel der Infizierten stirbt. Und da die meisten Impfprogramme nach der Ausrottung der Krankheit mit dem Jahr 1980 endeten, ist heute beinahe
niemand mehr immun. Die USA verfügen über einen Vorrat an
Impfdosen, der zum Schutz sämtlicher Bewohner des Landes aus-
reicht, doch die Erfahrungen mit Corona lehren, dass die Verteilung der Impfstoffe oft nicht problemlos abläuft – zumal in der
Panik angesichts eines Bioangriffs. Unklar ist auch, wie der Rest
der Welt in einem solchen Fall geschützt werden könnte.

Ein Teil des Risikos geht auf den Zusammenbruch der Sowjetunion zurück. Wie mein Freund Nathan Myhrvold in seinem
Beitrag »Strategic Terrorism« schreibt, wurde der Einsatz von Biowaffen mit einem internationalen Abkommen aus dem Jahr 1975
verboten, die UdSSR aber setzte ihr Programm bis in die 1990er-
Jahre fort und produzierte »Tausende Tonnen Waffen mit Milz-
brand- und Pockenerregern sowie weitaus exotischere biologische
Waffen auf der Grundlage genetisch hergestellter Viren«.[155]

Zu dem Risiko, dass diese vorhandenen Kampfmittel in die
Hände von Terroristen gelangen, tritt noch der Umstand, dass
die Herstellung von Erregern nicht mehr nur speziell ausgebildeten Wissenschaftlern in geheimen Regierungsprogrammen vorbehalten ist. Dank der Fortschritte, die in den vergangenen Jahrzehnten in der Molekularbiologie gemacht wurden, können sich

233

Studierende an Hunderten Fachhochschulen und Universitäten das nötige Wissen zur Herstellung biologischer Kampfstoffe aneignen. Wissenschaftliche Zeitschriften veröffentlichen zum Teil Informationen, die Terrorgruppen zum Züchten neuer Erreger nutzen könnten – eine Praxis, die eine energische Debatte darüber angeregt hat, wie sich Forschungserkenntnisse mitteilen lassen, ohne zum Risikofaktor zu werden.

Bisher haben wir keinen Großanschlag mit biologischen Kampfstoffen erleben müssen, er liegt aber durchaus im Bereich des Möglichen. Während des Kalten Kriegs haben die Sowjetunion und die USA Milzbranderreger gezüchtet, gegen die weder Antibiotika noch Impfstoffe etwas ausrichten konnten. Staaten oder Terrorgruppen, denen es gelingt, gegen Medikamente und Impfstoffe resistente Pockenviren zu züchten, wären damit in der Lage, mehr als eine Milliarde Menschen zu töten.

Vorstellbar ist ein neuer Erreger, der besonders leicht übertragbar und extrem tödlich ist, jedoch nicht gleich Symptome hervorruft. Dieser könnte sich unbemerkt und womöglich über Jahre in aller Welt ausbreiten, bis überhaupt Verdacht geschöpft wird. HIV, das natürlich entstandene AIDS-Virus, funktioniert auf ebendiese Weise: Obwohl Angesteckte die Infektion sehr schnell weitergeben können, zeigen sich über Jahre hinweg keine gesundheitlichen Einschränkungen. Das Virus bleibt unentdeckt und wird die ganze Zeit über unwissentlich weitergegeben. Ein Erreger, bei dem dies ähnlich abliefe, ohne dass zur Übertragung wie bei HIV Intimkontakt erforderlich wäre, könnte eine Pandemie auslösen, die AIDS bei Weitem in den Schatten stellt.

Möchte man die Auswirkungen in Relation zu setzen, so Nathan Myhrvold, dann würde ein einziger derartiger Bioterroranschlag mit 100 000 Opfern »mehr Menschen töten als sämtliche terroristischen Anschläge jeglicher Gruppierungen zusammengenommen«. Es bräuchte 1000 bis 10 000 Selbstmordattentate, um eine ähnliche Opferzahl zu erreichen. Eine Katastrophe dieses Ausmaßes – ein Ereignis, bei dem Hunderttausende, Millionen, ja gar Milliarden Menschen ihr Leben verlieren könnten – ver-

234

dient sehr viel mehr Aufmerksamkeit, als ihr derzeit geschenkt wird.

Eigentlich bin ich ein optimistischer Mensch, der immer geneigt ist, sich auf die Lösung von Problemen zu fokussieren. Aber ich muss zugeben, dass es mir schwerfällt, eine Liste geeigneter Maßnahmen zu entwerfen, die der Bedrohung durch Bioterrorismus gerecht würden. Anders als ein natürlicher Erreger kann eine absichtlich im Labor erzeugte Biowaffe so ausgelegt sein, dass sie unsere Schutzmechanismen unterläuft.

Als Vorbereitung auf einen Bioterroranschlag benötigen wir im Grunde eine Steigerung der Maßnahmen, die wir beim Ausbruch eines natürlichen Erregers ergreifen würden. Ausbruchsszenarien könnten verschiedene Anschlagstypen in den Fokus nehmen und unsere Reaktionsfähigkeit testen. Natürlich sind Therapien und Impfstoffe von entscheidender Bedeutung, unabhängig vom Ursprung des Erregers. Mit besseren Diagnostikmethoden, die innerhalb kürzester Zeit Ergebnisse liefern, könnte man Personen an Flughäfen und bei öffentlichen Veranstaltungen – die ja die wahrscheinlichsten Orte für die Verbreitung eines Erregers sind – wirkungsvoller screenen, und zugleich wären sie natürlich auch als Routinetests extrem nützlich. Die Massensequenzierung von Erregern hilft genauso bei der normalen Grippewelle wie bei einem Bioangriff. Selbst wenn kein Anschlag erfolgt, werden wir froh sein, diese Tools zur Hand zu haben.

Wir benötigen aber auch Lösungsansätze, die gezielt der Bekämpfung von Bioterror dienen. Ich hoffe sehr, dass wir eines Tages über Technologien verfügen, mit denen sich an Flughäfen oder großen Versammlungsorten Erreger in der Luft oder im Abwasser nachweisen lassen, doch das mag noch Jahre dauern. Die US-Regierung hat 2003 mit dem Programm *BioWatch* eine noch viel umfangreichere Version dieses Verfahrens erprobt, indem man aerogene Erreger von Milzbrand, Pocken und anderen Krankheiten in allen großen Städten nachweisen wollte.

Auch wenn *BioWatch* noch in 22 US-Staaten aktiv ist, gilt das Programm als weitgehend gescheitert. Als einer von vielen

Schwachpunkten etwa sind die Messinstrumente davon abhängig, dass der Wind genau aus der passenden Richtung kommt, und manchmal dauert es bis zu 36 Stunden, bis ein Erreger nachgewiesen ist. Es kommt auch vor, dass die Detektoren nicht funktionieren – aus dem einfachen Grund, dass sie ausgeschaltet wurden.

Unabhängig davon, ob diese Luftanalyse-Verfahren eine Zukunft haben, ist die Möglichkeit eines Bioterroranschlags doch ein weiterer Grund, warum wir noch viel mehr Mittel und Mühen in die Forschung zur Erkennung, Behandlung und Vermeidung von sich möglicherweise global ausbreitenden Krankheiten stecken sollten. Angesichts der möglichen Gefahr für die nationale Sicherheit und des Risikos, dass die Opferzahlen in die Millionen gehen, sollten mehr Ressourcen aus dem Verteidigungshaushalt in diese Forschungen fließen. Das Pentagon verfügt über ein Budget von 700 Milliarden Dollar jährlich, für das Gesundheitsministerium sind dagegen nur rund 43 Milliarden pro Jahr vorgesehen – damit operiert das Verteidigungsministerium natürlich auf einem ganz anderen Niveau.

Ich bin zuversichtlich, dass Wissenschaft und Forschung uns noch bessere Methoden zur Bekämpfung von Ausbrüchen jeglichen Ursprungs liefern werden. Dennoch sollten Regierungen auch eine viel weniger technisierte Abwehrmethode in Betracht ziehen – das Aussetzen von Belohnungen. Nach diesem Prinzip wird ja bereits gearbeitet, wenn Hinweise und Informationen, die zur Festnahme von Kriminellen und Terroristen führen, entsprechend honoriert werden. Angesichts des aktuell möglichen unermesslichen Schadens sollten Regierungen doch mehr als bereit sein, Informanten zu bezahlen, die einen Bioterroranschlag verhindern helfen.

Ganz gleich, wie der Abwehrplan gegen Bioterror am Ende aussehen mag: Er muss wechselnden politischen Strömungen standhalten. Als Leiter der CDC arbeitete Bill Foege Anfang der 1980er-Jahre zusammen mit dem FBI an einem Programm zur Bekämpfung von Bioterrorismus.[156] Dieses Programm beinhaltete

Anschlagssimulationen mit verschiedenen Erregern und erarbeitete für jede denkbare Seuche einen Abwehrplan. Foeges Nachfolger war dann der Ansicht, dass Anschläge dieser Art ausgeschlossen seien, und beendete kurzerhand das Programm. Wenn aber die USA und der Rest der Welt vehementer in Pandemieübungen investieren und die Öffentlichkeit für deren Notwendigkeit sensibilisieren, wird es einem einzelnen Regierungsmitarbeiter weitaus schwerer gemacht, sich dem Schutz der Bevölkerung in den Weg zu stellen.

KAPITEL 8

Die globale Gesundheitslücke schließen

Die Reaktion der Welt auf COVID-19 war insgesamt außergewöhnlich. Noch im Dezember 2019 hatte niemand von der Krankheit gehört. Innerhalb der folgenden achtzehn Monate wurden mehrere Vakzine entwickelt, erprobt, für sicher und wirkungsvoll befunden, und an mehr als drei Milliarden Menschen (fast 40 Prozent der Weltbevölkerung) ausgeliefert. Noch nie haben wir Menschen schneller oder effektiver auf eine globale Krankheit reagiert. Innerhalb von nur eineinhalb Jahren haben wir etwas erreicht, wofür normalerweise ein halbes Jahrzehnt oder mehr nötig gewesen wäre.

Doch so erstaunlich diese Leistung auch sein mag, werden darin doch auch erschreckende Ungleichheiten erkennbar.

Zunächst einmal ist festzuhalten, dass die Pandemie nicht alle gleichermaßen trifft. Wie Sie sich vielleicht noch aus Kapitel 4 erinnern, sind afroamerikanische und lateinamerikanische Drittklässler in den Vereinigten Staaten in ihren schulischen Leistungen doppelt so weit zurückgefallen wie ihre gleichaltrigen weißen und asiatisch-amerikanischen Schulkameraden. Und über alle Altersgruppen hinweg zeigt sich ein ähnliches Bild: In den Vereinigten Staaten haben Afro- und Lateinamerikaner sowie Indigene ein zweifach höheres Risiko als Weiße, an COVID-19 zu sterben.[157]

Insgesamt wirkte sich die Pandemie in den Ländern mit niedrigen oder mittleren Einkommen am schlimmsten aus. Im Jahre 2020 trieb sie fast 100 Millionen Menschen auf der ganzen Welt

238

in extreme Armut, eine Zunahme um ungefähr 15 Prozent und
das erste Mal seit Jahrzehnten, dass diese Zahl wieder angestiegen war.[158] Und nur bei einem Drittel der Volkswirtschaften dieser Länder kann erwartet werden, dass sie sich im Laufe des Jahres
2022 wieder bis zu dem vor der Pandemie erreichten Niveau er-
holen, womit im Gegensatz dazu in fast allen entwickelten Volkswirtschaften zu rechnen ist. Wie es allzu oft der Fall ist, erhalten
die Menschen überall auf der Welt, die am meisten zu leiden haben, die geringste Hilfe. Die Wahrscheinlichkeit, auf COVID-19
getestet oder gar behandelt zu werden, war für die Bewohner
der armen Länder viel geringer als für die der reichen Länder.
Am dramatischsten zeigten sich diese Unterschiede jedoch beim
Impfen.

Im Januar 2021, als die COVID-19-Impfstoffe auf breiter
Front ausgeliefert wurden, eröffnete der Generaldirektor der
WHO eine Vorstandssitzung mit einer grimmigen Einschätzung.
»Mehr als 39 Millionen Dosen Impfstoff sind bisher in den 49
Ländern mit höchsten Einkommen verabreicht worden«, erklärte
Tedros Adhanom Ghebreyesus. »Nur 25 Dosen wurden an eines
der ärmsten Länder abgegeben. Nicht 25 Millionen, nicht 25 000;
nur 25.«[159]

Im Mai 2021 schaffte es die Lücke, vor der Tedros gewarnt
hatte, endlich in die Schlagzeilen. »Aus der Pandemie sind zwei
geworden«, lautete eine Schlagzeile der *New York Times.* »Keine
Toten in manchen Städten. Tausende in anderen. Die Bruchlinien
der Pandemie weiten sich, da die Impfstoffe vor allem in die reichen Länder fließen.«[160] Ein WHO-Beamter prangerte die Ungleichheit als »moralischen Skandal« an.[161]

Dafür gibt es zahlreiche Belege. Bis Ende März 2021 waren
18 Prozent der Amerikaner vollständig geimpft, aber nur 0,67 Prozent der Inder und 0,44 Prozent der Südafrikaner.[162] Bis Ende Juli
war der Anteil in den Vereinigten Staaten auf 50 Prozent hochge-
schossen, in Indien aber nur auf 7 Prozent und in Südafrika auf
weniger als 6 Prozent gestiegen. Und am schlimmsten war, dass
die Bewohner wohlhabender Länder, die ohnehin ein geringeres

Risiko besaßen, schwer zu erkranken, *vor* den Menschen in ärmeren Ländern geimpft wurden, obwohl das Erkrankungsrisiko für diese viel größer war.

Zahlreiche Beobachter empfanden diese Fakten nicht nur als äußerst ärgerlich, sondern als schockierend. Wie konnte es sein, dass die Welt über Milliarden Dosen eines lebensrettenden Impfstoffs verfügte und diese derart ungleich verteilte? Es kam zu Demonstrationen, und Politiker hielten bewegende Reden und versprachen, mehr Dosen zu spenden.

Doch innerhalb der Welt der globalen Gesundheit, unter den Leuten, die auf diesem Gebiet arbeiteten, war die Reaktion ganz anders. Natürlich waren sie über die Ungerechtigkeiten im Zusammenhang mit COVID-19 empört. Aber sie wussten auch, dass sich die Pandemie nicht im luftleeren Raum ereignete. Corona war keineswegs die einzige Ungleichheit, die in der Weltgesundheit auftrat, und es war nicht einmal ihre *schlimmste* Ungleichheit.

Halten wir fest: Bis Ende 2021 hatte das Coronavirus eine Übersterblichkeit von mehr als 17 Millionen Todesfällen verursacht.[163] Es ist unmöglich, diese Zahl zur Kenntnis zu nehmen, ohne entsetzt zu sein. Aber vergleichen wir sie doch einmal mit den Todesfällen in Entwicklungsländern über das vergangene Jahrzehnt:* 24 Millionen Frauen und Babys starben vor, während oder kurz nach der Geburt. Darmkrankheiten kosteten 19 Millionen Menschen das Leben. HIV tötete fast 11 Millionen und Malaria mehr als 7 Millionen, die meisten von ihnen waren Kinder und schwangere Frauen.[164] Und das sind nur die Zahlen der letzten zehn Jahre – diese Krankheiten bringen die Menschen schon seit viel längerer Zeit um, und sie werden auch nicht verschwinden, wenn die Coronapandemie vorüber ist. Sie schlagen Jahr für Jahr zu, aber im Gegensatz zu COVID-19 stehen sie auf der Weltagenda nicht ganz oben.

---

* Gemeint ist hier der Zeitraum 2010 bis 2019, das letzte Jahr, für das bei Drucklegung dieses Buches Zahlen verfügbar waren.

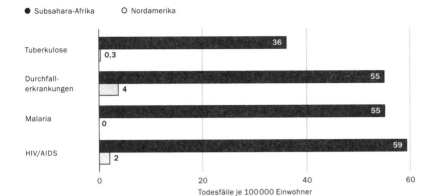

Die Gesundheitslücke. In Subsahara-Afrika sterben viele Menschen an Krankheiten, die in Nordamerika nur selten tödlich enden. (Quelle: IHME)[165]

Die große Mehrheit der Menschen, die an diesen Krankheiten sterben, lebt in Entwicklungs- oder Schwellenländern. Wo man lebt und wie viel Geld man hat, bestimmt in hohem Maße, ob man jung stirbt oder zu einem gesunden Erwachsenen heranwachsen darf.

Manche der genannten Krankheiten treten vor allem in einkommensschwachen tropischen Ländern auf, weshalb sie von den meisten anderen Ländern oft ignoriert werden. So tötete die Malaria in Subsahara-Afrika im vergangenen Jahrzehnt vier Millionen Kinder, in den Vereinigten Staaten jedoch weniger als hundert Menschen.

Ein Kind, das in Nigeria auf die Welt kommt, hat eine 28-mal höhere Wahrscheinlichkeit, vor seinem fünften Geburtstag zu sterben, als ein Kind, das in den Vereinigten Staaten geboren wird.*

Ein neugeborenes Kind hat heute in den Vereinigten Staaten eine Lebenserwartung von 79 Jahren, in Sierra Leone jedoch

---

* Nicht nur im Vergleich zwischen Ländern, sondern auch innerhalb der Länder sind Unterschiede im Blick auf die Gesundheit festzustellen. In den Vereinigten Staaten beispielsweise sterben afroamerikanische Frauen dreimal häufiger im Wochenbett als weiße Frauen.

241

nur von 60 Jahren.[166] Mit anderen Worten: Gesundheitliche Ungleichheiten treten keineswegs selten auf. Ich denke, viele Menschen in den reichen Ländern waren geschockt angesichts der ungleichen Reaktion der Welt auf die Coronapandemie, nicht weil sie so ungewöhnlich war, sondern weil für uns gesundheitliche Ungleichheiten die meiste Zeit gar nicht sichtbar zutage treten. Durch COVID-19 – eine Krankheit, welche die ganze Welt traf – konnten nun alle sehen, wie ungleich die Ressourcen verteilt sind.

Es geht hier nicht darum, Sie zu betrüben oder anklagend auf alle zu deuten, die sich nicht für die Verbesserung der globalen Gesundheit einsetzen. Der Punkt ist vielmehr, dass diese Probleme größere Aufmerksamkeit verdienen. Die Tatsache, dass die meisten der von derartigen Krankheiten betroffenen Menschen in Ländern mit niedrigen oder mittleren Einkommen leben, nimmt dem Ganzen nichts von seinem Schrecken.

Mein Vater hatte eine wunderbare Art, die moralische Dimension dieses Phänomens hervorzuheben. Vor Jahren schon drückte er es in einer Rede vor der United Methodist Conference so aus: »Alle, die an Malaria erkranken, sind und bleiben Menschen. Sie sind nicht Ziele für unsere Investitionen. Sie sind nicht Märkte für unsere Exporte. Sie sind nicht Alliierte im Kampf gegen den Terrorismus. Sie sind Menschen, deren Leben auch ohne jeden Bezug zu uns unendlich wertvoll ist. Sie haben Mütter, die sie lieben, Kinder, die sie brauchen, und Freunde, die ihnen nahestehen – und wir sollten ihnen helfen.«

Ich könnte es nicht besser ausdrücken. Als Melinda und ich vor mehr als zwanzig Jahren die Gates Foundation gründeten, machten wir genau das zu unserem wichtigsten Anliegen: Ressourcen zur Verfügung zu stellen, um diese Ungleichheiten zu verringern und letztendlich zu beseitigen.

Mit moralischen Argumenten lassen sich die Regierungen der meisten wohlhabenden Länder nicht überzeugen, genug Geld bereitzustellen, um Krankheiten zurückzudrängen oder auszumerzen, solange diese Krankheiten ihrem eigenen Volk nicht

242

schaden. Glücklicherweise gibt es auch ganz konkrete Argumente, die dafür sprechen, mehr zu tun, darunter der Gedanke, dass eine bessere Gesundheitsvorsorge die Welt stabiler mache und die internationalen Beziehungen verbessern helfe. Dieses Argument trage ich nun schon seit Jahren vor. Jetzt, in der COVID-19-Ära, zeigt sich, wie vorteilhaft es ist, in die Entwicklung neuer Medikamente und in die Verbesserung der Gesundheitssysteme zu investieren. Beides wird uns helfen, zukünftige Pandemien aufzuhalten, bevor sie die ganze Welt überwältigen.

Buchstäblich alles, was wir zur Bekämpfung ansteckender Krankheiten wie Malaria unternehmen, kann sich ganz allgemein auch bei zukünftigen Pandemien als hilfreich erweisen, und umgekehrt. Es ist keine Entweder-oder-Entscheidung, ob wir Geld in die Prävention von Pandemien investieren oder in Programme gegen bestimmte Ansteckungskrankheiten. Ganz im Gegenteil: Wir *können* nicht nur beides tun, wir *sollten* beides tun, weil sich die Wirkungen gegenseitig verstärken.

Blicken wir hier kurz auf den Fortschritt, den die Welt in der globalen Gesundheitsvorsorge erreicht hat, und was diesen Fortschritt ermöglichte. So schlimm die vorstehend erwähnten Ungleichheiten auch sein mögen, sind sie heute doch geringer als zu irgendeinem anderen Zeitpunkt der Weltgeschichte. Im Hinblick auf die grundlegenden Maßstäbe der Gesundheit bewegen wir uns in die richtige Richtung. Wie sich der Fortschritt ereignete, ist eine spannende Geschichte; sie führt uns direkt zu der Frage, wie die Welt in die Lage versetzt werden kann, zukünftige Pandemien zu verhindern.

Ich könnte hier Dutzende Statistiken anführen, die belegen, in welchem Maße sich die weltweiten Diskrepanzen im Blick auf die Gesundheit im Laufe der Jahre verringert haben. Aber ich will mich hier beispielhaft auf einen einzigen Sachverhalt konzentrieren: Kindersterblichkeit.

Vom klinischen Standpunkt aus betrachtet, gibt es einen guten Grund, in der Kindersterblichkeit einen Maßstab für die Weltgesundheit zu sehen. Um die Überlebenschancen von Kindern zu verbessern, ist eine ganze Bandbreite weiterer Interventionen erforderlich, beispielsweise Schwangerschaftsbetreuung, Kinderimpfstoffe, bessere Bildung für Frauen, bessere Ernährung. Wenn mehr Kinder überleben, ist das ein Anzeichen, dass ein Land auf diesen Feldern allmählich besser wird.

Es gibt aber noch einen weiteren Grund, warum ich die Kindersterblichkeit als Maßstab verwende: Blickt man durch diese Brille auf die Gesundheitssituation, wird man unweigerlich damit konfrontiert, wie gewaltig die Aufgabe ist. Es ist herzzerreißend, an den Tod eines Kindes zu denken. Als Vater kann ich mir nichts Schlimmeres vorstellen; ich wäre bereit, mein Leben für meine Kinder zu geben. Jedes Kind, das gerettet werden kann, erspart einer Familie den schlimmsten Schmerz, den man sich vorstellen kann.

Schauen wir einmal genauer auf das, was die Welt in Bezug auf diesen grundlegenden Maßstab des menschlichen Daseins erreicht hat.

Im Jahr 1960 starben fast 19 Prozent der Kinder vor ihrem fünften Geburtstag. Lassen wir das einmal kurz sacken: *Fast eines von fünf Kindern auf der Erde wurde keine fünf Jahre alt.* Und die Ungleichheit war enorm: In Nordamerika betrug der Anteil 3 Prozent, in Asien jedoch 21 und in Afrika sogar 27 Prozent. Hätten Sie damals in Afrika gelebt und vier Kinder gehabt, hätten Sie wahrscheinlich eines von ihnen beerdigen müssen.

Im Jahr 1990, also dreißig Jahre später, hatte sich die weltweite Kindersterblichkeitsrate halbiert und lag nun bei knapp 10 Prozent. In Asien war sie unter 9 Prozent gefallen. Auch in Afrika hatte sie sich verringert, wenn auch weniger stark.

Springen wir noch einmal um drei Jahrzehnte weiter bis 2019, das letzte Jahr, für das bei Drucklegung dieses Buches Daten verfügbar waren. In diesem Jahr starben weniger als 4 Prozent der Kinder auf der Welt vor ihrem fünften Geburtstag. In Afrika allerdings war der Anteil fast doppelt so hoch.

Das sind natürlich viele Zahlen; um die Sache zu vereinfachen,

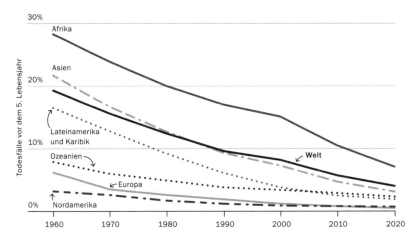

Heute überleben mehr Kinder als jemals zuvor in der Geschichte. Während 1960 fast 20 Prozent der Kinder ihren fünften Geburtstag nicht erlebten, liegt dieser Anteil heute unter 5 Prozent. (Quelle: UN)[167]

kann man sich die Formel 20-10-5 merken. 1960 starben 20 Prozent der Kinder auf der Welt, 1990 waren es 10 Prozent, heute sind es weniger als 5 Prozent. Die Welt reduziert also die Kindersterblichkeitsrate alle dreißig Jahre um die Hälfte, und wir sind auf dem besten Weg, die nächste Halbierung sogar deutlich vor 2050 zu schaffen.

Das ist einer der großen Erfolge der Menschheitsgeschichte, die jeder Oberschüler auswendig kennen sollte. Wenn es eine Formel gibt, die die Entwicklung der Weltgesundheit über das letzte halbe Jahrhundert darstellt, dann ist es 20-10-5.

Dennoch: 5 Prozent sind immer noch ein unerträglich hoher Anteil; in realen Zahlen sind das mehr als fünf Millionen Kinder jedes Jahr. Für sich genommen mag es uns als unmögliche Aufgabe erscheinen, fünf Millionen Todesfälle zu verhindern, aber wenn man die Zahl in ihrem Kontext betrachtet, begreift man, wie weit die Welt bereits gekommen ist – und dann wird sie eine Herausforderung und eine Inspiration, sie noch weiter zu verringern. Auf mich jedenfalls hatte sie diese Wirkung. Sie ist der zen-

245

trale Fokus meiner Arbeit, seit ich in Vollzeit bei der Gates Foundation zu arbeiten begonnen habe.

Im Laufe der Jahre habe ich genügend Reden über 20-10-5 gehalten und genug Tweets und Facebook-Kommentare gesehen, um zu wissen, welche Frage jetzt unvermeidlich gestellt wird: Würde es nicht zur Übervölkerung führen, wenn so viele Kinder gerettet würden?

Das ist eine natürliche Sorge, schließlich sagt einem der gesunde Menschenverstand, dass die Weltbevölkerung schneller zunimmt, wenn mehr Kinder überleben und heranwachsen. Tatsächlich hat das Problem früher auch mich umgetrieben.

Aber ich hatte mich getäuscht. Die Antwort lautet – nachdrücklich und ohne den geringsten Zweifel – Nein. Geringere Raten der Kindersterblichkeit führen nicht zur Übervölkerung.

Die beste Erklärung, warum das so ist, hat mein Freund Hans Rosling gegeben. Auf Hans wurde ich zum ersten Mal aufmerksam, als er 2006 einen unvergesslichen TED-Vortrag mit dem Titel »The Best Stats You've Ever Seen«* hielt. Hans hatte über Jahrzehnte im Gesundheitswesen gearbeitet, wobei sein Fokus auf den armen Ländern lag, und er nutzte diese Rede, um seinen Zuhörern ein paar überraschende Fakten über die Verbesserung der Gesundheit in der Welt zu vermitteln.

Schließlich lernte ich Hans persönlich kennen und führte mit ihm viele Gespräche. Ich bewunderte seine clevere, kreative Art, den Menschen aufzuzeigen, dass die Länder mit den höchsten Kindersterblichkeitsraten – Länder wie Somalia, Tschad, die

---

* Etwa: »Die besten Statistiken, die Sie jemals gesehen haben.« Abrufbar unter https://www.ted.com/talks/hans_rosling_the_best_stats_you_ve_ ever_seen. Ich verspreche Ihnen, Sie werden es nicht bereuen, sich das Video anzuschauen. (TED – ursprünglich eine alljährliche Innovations-Konferenz in Monterey, Kalifornien – ist vor allem bekannt durch die TED-Talks-Website, auf der die besten Vorträge als Videos kostenlos ins Netz gestellt werden, A. d. Ü.)

Zentralafrikanische Republik, Sierra Leone, Nigeria und Mali – auch die Länder waren, in denen Frauen die meisten Kinder bekamen.[168] Wenn die Kindersterblichkeit sinkt, verringert sich auch die durchschnittliche Familiengröße. Das geschah im 18. Jahrhundert in Frankreich, im späten 19. Jahrhundert in Deutschland und in Südostasien und Lateinamerika in der zweiten Hälfte des 20. Jahrhunderts.[169] Es gibt verschiedene Gründe, warum das der Fall ist. Ein Faktor ist, dass viele Eltern genügend Kinder haben wollen, damit sie jemanden haben, der sich im Alter um sie kümmert. Besteht eine hohe Wahrscheinlichkeit, dass einige ihrer Kinder das Erwachsenenalter nicht erreichen, ist es eine völlig rationale Entscheidung, mehr Kinder zu haben.

Der Rückgang der Familiengröße hat zu einem bemerkenswerten Phänomen geführt: Die Welt hat kürzlich einen Punkt überschritten, den Hans Rosling »peak child« (etwa: »Globales Kindermaximum«) nannte – das heißt, die Zahl der Kinder unter fünf Jahre erreichte ihr Maximum und sinkt seither. Was nützt das? Der United Nations Population Fund erklärt auf seiner Website: »Eine kleinere Kinderzahl pro Haushalt führt im Allgemeinen zu größeren Investitionen je Kind, zu größerer Freiheit für die Frauen, in den formellen Arbeitsmarkt einzutreten, und zu größeren Ersparnissen für die Alterssicherung. Tritt dies ein, kann sich ein substanzieller volkswirtschaftlicher Nutzen ergeben.«[170] Daher: Die Gesundheit verbessert sich fast überall, mit großen Vorteilen für das menschliche Wohlergehen. Die globale Gesundheitslücke ist zwar noch immer sehr breit, aber sie verringert sich.

So dramatisch diese Geschichte auch ist, bildet sie doch nur den Hintergrund dessen, was wir jetzt herausfinden müssen. Was hat diese Veränderungen verursacht? Und wie können sie beschleunigt werden, um zur Verhinderung von Pandemien beizutragen?

Der Versuch, ein sich über Jahrzehnte erstreckendes Phänomen zu erklären, das Milliarden Menschen betrifft, kann ein ris-

247

kantes Unterfangen sein. Ganze Bücher wurden über die einzelnen Aspekte des Rückgangs der Kindersterblichkeit und über den Marsch hin zu größerer Gleichheit in der Weltgesundheit geschrieben, während ich hier versuche, das Thema in nur einem Kapitel zu behandeln. Ich werde mich daher auf die Faktoren konzentrieren, die für das Problem der Verhinderung von Pandemien unmittelbar relevant sind, wobei ich mir darüber im Klaren bin, dass ich eine Menge anderer Faktoren weglassen muss, darunter landwirtschaftliche Erträge, Welthandel, Wirtschaftswachstum und die breiter werdende Akzeptanz von Menschenrechten und Demokratie.

Es ist kein Zufall, dass viele der Instrumente, die gegen das Coronavirus eingesetzt werden, aus der globalen Gesundheitsvorsorge stammen. Tatsächlich gibt es bei buchstäblich jeder Maßnahme zur Bekämpfung von COVID-19 ein wichtiges Instrument, ein System oder ein Team, das nur deshalb existiert, weil die Welt in die Verbesserung der Gesundheit der Armen investiert. Die Fingerabdrücke der globalen Gesundheitsbewegung sind überall auf der Coronareaktion zu sehen.

Hier folgt eine – keineswegs vollständige – Auflistung von Maßnahmen, bei denen sich die Coronabekämpfung und die globale Gesundheitsvorsorge überschneiden.

Das Virus verstehen lernen

In der Frühphase der Pandemie mussten die Wissenschaftlerinnen erst einmal herausfinden, womit sie es hier zu tun hatten. Dazu nutzten sie Genomsequenzierungen, das bereits erwähnte Verfahren, das die Entwicklung von Impfstoffen beschleunigte (indem es recht schnell den genetischen Code des Coronavirus aufdeckte) und es so möglich machte, seine Varianten zu entdecken und zu beobachten, während sie sich auf der Welt ausbreiteten.

248

Es ist keine Überraschung, dass die ersten COVID-19-Varianten nicht in den Vereinigten Staaten entdeckt wurden. In den Vereinigten Staaten wurde das Sammeln von Virusproben und deren Sequenzierung anfangs zu zögerlich betrieben. Die dafür erforderlichen Laborkapazitäten waren zwar vorhanden, wurden aber nicht genutzt. Im ersten Jahr der Pandemie befanden sich die Vereinigten Staaten im Vergleich zu vielen Ländern praktisch im Blindflug.

Glücklicherweise waren mehrere Länder in Afrika besser vorbereitet, vor allem Südafrika und Nigeria, die bereits seit Jahren ein robustes Netzwerk von Laboren für DNA-Sequenzierungen aufgebaut hatten. Ihrer ursprünglichen Zielsetzung nach sollten sie zur Bekämpfung von Krankheiten beitragen, die den Kontinent überproportional heimsuchten, aber als COVID-19 ausbrach, konnten diese Labore sofort auf die neue Herausforderung einschwenken. Weil sie schon seit Jahren auf diese Aufgaben ausgerichtet gewesen waren, sahen sie sich nun in der Lage, mehr und schnellere Resultate hervorzubringen als vergleichbare Labore in den Vereinigten Staaten. Die Laboratorien in Südafrika waren die ersten, die die Beta-Variante von SARS-CoV-2 entdeckten und später auch die Omikron-Variante.

Auch Computermodellierung half uns, wie in Kapitel 3 dargestellt, viel über die Pandemie zu erfahren, und sollte in unseren Bemühungen zur Prävention von Pandemien eine noch größere Rolle spielen. Aber der Gedanke, Computermodellierung zum Verständnis von Infektionskrankheiten einzusetzen, ist nicht erst mit Corona entstanden.

Das Institute for Health Metrics and Evaluation – dessen Computermodelle vom Weißen Haus und von Journalisten während der Pandemie häufig zitiert wurden – war 2007 gegründet worden, um der Welt bessere Erkenntnisse zu den Todesursachen in armen Ländern zu ermöglichen. Das Imperial College London gründete sein Modeling Center 2008 vor allem, um Ausbruchsrisiken und die Effektivität verschiedener Reaktionsformen zu beurteilen. Im selben Jahr stellte ich Geldmittel für das Institute for

Disease Modeling zur Verfügung und rekrutierte das erforderliche Personal. Das Institut sollte zur Malaria-Forschung beitragen und die Suche nach den wirksamsten Methoden zum Ausmerzen der Kinderlähmung voranbringen – und heute unterstützt es die staatlichen Entscheidungsträger, die Wirkung verschiedener Coronapolitiken besser einschätzen zu können. Die Tatsache, dass sich diese Einrichtungen wie viele andere ähnliche nun auch in der Coronapandemie als nützlich erweisen, ist ein Beleg dafür, dass Investitionen in die globale Gesundheit auch bei Pandemien hilfreich sind.

Lebensrettende Ausrüstungen beschaffen

Noch bevor Impfstoffe verfügbar waren, bestand ein weiterer entscheidender Schritt darin, Ausrüstungen zur Prävention zu beschaffen, wie zum Beispiel Masken, Sauerstoff und Geräte, die Schwerkranken das Leben retten konnten. Das war keine leichte Aufgabe – selbst die Vereinigten Staaten hatten anfangs Probleme, diese Güter zu beschaffen und zu verteilen. Ärmere Länder waren in einer noch schlimmeren Situation. Eine der Organisationen, bei denen sie Unterstützung anfordern konnten, war der Global Fund.

Der Global Fund wurde 2002 gegründet, um AIDS, Tuberkulose und Malaria in einkommensschwächeren Ländern zu bekämpfen. Er erwies sich als durchschlagender Erfolg und ist heute eines der weltweit größten nicht staatlichen Finanzierungsinstrumente in diesem Bereich. Er sorgt dafür, dass fast 22 Millionen Menschen mit HIV/AIDS die für ihr Überleben wichtigen Medikamente erhalten. Jedes Jahr verteilt er fast 190 Millionen Moskitonetze, um Malaria zu bekämpfen – Netze, die nachts über die Betten gehängt werden und verhindern, dass die Schlafenden von Stechmücken gestochen werden. In den zwanzig Jahren seit seiner Gründung konnte der Global Fund damit ungefähr 44 Millionen Leben retten. Schon vor Jahren bezeichnete ich ihn als das Netteste, was Menschen je füreinander getan haben. Davon bin ich noch heute überzeugt.

Um all diese Aufgaben durchführen zu können, musste der Global Fund eine Lösung entwickeln, um die Bedürftigen überhaupt zu erreichen. Er richtete Finanzierungsmechanismen ein, um Geldmittel zu beschaffen und rasch einzusetzen. Er schuf Systeme, um Medikamente bis in einige der abgelegensten Winkel des Planeten ausliefern zu können. Er schuf Netzwerke von Laboren und organisierte die nötigen Lieferketten.

Als der Global Fund sein Instrumentarium auf die Coronapandemie ausrichtete, waren die Ergebnisse eindrucksvoll. In einem einzigen Jahr sammelte er fast 4 Milliarden Dollar für die Bekämpfung des Virus ein und arbeitete mit mehr als einhundert Regierungen in über einem Dutzend Programmen zusammen, mit denen zahlreiche Länder unterstützt wurden.[71] Dem Global Fund war es zu verdanken, dass viele Länder Tests, Sauerstoff und Sanitätsartikel kaufen, Schutzausrüstungen für ihr Gesundheitspersonal beschaffen und ihre Strukturen für die Kontaktnachverfolgung verbessern konnten. Leider gab es nicht nur gute Nachrichten. Obwohl ungefähr ein Sechstel der vom Global Fund für die Pandemiebekämpfung zusätzlich beschafften Geldmittel auch in die Programme gegen HIV, Tuberkulose und Malaria floss, kam es zu großen Rückschlägen: So nahm 2020 die Zahl der Tuberkulosetoten zum ersten Mal seit über einem Jahrzehnt wieder zu.[72]

Neue Impfstoffe entwickeln und erproben

Als die Bemühungen um die Entwicklung eines COVID-19-Impfstoffs in Gang kamen, konnte man sich weitgehend auf Arbeiten, die bereits für andere Krankheiten durchgeführt worden waren, stützen. So hatte sich beispielsweise die mRNA-Technologie schon seit Jahrzehnten in der Entwicklung befunden; große privatwirtschaftliche Fördergelder waren in ihr Potenzial als Krebsmittel investiert worden und staatliche Fördermittel waren eingesetzt worden, um ihr Potenzial bei der Bekämpfung von Infektionskrankheiten und Abwehr von Bioterrorismus zu erforschen.

Als es Zeit für die klinischen Studien der Impfstoffe wurde – was normalerweise ein langer und teurer Prozess ist, wie wir schon in Kapitel 6 gesehen haben –, konnten die Forscherinnen auf das HIV Vaccine Trials Network (etwa: »das Netzwerk der HIV-Impfstoffstudien«) zurückgreifen. Wie der Name besagt, wurde es eingerichtet, um eine Infrastruktur zur Verfügung zu haben, durch die sich die HIV-Erprobungsstudien beschleunigen ließen. Dass es dieses System bereits gab, erwies sich nun für die COVID-19-Vakzine als entscheidender Vorteil. Obwohl in Afrika nur sehr wenige COVID-19-Impfstoffstudien durchgeführt wurden, konnten sich diese wenigen Studien auf die starke Infrastruktur für klinische Studien stützen, die in Südafrika bereits vorhanden war und die mit den für die Arbeit an HIV-Vakzinen bestimmten Fördermitteln eingerichtet worden war. Der erste Beleg, wie wirksam COVID-19-Vakzine gegen eine Virusvariante sein würden, stammte von Versuchsreihen in Südafrika.

Vakzine kaufen und verteilen

Vor ein paar Jahren postete jemand ein Meme, in dem es hieß, wenn ich einen 100-Dollar-Schein auf dem Gehweg fände, würde ich ihn nicht aufheben, weil das für mich reine Zeitverschwendung sei. Ich hatte zwar noch nie die Gelegenheit, diese Behauptung zu überprüfen, bin mir aber sicher, dass sie nicht stimmt. Natürlich würde ich 100 Dollar nicht einfach liegen lassen! Zuerst würde ich mich umblicken, um zu sehen, ob ich die Person ausmachen könnte, die den Geldschein verloren hat, weil jemand sicherlich traurig wäre, so viel Geld zu verlieren. Und wenn ich niemanden sähe, würde ich den Schein dorthin schicken, wo er am nützlichsten wäre: an Gavi, die Impfallianz, die ich schon in Kapitel 6 erwähnt habe.

Zur Mission der Allianz gehört es, arme Länder beim Kauf von Impfstoffen zu unterstützen, aber sie tut noch viel mehr als das.[173] Sie hilft den Ländern auch, Daten über die Wirksamkeit der Impfprogramme zu sammeln und Verbesserungen vorzunehmen. Sie fördert den Aufbau von Lieferketten, damit Vakzine, Spritzen und alle anderen erforderlichen Materialien tatsächlich in die Kliniken gelangen, in denen sie benötigt werden. Gavi bietet ferner Ausbildungen für Führungskräfte im Gesundheitswesen, damit sie die Impfkampagnen in ihren Ländern effektiver managen und die öffentliche Nachfrage nach Impfungen steigern können.

Als sich die Gates Foundation 2001 an der Gründung von Gavi beteiligte, war es unser Ziel, für alle Kinder auf der Welt Impfstoffe zur Verfügung zu stellen. Damals konnten wir nicht ahnen, welche Rolle Gavi bei der Bekämpfung einer Pandemie wie COVID-19 spielen würde, aber heute ist das offensichtlich: Gavi war eine fantastische Investition, um Kinderleben zu retten, und erwies sich jetzt auch als fantastische Investition zur Bekämpfung des Coronavirus. Da Gavi schon seit fast zwei Jahrzehnten arme Länder bei der Verbesserung ihrer Impfsysteme unterstützt hatte, verfügte die Allianz jetzt über die Kompetenzen und Erfahrungen, um auch beim Kampf gegen das neue globale Desaster einen wichtigen Beitrag zu leisten.

Neben anderen Aufgaben ist die Impfallianz auch einer der drei Partner von COVAX, der Initiative, die einen weltweit gleichmäßigen und gerechten Zugang zu COVID-19-Impfstoffen gewährleisten will. Obwohl COVAX länger als geplant brauchte, um ihre Ziele zu erreichen (aus Gründen, die ich in Kapitel 6 beschrieben habe), hat sie sich aus zwei anderen wichtigen Gründen

253

verdient gemacht. Die Initiative lieferte eine Milliarde Dosen von Impfstoffen aus, die ein Jahr zuvor noch gar nicht zur Verfügung gestanden hatten, und erreichte dieses Ziel schneller als bei jeder anderen Maßnahme, die sie seit ihrer Gründung ergriffen hatte. (Der Vorgang war sogar noch komplizierter, als es klingt: Obwohl Gavi und UNICEF umfassende Infrastrukturen für die Auslieferung von Impfstoffen aufgebaut hatten, ist ihre eigentliche Aufgabe die Immunisierung von Kindern und mitunter auch von Jugendlichen. Jetzt mussten die vorhandenen Systeme erst einmal umgebaut werden, um während der Coronakrise auch Erwachsene erreichen zu können.)

Es sind nicht nur globale Impfprogramme, die sich nun in der Coronapandemie als nützlich erweisen. Auch Staaten, die sich schon seit Längerem für eine effektivere Immunisierung ihrer Bevölkerungen eingesetzt hatten, waren gut aufgestellt, um auf die neue Krise zu reagieren. Schauen wir uns eines dieser Länder genauer an.

Nachdem Indien 1947 die Unabhängigkeit von Großbritannien erlangt hatte, unternahm es eine groß angelegte Kampagne zur Ausrottung der Pocken – ein Projekt, das eine Verbesserung des Gesundheitssystems, die Ausbildung von Impfpersonal und den Kauf von Equipment für eine funktionierende Kühlkette umfasste.[174] Außerdem musste man selbst die entlegensten Gebiete des Landes erreichen und ein Überwachungsnetzwerk für Krankheiten aufbauen, deren Ausbreitung durch Impfungen vermieden werden konnte. Das alles dauerte Jahrzehnte, aber es klappte. 1975 wurde der letzte Pockenfall in Indien diagnostiziert.

Anfang der 1980er-Jahre wandte sich Indien einem weiteren Problem zu: den geringen Quoten bei der routinemäßigen Immunisierung der Kinder. Der Anteil der in Indien geborenen Kinder, die eine Grundimmunisierung erhielten, bewegte sich damals im einstelligen Prozentbereich. Die Regierung setzte sich zum Ziel, die Grundimmunisierungsquote der Kinder um ein Vielfaches zu steigern, wobei sie sich auf die für die Pocken

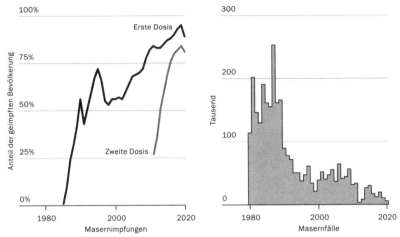

Ausmerzen der Masern in Indien. Mit rapide steigenden Impfraten ging die Zahl der Masernerkrankungen in Indien sehr stark zurück. Die erste Impfdosis wurde Mitte der 1980er-Jahre verabreicht, die zweite Dosis wurde erst Jahre später hinzugefügt. (WHO)[175]

entwickelten Systeme stützte. Der Erfolg überstieg alle Erwartungen: Die Impfraten erhöhten sich dramatisch, gleichzeitig gingen die Fallzahlen der Kinderkrankheiten zurück. Beispielsweise verzeichnete das Land noch im Jahr 2000 mehr als 38 000 Masernfälle; zwanzig Jahre später lag die Zahl bei unter 6000.[176] Jedes Jahr werden durch Indiens Immunisierungsprogramm mehr als 27 Millionen Erstimpfungen Neugeborener durchgeführt sowie Auffrischungsimpfungen für mehr als 100 Millionen Ein- bis Fünfjährige.

Der Aufbau eines starken Immunisierungsprogramms in Indien war eine fantastische Investition, lange bevor sich das Coronavirus ausbreitete, doch als dann COVID-19 auch in Indien ankam, machte sie sich erneut bezahlt. Weil ein geeignetes System bereits existierte, konnte Indien relativ schnell fast 348 000 öffentliche sowie über 28 000 private Zentren einrichten, in denen die COVID-19-Vakzine verabreicht wurden – einschließlich vieler Zentren in den zerklüfteten Gebirgsregionen im Norden und

Nordosten des Landes. Bis Mitte Oktober 2021 hatte das Land bereits eine Milliarde COVID-Impfstoffdosen verabreicht. Auf das existierende System aufbauend, stellte die Regierung schnell eine Plattform auf die Beine, mit welcher der Impfstoffnachschub nachverfolgt sowie festgehalten werden konnte, wer bereits geimpft worden war – denjenigen konnte ein digitales Zertifikat ausgestellt werden, das ihre Impfung belegte.

Bis Mitte Januar 2022, ein Jahr nach dem Beginn der Impfkampagne, hatte Indien mehr als 1,6 Milliarden Dosen verabreicht, und mehr als 70 Prozent der Erwachsenen waren bereits doppelt geimpft. Die Regierung hat noch viel Arbeit vor sich, vor allem im Blick auf die Impfung der unter Achtzehnjährigen. Es gibt jedoch keinen Zweifel, dass die erreichten Erfolge in dieser recht kurzen Zeit nicht möglich gewesen wären, wenn nicht bereits ein gut funktionierendes Immunisierungsprogramm bestanden hätte.

Die Logistik muss stimmen

Länder, die in jüngster Zeit große Kampagnen zur Bekämpfung der Kinderlähmung durchgeführt haben – was sowohl in Pakistan als auch in Indien der Fall gewesen war –, hatten noch einen weiteren Vorteil: die EOCs, ihre nationalen und regionalen Notfalleinsatzzentralen. (Sie erinnern sich vielleicht an diese Nervenzentren der öffentlichen Gesundheitskampagnen aus dem Kapitel 2.) Als nun COVID-19 zuschlug, waren die EOCs geradezu ideal geeignet, die für die Bekämpfung des Coronavirus erforderlichen Aktivitäten zu koordinieren.

In Pakistan beispielsweise wurden Anfang 2020 die Impfungen gegen die Kinderlähmung ausgesetzt, um die Übertragungsrisiken zu vermeiden, die sich ergaben, wenn das Impfpersonal von einer Gemeinde zur nächsten zog. Schon im März jedoch erkannte man eine neue Gelegenheit: Nach dem Vorbild der

Polio-Stationen konnte man nun auch Notfalleinsatzzentralen für Corona einrichten.[177]

Innerhalb weniger Wochen wurden mehr als 6000 Bedienstete des Gesundheitswesens, die ursprünglich für das Entdecken von Poliofällen ausgebildet worden waren, so umgeschult, dass sie nun auch Coronasymptome im Blick behalten konnten.[178] Ein Callcenter, das für die Meldung von Polioerkrankungen eingerichtet worden war, erfasste nun auch Coronasymptome. Unter einer gebührenfreien Hotline konnte sich jeder Einwohner von einem ausgebildeten Mitarbeiter zuverlässige Informationen beschaffen. Das Personal der Polio-EOCs wurde in die COVID-19-Zentren versetzt, um die Fallzahlen zu erfassen, die Kontaktnachverfolgung zu koordinieren und die erfassten Daten an die gesamte staatliche Verwaltung weiterzumelden – Funktionen, die schon während der Polio-Kampagne gut eingeübt worden waren.[179] Auf den Karten, Grafiken und Statistiken, die in den Zentren an den Wänden hingen, wurden nun statt der Polio-Fälle die Fallzahlen für Corona-Erkrankungen eingetragen.

Dank der großen Investitionen in das pakistanische Gesundheitssystem war die dortige Regierung in der Lage, COVID-19-Impfstoffe zu verteilen, sobald sie verfügbar waren. Im Spätsommer 2021 impfte das Land etwa eine Million Menschen täglich, was einem viel höheren Bevölkerungsanteil als in den meisten anderen Ländern mit niedrigen und mittleren Einkommen entspricht.[180] Und gegen Ende 2021 gelang es, die Zahl der täglichen Impfungen auf zwei Millionen zu verdoppeln.

Das bringt mich zu einem Kritikpunkt, den ich schon seit Jahren zu hören bekomme. Eine Krankheit auszumerzen wird von Fachleuten als vertikaler Ansatz bezeichnet – mit in die Tiefe wirkenden Maßnahmen soll eine ganz bestimmte Krankheit bekämpft werden. Im Unterschied dazu ist der horizontale Ansatz darauf gerichtet, Fortschritte auf mehreren verschiedenen Problemfeldern gleichzeitig zu erzielen. Stärkt man beispielsweise das Gesundheitssystem, kann man damit rechnen, dass sich auch Ver-

257

besserungen bei der Bekämpfung der Malaria, der Kindersterblichkeit, der Müttergesundheit und so weiter ergeben.

Die Kritik lautet nun, dass sich die vertikalen Anstrengungen zulasten der horizontalen auswirken, obwohl doch die horizontalen Maßnahmen naturgemäß die effektivere Methode darstellten, um angesichts begrenzter Finanzmittel und Kapazitäten das Leben der Menschen zu verbessern oder zu retten.

Dieser Kritik kann ich nicht zustimmen. Dass sich die Polio-Kampagnen für den Kampf gegen COVID-19 umwidmen ließen, zeigt doch, dass horizontale und vertikale Maßnahmen kein Nullsummenspiel sind. Und COVID-19 ist nicht das einzige Beispiel: Während des Ebola-Ausbruchs 2014 in Westafrika waren die mit Polio befassten Gesundheitsarbeiter in Nigeria in der Lage, auch bei der Ebola-Bekämpfung mitzuwirken. Ohne sie wäre Ebola für die fast 180 Millionen Einwohner des Landes ein viel größeres Risiko gewesen – und tatsächlich war der Ebola-Ausbruch in Ländern viel schlimmer, die nicht über eine solche Polio-Infrastruktur verfügten.

Spannt man einen Muskel an, muss das keineswegs eine Schwächung anderer Muskeln bewirken. Indem wir weltweit das Potenzial zur Entdeckung und Bekämpfung von Krankheitsausbrüchen – deren gefährlichste die Atemwegerkrankungen sind – aufbauen, werden die dabei getätigten Investitionen dem gesamten Gesundheitssystem zugutekommen. Umgekehrt gilt aber auch: Wenn das Gesundheitspersonal gut ausgebildet ist und auf alle erforderlichen Tools zurückgreifen kann, und wenn alle Bürgerinnen und Bürger eine gute medizinische Grundversorgung haben, werden die Gesundheitssysteme in der Lage sein, Ausbrüche aufzuhalten, bevor sie sich immer weiter ausbreiten können.

Mit meiner Stiftungsarbeit setze ich mich oft für eine Steigerung der Gesundheitshilfe für ärmere Länder ein. Die meisten Leute interessieren sich kaum für dieses Thema und sind dann überrascht, wenn sie erfahren, wie gering die dafür eingesetzten Finanzmittel sind.

Rechnet man sämtliche Fördermittel zusammen, die von Staaten, Stiftungen und anderen Zuwendungsgebern aufgewendet werden, um die Entwicklungsländer bei der Verbesserung der Gesundheit ihrer Bevölkerungen zu unterstützen – was meinen Sie, wie hoch der Betrag ist? Wir rechnen alles dazu: Geldmittel für Corona, Malaria, HIV/AIDS, Gesundheitsmaßnahmen für Kinder und Mütter, psychische Erkrankungen, Übergewicht, Krebs, Raucherentwöhnung und so weiter.

Für das Jahr 2019 lautete die Antwort 40 Milliarden Dollar – das war der jährliche Gesamtbetrag für das, was als Entwicklungshilfe für den Gesundheitssektor aufgewendet wurde.[181] 2020 erhöhten die Regierungen wohlhabender Länder die Geldmittel recht großzügig auf 55 Milliarden Dollar, um gegen das Coronavirus zu kämpfen. (Zum Zeitpunkt der Drucklegung war die Zahl für 2021 noch nicht verfügbar; ich vermute aber, dass sie ungefähr gleich hoch sein wird.) Ob Ihnen der Betrag von 55 Milliarden Dollar pro Jahr für die globale Gesundheit sehr hoch erscheint, hängt vom Kontext ab. Die Summe entspricht ungefähr 0,005 Prozent der jährlichen Weltwirtschaftsleistung. Fast genauso viel geben die Menschen jedes Jahr für Parfüm aus.[182] Zu diesen 55 Milliarden Dollar tragen die Vereinigten Staaten jährlich ungefähr 7,9 Milliarden Dollar bei. Das sind weniger als 0,2 Prozent des US-Bundeshaushalts.*

Als Bürger eines Geberlandes kann man angesichts der Wirkung dieser Ausgaben ein recht gutes Gefühl haben. Schließlich kriegt man eine Menge für das Geld.

Erinnern Sie sich noch an die 20-10-5-Story? Denn das ist es, was mit diesem Geld finanziert wird. Folgende Grafik zeigt den eindrücklichen Rückgang der Todesfälle von Kindern unter fünf Jahren seit 1990.

---

* Deutschland hat die Unterstützung der globalen Gesundheit in den letzten Jahren kontinuierlich gesteigert; zurzeit beläuft sie sich auf mehr als 1 Milliarde Euro im Jahr. Deutschland ist damit das weltweit drittgrößte Geberland im Gesundheitsbereich. (A. d. Ü.)

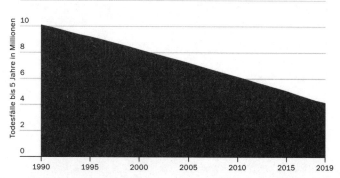

Kindersterblichkeit halbiert. Eine der größten Errungenschaften der Welt ist der unglaubliche Fortschritt bei der Reduzierung der Kindersterblichkeit. Die Grafik zeigt den signifikanten Rückgang der Todesfälle durch Infektions-, Ernährungs- und Neugeborenenerkrankungen. (Quelle: IHME)[183]

Und die nachstehende Grafik zeigt den Fortschritt, den die Welt in den letzten dreißig Jahren bei der Bekämpfung der schlimmsten Ursachen der Kindersterblichkeit erzielt hat.

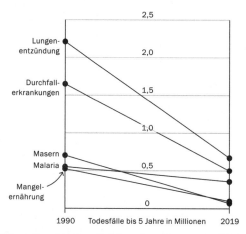

Vermeidbare Krankheiten bekämpfen. Der starke Rückgang der Kindersterblichkeit wird in hohem Maße den Investitionen in Initiativen wie Gavi, den Globalen Fonds und die Malaria-Initiative des US-Präsidenten zugeschrieben. (Quelle: IHME)[184]

Sehen Sie, wie stark die Zahl der Todesfälle infolge von Durchfallerkrankungen und Lungenentzündung in den letzten dreißig Jahren zurückgegangen ist?

Dieser Erfolg ist zu einem guten Teil der Impfallianz Gavi zu verdanken. Und sehen Sie auch, wie stark die Zahl der Malaria-Todesfälle gesunken ist? Das ist dem Global Fund zuzuschreiben, zusammen mit staatlichen Programmen wie der Malaria-Initiative des US-Präsidenten.

Das alles sind historische Fortschritte in globalen Dimensionen, und sie bedeuten ganz konkret, dass viele Millionen Familien kein Kind beerdigen mussten. Und wie wir jetzt, in der Coronakrise, erkennen, haben diese Maßnahmen noch einen weiteren Nutzen: Sie helfen uns auch, Pandemien zu verhindern.

KAPITEL 9

Pandemieprävention planen und finanzieren

Eine der vielen Lehren, die wir aus der Coronakrise ziehen müssen, lautet, dass wir mit Vorhersagen über den Verlauf einer Krankheit vorsichtig sein sollten. Dieses Virus hat allen Erwartungen getrotzt und die Wissenschaft immer wieder überrascht. Das sollten wir im Hinterkopf behalten, wenn wir den Blick auf die Zukunft richten, wie ich es in diesem Kapitel tun will, das ich Ende Januar 2022 schrieb.

Aufgrund dessen, was wir über die Krankheit und ihre Varianten wissen, gehen heute viele Wissenschaftler davon aus, dass wir ungefähr im Sommer 2022 aus der akuten Phase der Pandemie herauskommen werden. Die Zahl der Todesfälle wird global sinken, was nicht nur den Impfstoffen zu verdanken sein wird, sondern auch der natürlichen Immunität, die man erwirbt, wenn man einmal mit dem Virus infiziert war. Länder mit niedrigen Corona-Inzidenzen und hohen Fallquoten für andere Infektionskrankheiten, wie zum Beispiel Malaria oder HIV, könnten sich verständlicherweise entschließen, ihr Hauptaugenmerk wieder auf diese anderen Gesundheitsgefahren zu richten.

Selbst wenn sich alles so ergibt – was auch ich hoffe –, wird die Arbeit noch nicht zu Ende sein, denn aller Wahrscheinlichkeit nach wird COVID-19 eine endemische Krankheit werden, also dauerhaft vorkommen, wenn auch regional oder auf bestimmte Bevölkerungsgruppen begrenzt. Menschen in Ländern mit niedrigen oder mittleren Einkommen werden auch nach der Pandemie besseren Zugang zu Test- und Behandlungsmöglichkeiten benötigen. Die Wissenschaft wird sich mit zwei Schlüsselfragen befassen müssen, die sich darauf auswirken werden, wie die Welt mit dem COVID-19-Virus leben wird. Erstens: Welche Faktoren beeinflussen unsere Immunität gegen das Virus? Je besser wir die Determinanten der Immunität verstehen, desto größer ist unsere Chance, die Sterblichkeitsraten gering halten zu können. Die zweite Frage lautet: Welche Wirkung hat Long COVID? Mehr über dieses Syndrom zu erfahren (das ich in Kapitel 5 kurz erläutert habe) wird den Ärzten helfen, Menschen mit Long-COVID-Symptomen zu behandeln, und es dem Gesundheitspersonal erlauben, die durch Long COVID verursachten Belastungen besser einzuschätzen.

Leider ist es auch durchaus möglich, dass wir – wenn Sie diese Zeilen lesen – noch nicht aus dem Schlimmsten heraus sind. Es könnte eine gefährlichere Variante auftauchen, die sich leichter ausbreitet, schwerere Symptome verursacht oder die Immunität besser umgeht als frühere Varianten. Würde es bei einer solchen Variante zu hohen Todesfallraten kommen, die durch Vakzine und natürliche Immunität nicht verhindert werden könnten, hätte die Welt wieder ein echtes Problem.

Deshalb müssen die nationalen Regierungen, die wissenschaftliche Forschergemeinde und der Privatsektor auch weiterhin alles daransetzen, neue oder verbesserte Instrumente zu finden, die uns vor den schlimmsten Auswirkungen von COVID-19 bewahren, falls sich diese Gefahr erneut ergibt. Die Staaten müssen ihre Bevölkerungen schützen, und ihre Strategien müssen die unterschiedlichen COVID-Profile berücksichtigen, die sich in unterschiedlichen Regionen oder Orten ergeben. Die Fähigkeit neuer COVID-Wellen, sich in einer Bevölkerung auszubreiten, hängt stark davon ab, wie viele Menschen geimpft, infiziert, beides oder keines von beidem sind. Die Gesundheitsbehörden müssen ihre Strategien auf der Grundlage der Daten anpassen, die in den Gebieten, in denen sie tätig sind, am wirksamsten sein werden.

Um diese Anstrengungen zu unterstützen, werden die Behörden einen besseren Informationsfluss über das Auftreten von

COVID-19-Fällen vorantreiben müssen. Vor allem in den Entwicklungsländern stammen diese Daten oftmals aus Testungen, die nur in einem begrenzten Umfang durchgeführt worden waren, oder sie wurden veralteten Informationsquellen entnommen, die in einmaligen Befragungen in einer bestimmten Bevölkerungsgruppe durchgeführt wurden, etwa unter den Mitarbeitern des Gesundheitswesens oder unter den Blutspendern. Durch eine ständige Gesundheitsüberwachung könnten die Länder entscheidende Erkenntnisse gewinnen, wie sie nicht-pharmazeutische Maßnahmen am wirksamsten einsetzen, während sie gleichzeitig ihre wirtschaftliche Erholung vorantreiben.

Mit etwas Glück werden wir COVID-19 bald als endemische Krankheit einstufen können, ungefähr vergleichbar mit einer saisonalen Grippe. Aber bis klar ist, ob die Coronakrise abflaut oder erneut und noch stärker über uns hereinbricht, müssen wir auch intensiv an einem weiteren, jedoch längerfristigen Ziel arbeiten: die nächste Pandemie zu verhindern.

Über Jahrzehnte hinweg wurde die Menschheit gewarnt, sie müsse sich auf eine Pandemie gefasst machen, aber kaum jemand hatte der Aufgabe höchste Priorität beigemessen. Dann schlug das Coronavirus zu, und es aufzuhalten wurde zur wichtigsten Aufgabe auf der globalen Agenda. Mir macht nun Sorge, dass sich die Aufmerksamkeit der Welt wieder anderen Problemen zuwendet, wenn die COVID-19-Krise abflaut, und dass dann die Pandemieprävention wieder auf die hinterste Herdplatte geschoben oder vielleicht sogar ganz vom Feuer genommen wird. Wir müssen jetzt handeln, solange uns allen noch glasklar in Erinnerung ist, wie furchtbar diese Pandemie war, und wir müssen uns bewusst machen, wie dringlich es ist, niemals mehr eine neue Pandemie entstehen zu lassen.

Gleichzeitig kann die Erfahrung auch irreführend sein. Wir dürfen niemals annehmen, die nächste pandemische Bedrohung würde genau wie COVID-19 aussehen. Vielleicht wird sie weniger gefährlich für die älteren als für jüngere Leute sein, oder sie lauert vor allem auf Oberflächen, die berührt werden (Schmier-

264

infektion), oder breitet sich durch menschliche Exkremente aus. Sie könnte infektiöser sein und leichter von einer Person auf die andere übertragen werden. Oder sie könnte noch tödlicher sein. Und am schlimmsten wäre es, wenn sie tödlicher *und* infektiöser wäre.

Es könnte auch sein, dass die nächste Pandemie von Menschen verursacht wird. Zwar sollten sich die Planungen der Weltgemeinschaft vor allem auf den Schutz gegen natürliche Pathogene fokussieren, doch sollten die Staaten auch ernsthaft zusammenarbeiten, um auf einen möglichen Bioterrorangriff vorbereitet zu sein. Wie ich in Kapitel 7 dargelegt habe, erfordert diese Aufgabe Maßnahmen, die wir ohnehin ergreifen müssen, beispielsweise gefährliche Krankheiten besser zu überwachen oder eine schnellere Entwicklung neuer Medikamente und Vakzine vorzubereiten. Aber neben Gesundheitsexperten müssen auch Verteidigungsexperten mit einbezogen werden, die bei den politischen Maßnahmen, der Ausgestaltung der Forschungsaufgaben und dem Aufbau von Simulationen mitwirken, bei denen der Umgang mit absichtlich freigesetzten Pathogenen eingeübt wird, die Millionen oder gar Milliarden Menschen töten könnten.

Wie auch immer der nächste große Ausbruch erfolgt, es wird entscheidend sein, dass wir bessere Pläne haben, als es heute der Fall ist, und Tools, die schnell eingesetzt werden können. Glücklicherweise gibt es gute Systeme für die Entwicklung dieser Instrumente. Die Regierungen der Vereinigten Staaten, vieler europäischer Länder und Chinas fördern die experimentelle Forschung durch Frühphasenfinanzierung und unterstützen die Entwicklungsarbeit an neuen Produkten. Auch Indien, Indonesien und andere Schwellenländer unternehmen Schritte in diese Richtung. Biotechfirmen und Pharmakonzerne verfügen über große Finanzmittel, um ihre Produktideen aus den Laboren zu holen und zur Marktreife weiterzuentwickeln.

Woran es jedoch in den meisten Ländern mangelt, ist ein konkreter Plan – ein nationaler Forschungsansatz, der die besten wissenschaftlichen Ideen fördert. Es muss klar festgelegt werden, wer die pandemiebezogene Agenda vorantreibt, wer die dabei erzielten Fortschritte überwacht, wer die Ideen testet und die erfolgreichsten Ansätze implementiert und wer dafür sorgt, dass sie schließlich in Produkte umgesetzt werden, die schnell und in großen Mengen hergestellt werden können. Ohne einen derartigen Plan werden die Maßnahmen einer Regierung auch beim nächsten größeren Krankheitsausbruch wieder nur reaktiv und zu spät erfolgen. Denn dann müssten wir uns einen Plan ausdenken, während sich die Pandemie bereits ausbreitet. So wird man die Bevölkerung nicht schützen können.

Vergleichen wir doch diese Situation einmal mit der Politik im Bereich der nationalen Verteidigung. In diesem Politikfeld ist von vornherein klar festgelegt, wer für die Gefahreneinschätzung zuständig ist, wer die militärischen Kapazitäten entwickelt und wer ihren Einsatz befiehlt oder einübt. Wir brauchen Szenarien für den Fall eines Krankheitsausbruchs, die genauso klar, streng und gründlich sind wie die besten militärischen Strategien, die es auf der Welt gibt.

Und wir sollten auch nicht vergessen, dass Maßnahmen zur Verhinderung von Pandemien noch einen weiteren großen Vorteil mit sich bringen: Sie ermöglichen es uns, auch verschiedene Arten von Atemwegsviren auszulöschen, einschließlich der Corona- und Grippeviren, die großes Leiden und immenses Elend verursachen. Das hätte phänomenale Auswirkungen überall auf der Welt, sowohl mit Blick auf gerettete Menschenleben als auch hinsichtlich der Wirtschaftskraft.

Aus meiner Sicht gibt es vier Prioritäten, auf die sich ein globaler Plan zur Ausmerzung von Atemwegserkrankungen und Verhinderung weiterer Pandemien richten sollte. Ich werde sie nacheinander darlegen; danach werde ich mich mit der Frage befassen, welche Finanzmittel dafür erforderlich sein werden.

Bessere Tools herstellen und ausliefern

Meine Arbeit in der Technologiebranche und als Philanthrop entspringt einer einfachen Idee: Innovationen können unser Leben verbessern und wichtige Probleme lösen, beispielsweise mehr Menschen Bildung zu ermöglichen oder die Kindersterblichkeit zu verringern. Allein in den letzten Jahrzehnten haben uns die Fortschritte in Biologie und Medizin ganz neue Möglichkeiten erschlossen, Krankheiten zu behandeln und zu verhindern.

Aber Innovationen entstehen nicht von selbst. Wie die Geschichte der mRNA-Vakzine zeigt, müssen Ideen genährt und erforscht werden, manchmal über Jahrzehnte hinweg, bevor sich aus ihnen irgendein praktischer Nutzen ableiten lässt. Deshalb sollte der erste Schritt eines Plans zur Verhinderung von Pandemien darauf gerichtet sein, auch weiterhin Investitionen in bessere Impfstoffe, Therapien und Diagnostik zu tätigen.

Obwohl mRNA-Impfstoffe außerordentlich vielversprechend sind, sollten öffentliche und private Forscher auch andere Ansätze verfolgen, beispielsweise die adjuvantierten Impfstoffe, die ich in Kapitel 6 beschrieben habe, weil sie die Impflinge länger schützen, die Zahl der Impfdurchbrüche verringern oder jene Teile des Virus angreifen können, die bei zukünftigen Varianten wahrscheinlich unverändert bleiben. Letztendlich sollte unser Ziel sein, Impfstoffe zu entwickeln, die einen Vollschutz gegen ganze Virusfamilien bewirken, vor allem gegen Atemwegsviren, denn das wäre der Schlüssel zur Ausmerzung der Grippe- und Coronaviren. Alle Akteure, die mit der Erforschung und Entwicklung von Vakzinen befasst sind – die staatlichen und philanthropischen Geldgeber, die Forscherinnen und Wissenschaftler, die Biotech-Unternehmen sowie die Entwickler und Produzenten von Arzneimitteln –, müssen dazu beitragen, die besten Ideen schon in ihrem Frühstadium zu identifizieren und sie bis zur Marktreife voranzubringen.

Zusätzlich zu den Impfstoffen sollten wir auch die Entwicklung von »Infektionsblockern« fördern, Medikamenten also, die man selbst einnehmen kann, um fast sofortigen Schutz gegen Atemwegspathogene zu bekommen. Die Regierungen sollten Anreize für die Entwicklung und Anwendung dieses Ansatzes schaffen – und sobald diese Medikamente verfügbar sind, muss auch dafür gesorgt werden, dass die Leistungen der Ärzte, die sie ihren Patienten verschreiben, angemessen honoriert werden, wie das auch für andere Medikamente und Impfungen der Fall ist.

Ferner müssen wir unsere Kapazitäten für die Prüfung und Zulassung neuer Produkte verbessern. Wie in den Kapiteln 5 und 6 beschrieben, ist das ein sehr zeitaufwendiger Prozess. Im Rahmen mehrerer Verfahren, wie beispielsweise der RECOVERY-Studie im Vereinigten Königreich, waren schon vorab die nötigen Protokolle erstellt und eine Infrastruktur aufgebaut worden, was den Start erleichterte, als COVID-19 ausbrach. Auf diesen Modellen sollten wir aufbauen und unsere Kapazitäten zur Durchführung klinischer Studien weltweit verbessern, sodass wir schnell herausfinden können, welche Maßnahmen wirken, selbst wenn eine neue Krankheit erst in wenigen Ländern ausgebrochen ist. Die mit der Durchführung befassten Akteure müssen sich schon im Voraus darüber verständigen, wie Probanden registriert werden und welche Software-Tools es den Menschen überall auf der Welt ermöglichen, sich zu registrieren, sobald eine Krankheit ausbricht. Wenn wir diagnostische Berichterstattung in die klinischen Studien integrieren, können Ärzte automatisch aufgefordert werden, geeigneten Patienten eine Teilnahme an einer breit angelegten klinischen Studie vorzuschlagen.

Außerdem werden wir uns darauf vorbereiten müssen, sehr große Mengen von Impfdosen in sehr kurzer Zeit zu produzieren. Dafür braucht die Welt riesige Produktionskapazitäten – groß genug, um jedem Menschen auf dem Planeten innerhalb von sechs Monaten nach der Entdeckung eines potenziell global ausbrechenden Erregers die erforderliche Zahl von Dosen eines neuen Vakzins anbieten zu können. Während der Coronakrise war es so, dass Länder, die viele Impfstoffdosen produzierten, aber selbst stark von der Pandemie betroffen waren, Exportbeschränkungen für ihre Vakzine verhängten, um zuerst einmal ihre eigene Bevölkerung versorgen zu können. Das Interesse der Weltgemeinschaft muss jedoch darauf gerichtet sein, alle Menschen zu impfen. Das verkompliziert die Angelegenheit, weshalb wir in den Aufbau weiterer Produktionskapazitäten investieren müssen, aber auch in Innovationen, die den Technologietransfer und die Erschließung alternativer Lieferketten via Second Sourcing erleichtern. Chinesische und indische Hersteller produzieren am laufenden Band neue Werkzeuge; auch sie können zur Lösung beitragen. Verschiedene Länder könnten sich verpflichten, einen Teil der erforderlichen Produktionskapazitäten zur Verfügung zu stellen. Wenn China, Indien, die Vereinigten Staaten und die Europäische Union erklärten, kurzfristig jeweils ein Viertel ihrer Kapazitäten bereitstellen zu können, und wenn Länder in Lateinamerika und Afrika ihre eigenen Produktionsstätten weiterentwickelten, hätten wir eine globale Lösung des Problems der Produktionskapazitäten.

Eine weitere dringliche Forschungsaufgabe betrifft die Frage, wie Vakzine einfacher und schneller ausgeliefert werden können, beispielsweise durch die Lösung des Kühlkettenproblems. Dazu könnten Mikronadelpflaster beitragen; sie könnten die Impfung weniger schmerzhaft machen und von den Leuten selbst angewandt werden. Bereits jetzt befinden sich Mikronadelpflaster mit Masernimpfstoffen in der Entwicklung, aber es bleibt noch viel zu tun, bis diese neuen Produkte in sehr großen Mengen billig genug hergestellt werden können.

Weitere vielversprechende Ideen betreffen Impfstoffe, die durch Nasensprays verabreicht werden können, Vakzine, die für Jahrzehnte schützen können oder die nur einmal verimpft werden und keine weiteren Boosterimpfungen erforderlich machen. Auch wird an Mehrfach-Impfstoffen gearbeitet (beispielsweise eine kombinierte Grippe-COVID-19-Spritze).

Die Entwicklung von Impfstoffen innerhalb eines Jahres war die große Positivüberraschung der Coronapandemie. Dass es so lange dauerte, wirksame Medikamente zu entwickeln, war dagegen ihre große Enttäuschung. Denn entgegen den Hoffnungen vieler (mich selbst eingeschlossen) dauerte es fast zwei Jahre, um wirksame antivirale Medikamente für die Therapie von COVID-19-Risikopatienten zu entwickeln – und in einer Pandemie sind zwei Jahre eine Ewigkeit. Wenn wir jetzt damit beginnen, die inzwischen verfügbaren Medikamente weltweit auszuliefern, sollten wir zugleich auch die Infrastruktur aufbauen, um in Zukunft derartige Behandlungsmittel schneller entwickeln und ausliefern zu können.

Ein wesentlicher Schritt wird sein, eine Art Bibliothek für Millionen antiviraler Präparate vorzubereiten, die gegen gewöhnliche Atemwegsviren eingesetzt werden können, darunter auch Medikamente, die gegen eine Vielfalt von Varianten wirken. Wenn wir über drei oder mehr dieser Präparate verfügen, können wir sie miteinander kombinieren, um die Gefahr zu verringern, dass sich eine medikamentenresistente Variante herausbildet. (Bei der HIV-Behandlung wird das bereits gemacht: Drei antivirale Wirkstoffe werden kombiniert und schränken so die Ausbreitung resistenter Viren ein.) Alle Forscher sollten Zugriff auf diese Bibliotheken bekommen, um sich darüber informieren zu können, welche Präparate es bereits gibt und welche Forschungsgebiete die fruchtbarsten sein werden. Sie sollten sich auch intensiver mit Long COVID befassen, um die Langzeitfolgen verstehen zu lernen, den Betroffenen besser helfen zu können und herauszufinden, ob zukünftig auftretende Erreger ähnliche längerfristige Symptome hervorrufen.

Ein weiterer wichtiger Schritt wird darin bestehen, die Fortschritte in der künstlichen Intelligenz und bei sonstigen Softwarelösungen zu nutzen, um antivirale Wirkstoffe und Antikörper schneller entwickeln zu können. Mehrere Unternehmen leisten auf diesem Gebiet bereits großartige Arbeit. Im Wesentlichen geht es darum, ein dreidimensionales Modell des Pathogens zu bauen, das es zu bekämpfen gilt – es könnte sogar eines sein, das wir noch nie zuvor gesehen haben –, sowie Modelle der verschiedenen Wirkstoffe, von denen man annimmt, dass sie dagegen

270

eingesetzt werden können. Der Computer könnte diese Modelle schnell gegeneinander laufen lassen, die Forscherinnen informieren, welches Medikament besonders vielversprechend aussieht und wie es sich noch weiter verbessern ließe, sowie, wenn nötig, sogar völlig neue Wirkstoffe designen.

Wir sollten ferner weitere Anreize für die Hersteller von Generika schaffen, damit antivirale Behandlungen schneller verfügbar werden, als es in der Coronakrise der Fall war. Das könnte im Zusammenhang mit Vorbestellungen zugunsten der einkommensschwächeren Länder erreicht werden, etwa indem man die Generikahersteller veranlasst, mit der Produktion eines neuen Medikaments bereits zu beginnen, während sich dieses noch im Zulassungsverfahren befindet. (Durch verbindliche Vorbestellungen würde das finanzielle Risiko für die Generikaproduzenten eliminiert, falls das Medikament dann doch nicht zugelassen würde.)

Noch ein Wort zur biomedizinischen Forschung. Es ist schon sehr viel darüber geschrieben worden, wie und wo die Coronakrise ihren Anfang nahm. Meiner Meinung nach gibt es überzeugende Belege, dass das Virus von einem Tier auf einen Menschen übersprang und nicht, wie verschiedentlich behauptet wird, in einem Forschungslabor entstand. (Ich kenne mehrere gut informierte Personen, die von den Beweisen für eine Tier-Mensch-Übertragung weniger überzeugt sind als ich. Die Frage wird sich vielleicht niemals für alle befriedigend beantworten lassen.) Doch unbeschadet der Frage, wie SARS-CoV-2 entstanden ist, sollte schon die entfernteste Möglichkeit, Pathogene könnten aus einem Labor entwichen sein, die Staaten veranlassen, ihre Anstrengungen im Bereich der Laborsicherheit zu intensivieren, globale Sicherheitsstandards zu erlassen und Inspektionen aller Labore für Infektionskrankheiten vorzuschreiben. Der letzte bekannt gewordene Pocken-Todesfall ereignete sich 1978, als sich eine Medizin-Fotografin der University of Birmingham ansteckte, weil es in dem Gebäude, in dem sie arbeitete und in dem auch ein Labor für Pockenforschung untergebracht war, ein Leck gegeben hatte.[185]

271

Zusätzlich zur Anwendung neuer Vakzine und Medikamente müssen wir auch mehr Innovationen in der Diagnostik anstoßen. Menschen auf eine bestimmte Krankheit zu testen sollte zwei Zwecken dienen: Die Getesteten möglichst schnell darüber aufzuklären, ob sie infiziert sind, damit sie sich entsprechend verhalten können (wozu auch Selbstquarantäne zählt), und die Gesundheitsbehörden zu informieren, damit sie ein klares Bild bekommen, was sich in ihrem Zuständigkeitsbereich oder ihrer Gemeinde abspielt. Ein Teil der positiven Tests sollte gesammelt und sequenziert werden, damit wir neu auftretende Varianten schnell erkennen und verstehen können. Mit der schnellen Verbreitung von PCR-Tests und den harten Quarantänemaßnahmen lässt sich teilweise erklären, warum manche Länder, darunter Australien, deutlich weniger Infektionen und geringere Übersterblichkeitsraten zu verzeichnen hatten als andere. Die Regierungen sollten Lehren aus diesen Beispielen ziehen und überlegen, wie sie die Testkapazitäten möglichst schnell erhöhen können. Außerdem sollten sie stärkere Anreize schaffen, sich testen zu lassen, und allen positiv Getesteten, bei denen sich ein signifikantes Risiko eines schweren Krankheitsverlaufs abzeichnet, eine Behandlung ermöglichen.

Die Forschung muss weiterhin an der Verbesserung automatisierter oder robotergestützter PCR-Testverfahren arbeiten, die ohne Qualitätseinbußen einen exponentiell höheren und schnelleren Durchsatz im Labor ermöglichen – und die Geldgeber müssen diese Arbeit auch weiterhin fördern. Solche Hochdurchsatz-Screenings sind außerdem billiger und erfordern einen geringeren Einsatz von Reagenzien, deren Lieferengpässe während COVID-19 unsere Diagnosekapazitäten stark begrenzten. Außerdem können sie leicht an eine neue Variante angepasst werden, sobald die Sequenzierung des Virusgenoms erfolgt ist.

Wir müssen auch die Arbeit an neuen Testverfahren fördern, die es leichter machen, die Proben einzusammeln und schnelle Ergebnisse hervorzubringen. Die kostengünstige Diagnostik, die dem auch bei Schwangerschaftstests angewandten Lateral-Flow-

Test ähnelt, würde es möglich machen, ganze Gemeinden vollständig durchzutesten. Auch Geräte wie LumiraDx, die ich in Kapitel 3 erwähnt habe, können wir dabei einsetzen; sie lassen sich für eine Bandbreite von bereits vorhandenen Tests verwenden, können aber auch schnell an neue Testverfahren angepasst werden. Und wenn sich bei einem zukünftigen Krankheitsausbruch das Selbsttesten als wirksame Methode erweist, positive Proben aufzuspüren, wie das schon während COVID-19 der Fall war, werden wir durch diese Technik auch in den Entwicklungsländern relativ schnell größere Teile der Bevölkerung testen können.

Ein GERM-Team aufbauen

Es wird Jahre dauern, eine Gruppe zusammenzustellen, wie ich sie mir in Kapitel 2 vorgestellt habe – deshalb sollten wir jetzt damit anfangen. Denn um die Idee eines GERM-Teams zu verwirklichen, werden die Staaten Ressourcen bereitstellen und dafür sorgen müssen, dass das Team personell gut ausgestattet wird. Beim Aufbau und der Organisation des GERM-Teams können viele Organisationen beratend mitwirken, aber sein Jahresbudget muss fast vollständig von den wohlhabenden Staaten finanziert werden. Die Gruppe sollte von der WHO als globale Ressource gemanagt werden.

Um die Finanzmittel und die in der Gruppe geleistete Arbeit möglichst effizient nutzen zu können, muss die Weltgemeinschaft auch mehr in einen ergänzenden Bereich investieren: in die Infrastruktur der öffentlichen Gesundheitsversorgung. Dabei geht es nicht um Ärzte, Pflegerinnen oder Kliniken – mit diesen Aspekten werden wir uns später in diesem Kapitel befassen –, sondern um Epidemiologen und andere Spezialistinnen, die in der Überwachung und Kontrolle übertragbarer Krankheiten tätig sind, die Reaktion auf einen Ausbruch organisieren und die Politiker während einer potenziellen Krise bei wichtigen Entscheidungen beratend unterstützen.

Öffentliche Gesundheitsbehörden erhalten weder die Aufmerksamkeit noch die staatlichen Finanzmittel, die sie verdienen – weder auf bundesstaatlicher Ebene (das gilt auch für die Vereinigten Staaten) noch auf nationaler oder globaler Ebene im Rahmen der WHO. Das dürfte wohl niemanden überraschen, da ihre Arbeit weitgehend auf die Verhinderung von Krankheiten fokussiert ist, und wie Gesundheitsexperten oft klagen, dankt ihnen niemand für eine Krankheit, die man nicht bekommen hat.

Doch gerade wegen der mangelnden Aufmerksamkeit müssen viele Teile der Gesundheitsbehörden modernisiert werden, einschließlich ihrer Methoden, gute Mitarbeiter zu verpflichten und an sich zu binden, aber auch im Blick auf die in den Behörden verwendete Software. (Microsoft arbeitete 2021 mit einer US-Gesundheitsbehörde zusammen, deren Software schon rund zwanzig Jahre alt war.) Denn die staatlichen Gesundheitsämter bilden bei einem Ausbruch die Basis für eine schnelle und effektive Reaktion und müssen unbedingt besser ausgestattet werden.

Die Krankheitsüberwachung verbessern

Nachdem die Krankheitsüberwachung seit schier ewigen Zeiten allgemein vernachlässigt worden war, erfährt der Aufgabenbereich nun endlich die nötige Aufmerksamkeit. Hier hat die Welt eine Menge nachzuholen.

Ein entscheidender Schritt besteht darin, das Einwohnermeldewesen und die Bevölkerungsstatistik in den Entwicklungsländern zu verbessern. Zumindest müssen die Geburten- und Sterberegister in vielen Entwicklungs- und Schwellenländern gestärkt werden. Diese Daten müssen in die nationale Überwachung von Krankheiten einfließen, wie ich es in Kapitel 3 für Mosambik beschrieben habe. Auf dieser Grundlage könnte dann das System auf weitere Bereiche ausgedehnt werden, beispielsweise auf Genomsequenzierungen, auf Autopsieverfahren, für die minimalinvasive Gewebeproben verwendet werden, auf Abwasseranalytik und weitere Bereiche. Letztendlich muss sich praktisch jedes Land das Ziel setzen, Krankheitsausbrüche innerhalb der eigenen Grenzen feststellen und darauf reagieren zu können – gleichgültig, ob es sich um Tuberkulose, Malaria oder eine zuvor noch nie entdeckte Krankheit handelt.

Darüber hinaus müssen auch die unterschiedlichen Systeme der Krankheitsüberwachung auf der ganzen Welt besser aufeinander abgestimmt werden, damit die Gesundheitsbehörden neu auftretende und sich ausbreitende Atemwegsviren schnell erkennen können, wo auch immer sie zuerst auftauchen. Die Überwachungssysteme sollten sowohl mit aktiven als auch passiven Ansätzen arbeiten und ihre Daten in Echtzeit verfügbar machen – denn veraltete Daten sind nicht nur nicht hilfreich, sondern oft auch irreführend.

Wie ich in diesem Buch immer wieder hervorgehoben habe, müssen die Testergebnisse in das öffentliche Gesundheitssystem eingespeist werden, damit das Personal der Gesundheitsbehörden auf Ausbrüche achten und endemische Krankheiten besser erkennen und verstehen kann. Dafür bietet die Seattle Flu Study ein gutes Modell, auf dem man aufbauen kann. Und in Ländern wie den Vereinigten Staaten, in denen das Testen extrem teuer sein kann, müssen die Regierungen Anreize schaffen, damit die Diagnostik für die Normalbürger billiger und besser zugänglich wird.

Schlussendlich müssen wir auch unsere Kapazitäten für die Sequenzierung der Genome von Krankheitserregern erweitern. Die Anstrengungen auf diesem Gebiet, die in Afrika unternommen wurden, haben sich bezahlt gemacht: Die Sequenzierungen, die auf dem Kontinent durchgeführt wurden, machten die Welt auf mindestens zwei COVID-19-Varianten aufmerksam. Jetzt ist die Zeit reif, die Investitionen in diesem Bereich zu intensivieren, beispielsweise durch die Förderung von Projekten wie der Africa Pathogen Genomics Initiative, ein den ganzen Kontinent umspannendes Netzwerk von Laboren, das den Austausch von genomischen Daten ermöglicht. Ein ähnliches Netzwerk existiert auch in Indien, und das Modell wird derzeit auch auf Süd- und Südostasien ausgeweitet. Aber es sollte noch weiter ausgedehnt werden. Auch in China gibt es eine sehr effektiv arbeitende Sequenzierungsbranche, die ebenfalls Teil des globalen Systems werden muss. Die Sequenzierung bringt viele Vorteile, auch über die Verhinderung weiterer Pandemien hinaus – beispielsweise wird sie den staatlichen Behörden neue Erkenntnisse zur Genetik von Stechmücken und Malaria und zur Übertragung von Tuberkulose und HIV ermöglichen.

Das Gebiet der Genomik würde auch von höheren Investitionen in fortschrittliche Ansätze wie den Sequencer von Oxford Nanopore und die Smartphone-App profitieren, die ich in Kapitel 3 erwähnt habe und die eine Genomsequenzierung an vielen anderen Orten möglich machen. Auch sollte sich die Forschung intensiver mit der Frage befassen, wie Veränderungen im Erbgut eines Erregers seine Wirkungsweise im menschlichen Körper beeinflussen. Wir können heute die Mutationen verschiedener Varianten eines Pathogens nachverfolgen, aber wird die jeweilige Variante durch eine bestimmte Mutation übertragbarer? Wird sie zu noch schwereren Krankheitsverläufen führen? Wir wissen noch nicht genug darüber, wie die Antworten auf diese Fragen lauten, aber sie stellen auf jeden Fall ein lohnendes Forschungsfeld dar.

Die Gesundheitssysteme stärken

Als ich mich mit der globalen Gesundheit zu beschäftigen begann, war mein Blick zunächst wie ein Laserstrahl auf die Entwicklung neuer Tools gerichtet, die ich hier beschrieben habe. *Wir brauchen eine neue Rotaviren-Impfung,* dachte ich, *dann muss kein Kind mehr am Rotavirus sterben.* Aber im Laufe der Jahre habe ich beobachtet, dass das Versorgungssystem im Gesundheitswesen nur eingeschränkt funktioniert – vor allem auf der untersten Ebene, der sogenannten medizinischen Grundversorgung – und so verhindert, dass Vakzine und andere neue Instrumente alle Patienten erreichen, die darauf angewiesen sind.

Ein wesentlicher Teil der Arbeit der Gates Foundation zielt darauf ab, an der Verbesserung dieser Systeme mitzuwirken und dafür zu sorgen, dass neue Vakzine zu allen Kindern gelangen. Das sind Investitionen, die Menschenleben retten, die aber auch das Fundament für Wirtschaftswachstum legen.* Hat ein Land erst einmal die Armut überwunden und den Status eines Schwellenlandes erreicht, sollte es in der Lage sein, die Kosten der eigenen Gesundheitsversorgung selbst zu übernehmen. In den letzten Jahrzehnten haben viele Länder diesen Übergang geschafft; heute leben weniger als 14 Prozent der Weltbevölkerung in Ländern mit niedrigen Einkommen, die noch immer Unterstützung bei der Finanzierung ihrer Gesundheitsvorsorge benötigen.

Die Pandemie hat Gesundheitssysteme überall auf der Welt schwer getroffen – die WHO schätzt, dass bis Mai 2021 mehr als 115 000 Beschäftigte des Gesundheitswesens an COVID-19 verstorben sind –, aber in den einkommensschwachen Ländern ist die Situation besonders prekär. Die größte Herausforderung besteht darin, dass sie weder über die Finanzmittel noch über die Expertise und die Institutionen verfügen, um allen Einwohnern wenigstens eine medizinische Grundversorgung gewährleisten zu können, ganz zu schweigen von der Aufgabe, mit einem großen Ausbruch fertigzuwerden. Während der Pandemie verschärfte sich das Problem weiter, weil viele wohlhabende Staaten ihre Entwicklungshilfe kürzten oder Geldmittel, die für andere

---

* Wichtig ist ferner, dass Wissenschaftlerinnen, die an potenziellen medizinischen Durchbrüchen arbeiten, besonderen Wert auf eine kostengünstige Herstellung und unkomplizierte Anwendung der Ergebnisse legen, sodass sie überall eingesetzt werden können und nicht nur in den reichen Ländern. Die Lieferketten sollten von vornherein eingeplant werden.

Krankheiten bestimmt waren, für den Kampf gegen das Coronavirus umwidmeten.

Diesen Trend müssen wir umkehren. Den reichen Ländern
können Schweden und Norwegen als Modelle dienen, die jeweils
mindestens 0,7 Prozent ihres Bruttoinlandsprodukts für die Entwicklungshilfe in Ländern mit niedrigen oder mittleren Einkommen ausgeben, wobei ein großer Teil dieser Geldmittel gezielt
für die Verbesserung der Gesundheit verwendet wird. (Auf das
0,7-Prozent-Ziel komme ich gleich noch einmal zurück.)

Auch die einkommensschwachen Länder können von den vielen guten Beispielen aus aller Welt lernen. So beispielsweise von
Sri Lanka, das über viele Jahre hinweg ein starkes medizinisches
Grundversorgungssystem aufbaute, das wesentlich zur Senkung
der Kinder- und Müttersterblichkeit beitrug, schon zu einer Zeit,
als das Land noch sehr arm war.

Beim Aufbau ihrer Gesundheitssysteme sollten die Länder ihr
Hauptaugenmerk auf die Ausgaben im Gesundheitswesen richten, mit denen sich mehrere Dinge gleichzeitig erreichen lassen.
Wird beispielsweise die Zahl der Beschäftigten im Gesundheitssektor erhöht, erhält man mehr Personal, das Malariafälle behandeln, HIV-Tests und -Behandlungen anbieten oder an der Kontaktnachverfolgung von Tuberkulosepatienten mitwirken kann.
Werden sie mit neuen, digital vernetzten Diagnostikgeräten ausgestattet – zum Beispiel mit einem mobilen Ultraschallgerät, das
nicht nur den Gesundheitszustand eines Fötus, sondern auch virale Lungenentzündung, Tuberkulose oder Brustkrebs erkennen
kann –, können die Mitarbeiter zum Rückgrat eines dynamischen
Gesundheitssystems werden, durch das die Gesundheitsbehörden
einen noch nie erreichten Einblick in die Krankheitsursachen
und Sterblichkeit in ihrem Land gewinnen können.

Aber wie die Coronapandemie klar aufgezeigt hat, sind die
Länder mit niedrigen oder mittleren Einkommen nicht die einzigen, die ihre Gesundheitssysteme stärken müssen. Obwohl ein
paar Länder in beispielhafter Weise recht frühzeitig Maßnahmen
ergriffen, gibt es kein Land, dessen Reaktion auf COVID-19 als

278

perfekt bezeichnet werden kann. Ich führe hier ein paar Schritte auf, die jeder Staat, gleichgültig ob arm oder reich, in Betracht ziehen sollte.

Die Staaten müssen der medizinischen Grundversorgung mehr Aufmerksamkeit widmen. In vielen einkommensschwachen Ländern, und auch in den Vereinigten Staaten, fließt der größte Teil der nationalen Gesundheitsausgaben in die teure Krankenhausversorgung für Menschen in fortgeschrittenem Krankheitsstadium, während die primäre Versorgung unterfinanziert bleibt.[186] Studien zeigen jedoch, dass höhere Ausgaben für die Grundversorgung die Gesamtkosten des Gesundheitswesens tatsächlich reduzieren können: Wird zum Beispiel ein hoher Blutdruck durch die Grundversorgung schon frühzeitig diagnostiziert, kann dem Patienten mit kostengünstigen Medikamenten und Beratung geholfen werden, sodass lebensbedrohliche Folgen wie Herzinfarkt, Nierenversagen oder Schlaganfall vermieden werden können, für die teure Aufenthalte im Krankenhaus nötig würden. Schätzungen zufolge könnten 80 Prozent der Gesundheitsprobleme durch ein besseres Grundversorgungssystem wirksam behandelt werden. Ein zweiter wichtiger Schritt wäre, schon vor einer Krise festzulegen, wer für welche Aufgaben zuständig ist. Ausbruchssimulationen wie *Crimson Contagion* erbrachten deutliche Hinweise, dass es zu einem Chaos kommen könnte – erinnern Sie sich an das Problem mit der Umbenennung von Konferenzschaltungen? –, aber es wurde kaum etwas unternommen. Inzwischen wissen wir, welche Konsequenzen Unentschlossenheit nach sich zieht.

Während der Coronakrise, und insbesondere in der Anfangszeit, herrschte in den Vereinigten Staaten große Verwirrung, was die einzelnen Bundesstaaten tun sollten oder tun könnten und welche Rolle die Bundesregierung spielte. In Europa war es nicht viel anders, auch dort herrschte eine gewisse Verwirrung, ob die Mitgliedstaaten oder die EU für den Kauf der Impfstoffe zuständig sein würden. Das Letzte, was man in einer Notlage brauchen kann, ist eine unklare Verteilung der Zuständigkeiten, da dies bei allen Beteiligten Verwirrung hinsichtlich ihrer eigenen Verantwortlichkeit hervorruft.

Jedes Land braucht einen Pandemie-Beauftragten, ausgestattet mit dem Mandat, einen Plan zur Eindämmung eines Ausbruchs zu erarbeiten und umzusetzen. Die Befugnisse dieser Person müssen auch den Erlass von Regeln für die Beschaffung und Verteilung wichtiger Ausrüstungen und Nachschübe umfassen; außerdem benötigt sie vollen Zugang zu den Daten und Modellierungen. Auf der internationalen Ebene sollte das GERM-Team diese Funktionen übernehmen.

Die Regierungsbehörden und die Geldgeber benötigen ein globales Forum, auf dem sie ihre Aktionen mit und für die Entwicklungsländer koordinieren können. So könnten sie sich beispielsweise schon frühzeitig darüber verständigen, wie die Mittel zum Kauf von Impfstoffdosen, Tests und anderen Produkten freigegeben werden, damit die Empfängerländer nicht gezwungen sind, in einer Krise erst einmal Geld auftreiben zu müssen. Man könnte sich auch schon vorab über die Grundsätze einigen, nach denen die erforderlichen Produkte verteilt werden, damit sie schneller zu den betroffenen Menschen gelangen.

In den Vereinigten Staaten ist die Bundesregierung am besten positioniert, um die Entwicklung und Produktion von Vakzinen, Medikamenten und Schutzkleidung im großen Maßstab voranzutreiben. Aber das Management der Testkampagnen und der Krankenhausressourcen muss im Wesentlichen auf lokaler Ebene erfolgen. Und was ist mit der Verteilung der Impfstoffe? Zwar wird es immer nationale und sogar globale Lieferketten geben, aber die letzten Kilometer müssen die Stoffe natürlich auf lokaler Ebene zurücklegen. Japan hat die Klärung der Zuständigkeiten auf den verschiedenen Ebenen gut geregelt und kann als Modell für andere dienen.

Jede staatliche Planung muss auch die Verteilung all der erforderlichen Tools berücksichtigen, einschließlich der Atemmasken, Testkits, Medikamente und Impfstoffe. Dieses Problem stellt sich keineswegs nur in den Entwicklungs- und Schwellenländern;

buchstäblich jede Regierung hatte Probleme, während der Coronakrise genügend Impfdosen zur Verfügung stellen zu können. Der Aufbau besserer Datensysteme wird es leichter machen, genau zu erkennen, wo weiterer Nachschub erforderlich ist, oder zuverlässig festzustellen, wer bereits geimpft wurde. Manche Länder, zum Beispiel Israel, führten gute Verfahren zum Impfnachweis ein, andere jedoch richteten ein Chaos an.

Die Gesundheitsversorgung lässt sich nicht über Nacht verbessern. Die Staaten, die damit schon in nicht-pandemischen Zeiten beginnen, werden die Aufgabe besser bewältigen als andere, die diesen Schritt erst unternehmen, wenn schon alles schiefläuft. Wenn die nötigen Lieferketten für Masernimpfstoffe bereits etabliert sind oder wenn genügend Personal vorhanden ist, um die Bevölkerung über die Übertragung des Ebola-Erregers aufzuklären, verfügt man über ein Drehbuch, nach dem man sofort handeln kann, und ein Team, das mit den Aufgaben vertraut ist. Wie mir Bill Foege einmal erklärte: »Die besten Entscheidungen beruhen auf den besten wissenschaftlichen Erkenntnissen, aber die besten Ergebnisse basieren auf dem besten Management.«

Die reichsten Länder der Welt können stolz darauf sein, oftmals den Weg zu großen, bahnbrechenden Innovationen gewiesen zu haben. Die US-Bundesregierung zum Beispiel förderte die Forschungen, die letztlich zur Entwicklung des Mikrochips führten, und löste damit einen Wirbel weiterer Fortschritte aus, durch die die digitale Revolution erst möglich wurde. Ohne diese Investitionen wären Paul Allen und ich niemals in der Lage gewesen, uns ein Unternehmen wie Microsoft auch nur vorzustellen, geschweige denn, es wirklich zu gründen und aufzubauen. Oder nehmen wir ein jüngeres Beispiel: die wegweisende Arbeit an emissionsfreien Energiequellen, die in nationalen Forschungsstätten überall im Land geleistet wird. Wenn es der Welt gelingt, die Treibhausgasemissionen bis 2050 restlos zu eliminieren, was ich für möglich halte, wird dies teilweise der Energieforschung

281

zu verdanken sein, die von den Vereinigten Staaten und anderen Ländern gefördert wird.

Als COVID-19 ausbrach, erzielten Forscher und Unternehmen im Vereinigten Königreich und in Deutschland entscheidende Fortschritte bei der Impfstoffentwicklung. Die Förderung durch die wohlhabenden Länder, vor allem die Vereinigten Staaten (ein Bereich, in dem das Land an der Weltspitze steht), trug dazu bei, jene Innovationen zu beschleunigen, die sich bei der Bekämpfung der Krankheit als entscheidend erweisen sollten. Ein Teil der US-Regierung förderte die Forschungsarbeit an den mRNA-Vakzinen, ein anderer Teil unterstützte die Übersetzung der grundlegenden Forschungen in marktfähige Produkte, und ein weiterer Teil förderte die Impfstoffproduzenten, die bereits mit mRNA- und anderen Vakzin-Technologien arbeiteten, als die Pandemie ausbrach.

Jetzt müssen die Regierungen auch weiterhin bei der Finanzierung der Systeme, Tools und Teams vorangehen, die die Welt braucht, um die nächsten Pandemien zu vermeiden. Wie ich in Kapitel 2 ausgeführt habe, wird das GERM-Team jährlich ungefähr 1 Milliarde Dollar benötigen, die von den wohlhabenden Staaten und einigen Schwellenländern zur Verfügung gestellt werden sollten.

Eine der Aufgaben des GERM-Teams wird es sein, besonders vielversprechende neue Tools zu identifizieren. Ich schätze, dass alle Staaten zusammen im Verlauf des nächsten Jahrzehnts etwa 15 bis 20 Milliarden Dollar jährlich werden aufbringen müssen, um die nötigen Impfstoffe, infektionsblockenden Medikamente, Behandlungs- und Diagnostikmethoden zu entwickeln – ein Ausgabenniveau, das wir erreichen können, wenn die Vereinigten Staaten ihre Ausgaben für die medizinische Forschung um 25 Prozent (um ungefähr 10 Milliarden Dollar) erhöhen und auch der Rest der Welt bei dieser Steigerung Dollar für Dollar mitzieht. Zwar sind 10 Milliarden Dollar rein rechnerisch eine Menge Geld, machen aber doch nur knapp über 1 Prozent des US-Verteidigungshaushalts aus – und im Vergleich zu den Billionen Dollar Kos-

282

ten, die die Coronakrise insgesamt verursacht hat, ist das ein relativ kleiner Betrag.

Um die neuen Tools und das GERM-Team optimal nutzen zu können, müssen wir uns auch an die grundlegende Arbeit machen: die Gesundheitssysteme zu stärken (die Krankenhäuser und das Gesundheitspersonal, das direkt mit den Patienten arbeitet), aber auch die öffentlichen Gesundheitsinstitutionen (die Epidemiologinnen und sonstigen Beamten, die Ausbrüche erkennen und darauf reagieren sollen). Weil beide Bereiche schon seit Langem unterfinanziert sind, gibt es hier einen großen Nachholbedarf: Die Industriestaaten sowie die Schwellenländer zu veranlassen, aktiv zukünftige Pandemien zu verhindern, wird mindestens 30 Milliarden Dollar pro Jahr kosten – das ist die Gesamtsumme für alle Länder zusammen.[187] Die Arbeit muss auch in den einkommensschwachen Ländern geleistet werden, und das ist der Grund, warum es so wichtig ist, dass alle wohlhabenden Länder so großzügig sind wie Norwegen, Schweden und die anderen Staaten, die mindestens 0,7 Prozent ihres BIP in die Entwicklungshilfe investieren. Würde jedes Land diesen Anteil an ihrem BIP aufbringen, würde das Zigmilliarden Dollar an frischem Geld generieren, das für die Stärkung der Gesundheitssysteme verwendet werden könnte – Geld, mit dem, wie ich in Kapitel 8 ausgeführt habe, Kinderleben gerettet *und* Pandemien verhindert werden könnten, bevor sie ausbrechen.

Der Gedanke, dass die reichen Länder mindestens 0,7 Prozent ihres BIP für Entwicklungshilfe einsetzen sollten, geht auf die späten 1960er-Jahre zurück und hat somit eine lange Geschichte.[188] Die Europäische Union verpflichtete sich 2005, das Ziel bis 2015 erreichen zu wollen, und obwohl viele EU-Mitgliedsländer recht großzügig sind, haben bisher nur wenige das Versprechen tatsächlich eingelöst. Durch die Coronakrise lässt sich nicht mehr leugnen, dass die Gesundheit in einem Teil der Welt auch jeden anderen Teil beeinflusst, daher kann es für die wohlhabenden Länder wohl keinen geeigneteren Zeitpunkt geben, sich diesem Ziel erneut zu verpflichten. In die Gesundheit und die Entwicklung der armen Länder zu investieren ist gut für die ganze Welt. Denn damit wird das Leben für alle sicherer, es bildet die Grundlage für ein Wirtschaftswachstum, das den Menschen und ihren Ländern hilft, die Armut zu überwinden – und es ist einfach richtig. Mehr Finanzmittel sind nötig, aber das allein reicht nicht aus. Ein weiterer wichtiger Beitrag besteht darin, den Weg zur Produktzulassung zu ebnen, ohne die Produktsicherheit zu opfern. Wie die Wissenschaftlerinnen, die hinter der Seattle Flu Study und SCAN standen, aus erster Hand feststellen mussten, ist es noch immer zu schwierig und zeitaufwendig, vielversprechende Ideen zu verwirklichen, vor allem während einer Notlage, in der es auf jede Stunde ankommt.

Bis das alles so weit ist, sollten es die Entwicklungs- und Schwellenländer zu einer ihrer Prioritäten machen, Krankheitsausbrüche aufzuspüren und aufzuhalten, wobei sie, falls nötig, technische Unterstützung und Finanzierung aus dem Ausland anfordern sollten. Indem sie sich Projekten wie dem globalen Austausch von Gesundheitsdaten anschließen, verschaffen sie ihren eigenen Behörden wie auch dem Rest der Welt Einblick in das, was sich in jeder Region vor Ort abspielt.

Die WHO als die für die Koordinierung des GERM-Teams zuständige Organisation kann dazu beitragen, die zentrale Mission des Teams in den Vordergrund zu rücken: Ausbrüche festzustellen und Alarm zu schlagen. Aber das GERM-Team hat noch eine zweite wichtige Mission – die Belastungen reduzieren zu helfen, die durch Infektionskrankheiten wie Malaria, Masern und so weiter verursacht werden. Damit könnten Hunderte und Tausende Menschenleben gerettet werden, und gleichzeitig bleiben so die Kompetenzen des Teams immer auf dem neuesten Stand, selbst dann, wenn es keinen neuen Ausbruch aktiv bekämpfen muss.

Die WHO ist die einzige Institution, die auf die nationalen Regierungen einwirken und sie ermutigen kann, offener mit potenziellen Ausbrüchen innerhalb ihrer Landesgrenzen umzugehen. Dafür können die Mitgliedsstaaten der WHO einander auch zur Rechenschaft ziehen, wobei ihnen klar sein muss,

284

dass es auch verlockend sein kann, das Gegenteil zu tun. Meldet ein Land einen Ausbruch, wird es womöglich gezielt mit Reiseeinschränkungen belegt, was spürbare wirtschaftliche Folgen haben kann – ein starker Anreiz, den Ausbruch nicht mitzuteilen. Andererseits hat die Weltgemeinschaft ein großes Interesse an diesen Informationen, weshalb sich die Staaten überall auf der Welt verpflichtet haben, die Daten im Rahmen der International Health Regulations auszutauschen. Die WHO sollte daher mit ihren Mitgliedstaaten zusammenarbeiten, um die internationalen Gesundheitsvorschriften und ihre Umsetzung zu stärken. Während der Coronakrise konnten wir beobachten, dass Länder, die diese Informationen weitergaben und schnell reagierten, kurzfristig einen hohen Preis zahlen mussten – Lockdowns und Reisebeschränkungen sind schmerzlich, auch wenn sie angemessen sind –, aber damit wurde verhindert, dass der Schaden so groß wurde, wie er hätte sein können, sowohl für ihre eigene Bevölkerung als auch für den Rest der Welt.

Auch andere Gruppen haben wichtige Rollen zu spielen. Pharma- und Biotech-Unternehmen sollten sich für eine größere Zahl ihrer Produkte auf gestaffelte Preise sowie auf Second-Source-Geschäfte verpflichten und so dazu beitragen, dass auch ihre Spitzenprodukte für Menschen in Entwicklungsländern verfügbar und bezahlbar werden. Technologiekonzerne sollten die Entwicklung neuer digitaler Tools vorantreiben, darunter auch solche, die das Sammeln von Proben für diagnostische Tests leichter und billiger machen, oder Software-Programme, die das Internet auf die frühesten Anzeichen eines Krankheitsausbruchs durchforsten.

Auf breiterer Front sollten Stiftungen und andere nicht-kommerzielle Organisationen die Regierungen bei der Aufgabe unterstützen, ihre medizinische Grundversorgung auszubauen und die öffentlichen Gesundheitssysteme zu stärken. Der öffentliche Sektor wird den größten Teil der Finanzierung stemmen und auch bei der Umsetzung die größte Last tragen müssen, aber Non-Profit-Organisationen können neue Ideen erproben und die wirk-

285

samsten identifizieren. Stiftungen sollten die Forschung auf ihrer Suche nach besseren Instrumenten unterstützen, die sowohl zur Bekämpfung der heute bekannten Infektionskrankheiten als auch zur Vorbeugung gegen zukünftige pandemische Gefahren eingesetzt werden können. Und weil die sonstigen globalen Probleme auch während einer Pandemie keine Pause einlegen, müssen Philanthropen auch weiterhin die Anstrengungen zur Vermeidung einer Klimakatastrophe unterstützen, einkommensschwachen Bauern helfen, mehr Produkte anzubauen, und die Bildung weltweit verbessern.

Als ich Freunden erzählte, dass ich an einem Buch über Pandemien arbeitete, merkte ich sofort, dass sie ein wenig überrascht waren. Viele von ihnen hatten freundlicherweise das Buch über den Klimawandel gelesen, das ich 2021 veröffentlicht hatte, und obwohl sie zu höflich waren, um es laut auszusprechen, war mir doch klar, was sie dachten: »Wie viele dieser Bücher willst du noch schreiben, in denen du uns irgendein großes Problem erklärst und einen Plan zu seiner Lösung entwickelst? Erst sollen wir uns ums Klima kümmern. Jetzt um Pandemien und Gesundheitsfragen. Was kommt als Nächstes?«

Die Antwort lautet, dass dies die beiden großen Probleme sind, in die wir meiner Meinung nach mehr Ressourcen investieren müssen. Klimawandel und Pandemien – wozu auch die Gefahr eines bioterroristischen Angriffs gehört – sind die wahrscheinlichsten existenziellen Bedrohungen der Menschheit. Glücklicherweise haben wir gute Chancen, in beiden Bereichen schon in den nächsten zehn Jahren große Fortschritte zu erzielen.

Beim Klimawandel können wir das Ziel der Netto-null-Emissionen von Treibhausgasen bis 2050 erreichen – wenn wir in den nächsten zehn Jahren grüne Technologien entwickeln, die richtigen finanziellen Anreize schaffen und die richtigen Politikansätze verwirklichen. Bei den Pandemien sind die Nachrichten sogar noch besser: Innerhalb der nächsten zehn Jahre können wir die meisten Tools entwickeln, mit denen sich verhindern ließe, dass sich ein Krankheitsausbruch in eine Katastrophe verwandelt – wenn die Staaten mehr Geld in die Forschung investieren und evidenzbasierte Methoden und Strategien implementieren. Für diese Art der Pandemievorsorge sind weit geringere Finanzmittel erforderlich als für die Vermeidung einer Klimakatastrophe.

Das mag uns wie eine weit entfernte Gefahr vorkommen. Wir können uns nur schwer vorstellen, dass wir tatsächlich in der Lage sein könnten, den Verlauf einer Pandemie zu beeinflussen. Jede mysteriöse neue Krankheit ängstigt und frustriert uns, weil es so scheint, als seien wir solchen Krankheiten fast machtlos ausgeliefert.

Aber es gibt Dinge, die wir alle tun können. Wir sollten Politiker wählen, die Pandemien ernst nehmen und die, sollte es dazu kommen, gute und auf wissenschaftlichen Erkenntnissen beruhende Entscheidungen treffen. Wir sollten ihren Empfehlungen folgen, Masken zu tragen, zu Hause zu bleiben und Abstandsregeln zu beachten, wenn wir außer Haus sind. Wenn möglich, sollten wir uns impfen lassen. Wir sollten die Falschinformationen und Fake News ignorieren, mit denen die Sozialen Medien förmlich überschwemmt werden: Informationen über die öffentlichen Gesundheitsvorkehrungen sollten wir uns nur von zuverlässigen Quellen beschaffen, beispielsweise von der WHO oder von den zuständigen Gesundheitsbehörden.

Vor allem aber dürfen wir die Welt niemals mehr vergessen lassen, wie furchtbar das Coronavirus war. Wir müssen alles tun, um das Thema Pandemie auf der politischen Tagesordnung zu halten – auf lokaler, nationaler und internationaler Ebene –, damit wir den Teufelskreis von Panik und Vernachlässigung durchbrechen können, der dafür sorgt, dass Pandemien für eine Weile die wichtigste Sache der Welt sind, bis wir sie eines Tages wieder vergessen und zu unserem normalen Alltag zurückkehren. Selbstverständlich sehnen wir uns alle danach, dass alles wieder so wird wie vorher, aber es gibt doch etwas, das wir uns in Zukunft nicht mehr leisten können: unsere Gleichgültigkeit im Umgang mit Pandemien.

Wir müssen uns nicht der ewigen Furcht vor einer weiteren globalen Katastrophe hingeben. Aber wir sollten uns stets im Klaren sein, dass diese Möglichkeit besteht, und gewillt sein, etwas dagegen zu unternehmen. Die Tatsache, dass wir jetzt die Gefahr besser verstehen als jemals zuvor, sollte der Welt ein Ansporn sein, endlich zu handeln – Milliarden zu investieren, damit wir in Zukunft nicht weitere Millionen Menschenleben und Billionen Dollar verlieren. Wir haben jetzt die Chance, aus unseren Fehlern zu lernen und dafür zu sorgen, dass wir nie wieder eine Katastrophe wie COVID-19 durchmachen müssen. Und wir können uns sogar ein noch ehrgeizigeres Ziel setzen: Wir können an einer Welt arbeiten, in der jeder Mensch die Chance bekommt, ein gesundes und erfülltes Leben zu führen. Das Gegenteil von Gleichgültigkeit ist nicht Furcht. Sondern Handeln.

NACHWORT

Wie Corona unsere digitale Zukunft prägt

Während ich dieses Buch schrieb, musste ich immer wieder daran denken, wie sehr die Coronapandemie dazu beigetragen hat, das Innovationstempo im Hinblick auf die Bekämpfung von Infektionskrankheiten zu beschleunigen. Und mehr als das: COVID-19 führte auch in vielen anderen Bereichen tief greifende Veränderungen herbei, die weit über den Gesundheitssektor hinausgehen.

Im März 2020, als sich der größte Teil der Welt strikte Lockdown-Regeln auferlegte, waren viele Menschen gezwungen, sich nach Ersatzmöglichkeiten für die direkten persönlichen Begegnungen umzusehen, ohne ihre sicheren Wohnungen verlassen zu müssen. In Ländern wie den Vereinigten Staaten* griff man immer mehr auf digitale Tools zurück, um diese Lücken zu schließen, beispielsweise mittels Videokonferenzen und Online-Shopping, die man nun auf neue, kreative Weise zu nutzen lernte. (Ich erinnere mich, wie seltsam es mir in den ersten Tagen der Pandemie vorgekommen war, einen Geburtstag virtuell zu feiern.)

Ich denke, wir werden uns später an den März 2020 als den Wendepunkt erinnern, an dem die Digitalisierung plötzlich enorm an Fahrt gewann. Obwohl die Welt schon seit Jahrzehn-

---

* Die Pandemie hat die Digitalisierung überall auf der Welt auf unterschiedliche Weise beschleunigt; ich konzentriere mich hier jedoch auf die wohlhabenden Länder, in denen der Wandel besonders intensiv verlief.

ten immer mehr digitalisiert wird, war der Prozess bislang relativ langsam verlaufen. In den Vereinigten Staaten beispielsweise schien es zwar so, als seien Smartphones praktisch über Nacht allgegenwärtig geworden, tatsächlich hatte es jedoch zehn Jahre gedauert, bis der Anteil der Smartphone-Besitzer von 35 auf das heutige Niveau von 85 Prozent angestiegen war.[189]

Zugleich war der März 2020 der Zeitpunkt, an dem die digitale Akzeptanz in vielen Bereichen einen riesigen Schritt voran machte. Die Veränderungen waren nicht auf irgendeine demografische Gruppe oder eine bestimmte Technologie beschränkt. Lehrkräfte und Schüler benutzten nun Online-Plattformen, um weiterlehren und -lernen zu können. Büroangestellte hielten tagsüber ihre virtuellen Brainstormings via Zoom oder Teams ab und trafen sich abends mit ihren Freunden zu virtuellen Tratschrunden. Großeltern registrierten sich für Video-Streaming-Portale wie Twitch, um die Hochzeitsfeiern ihrer Enkel live verfolgen zu können. Und praktisch alle fingen an, viel mehr online einzukaufen, wodurch 2020 der Onlinehandel in den Vereinigten Staaten im Vergleich zum Vorjahr um 32 Prozent zulegte.[190]

Die Pandemie zwingt uns, bei vielen unserer Aktivitäten über akzeptable Ersatzmöglichkeiten nachzudenken. Digitale Alternativen, die man früher für schlechter gehalten hatte, wurden nun plötzlich bevorzugt. So wären wohl vor dem März 2020 viele Kunden befremdet gewesen, wenn ihnen ein Verkäufer ein Produkt nicht persönlich, sondern per Videocall präsentiert hätte — sie hätten das als Zeichen gesehen, dass er an ihnen als Kunden nicht sonderlich interessiert sei.

Auch ich hätte vor der Pandemie nicht einmal im Traum daran gedacht, führende Politiker zu bitten, mit mir per Videocall eine halbe Stunde lang über die Verbesserung der Gesundheitssysteme zu diskutieren. Man hätte das als mangelnden Respekt meinerseits angesehen, im Gegensatz zu einem persönlichen Gespräch. Doch wenn ich heute einen Videocall vorschlage, ist auch den Gesprächspartnern bewusst, wie effektiv das sein kann, und sie nehmen sich die Zeit, virtuell mit mir zu sprechen. Ha-

290

ben die Menschen erst einmal den digitalen Weg kennengelernt, bleiben sie im Allgemeinen auch dabei.

In der Anfangszeit der Pandemie galten viele Technologien höchstens als »gut genug« und wurden entsprechend unterschiedlich genutzt, meist jedoch nicht für genau das, wofür sie ursprünglich entwickelt worden waren, was manchmal zu wenig befriedigenden Ergebnissen führte. Aber im Verlauf der letzten beiden Jahre – als klar wurde, dass wir dauerhaft auf digitale Tools angewiesen sein würden – konnte man gewaltige Verbesserungen ihrer Qualität und Funktionsmöglichkeiten beobachten. Die Fortschritte werden in den kommenden Jahren weitergehen, wenn sowohl die Hard- als auch die Softwarelösungen immer weiter verbessert werden.

Wir stehen erst am Beginn der neuen Ära der Digitalisierung. Je intensiver wir digitale Tools nutzen, desto mehr Feedback werden wir erhalten, wie sie sich noch weiter verbessern lassen – und desto kreativer werden wir nach immer neuen Möglichkeiten suchen, mit ihrer Hilfe unseren Alltag zu verbessern.

In meinem ersten Buch, *Der Weg nach vorn,* beschrieb ich, wie der Personal Computer und das Internet meiner Meinung nach die Zukunft prägen werden. Es wurde 1995 (auf Deutsch 1997) veröffentlicht, und obwohl ich nicht mit allen Vorhersagen ins Schwarze traf (beispielsweise glaubte ich damals, interaktive, animierte Software-Assistenten würden heute genauso gut sein wie menschliche Assistenten), hatte ich doch ein paar Schlüsselentwicklungen richtig vorhergesehen (so haben wir heute Video-on-Demand und Computer im Taschenformat).

Das vorliegende Buch ist anders. Aber wie in *Der Weg nach vorn* geht es auch hier im Grunde darum, wie große Probleme durch Innovation gelöst werden können. Und ich wollte darin auch ein paar Überlegungen mit Ihnen teilen, wie die Technologie unser Leben nun noch schneller verändern wird, eben weil uns die Pandemie zwingt, unsere Vorgehensweisen in vielen Bereichen ganz neu zu überdenken.

Vaclav Smil ist einer meiner Lieblingsautoren. In einigen seiner Bücher benutzt er einen erzählerischen Kniff: Er schildert eine junge Frau, die aufwacht, einen Becher Instantkaffee trinkt und dann mit der U-Bahn zur Arbeit fährt. Im Firmengebäude angekommen, nimmt sie den Lift zum neunten Stock und besorgt sich auf dem Weg zu ihrem Schreibtisch noch eine Dose Coke aus dem Getränkeautomaten. Smils Kniff besteht darin, dass sich die beschriebene Szene nicht in unserer Zeit, sondern in den 1880er-Jahren ereignet.

Als mir vor Jahren dieser erzählerische Trick zum ersten Mal begegnete, staunte ich darüber, wie vertraut mir die Szene erschien, die Smil beschrieb. Aber als ich sie während der Pandemie noch einmal las, kam es mir zum ersten Mal so vor, als beschriebe er darin tatsächlich die Vergangenheit. (Außer der Sache mit dem Cola-Trinken mitten an einem Arbeitstag!)

Ich vermute, von allen Bereichen, die sich durch die Pandemie für immer verändern, dürfte die Büroarbeit den dramatischsten Wandel erleben. Die Pandemie unterbrach die Arbeitsabläufe in praktisch allen Branchen, aber die Büroarbeit war wahrscheinlich am besten geeignet, die Vorteile der Digitalisierung zu nutzen. Die von Smil beschriebene Situation, in der man jeden Tag zur Arbeit pendelt und an einem Schreibtisch in einem Bürogebäude arbeitet, klingt heutzutage immer mehr wie ein Relikt der Vergangenheit, obwohl es für mehr als ein Jahrhundert die Norm war.

Anfang 2022, während ich dies schreibe, sind noch viele Unternehmen und ihre Mitarbeiter dabei, darüber nachzudenken, wie ihre »neue Normalität« aussehen könnte. Manche sind bereits wieder zur vollen Präsenzarbeit zurückgekehrt. Andere haben sich entschlossen, völlig zur Telearbeit überzugehen. Die meisten Firmen manövrieren irgendwo dazwischen und sind noch dabei herauszufinden, welche Form für sie am effektivsten ist.

Ich bin mehr als gespannt, wie sich das Potenzial dieses Experimentierens entfalten wird. Welche Erwartungen auch immer mit der traditionellen Arbeitsweise verbunden waren, sie wurden praktisch auf den Kopf gestellt. Ich sehe eine Menge Möglichkeiten, die Dinge neu zu überdenken und herauszufinden, was zielführend ist und was nicht. Auch wenn sich vermutlich die meisten Unternehmen für eine Hybridlösung entscheiden werden, bei der die Mitarbeiter nur noch an bestimmten Wochentagen ins Büro kommen, wird damit sehr große Flexibilität bei der konkreten Ausgestaltung dieser Arbeitsweise möglich. An welchen Tagen sollen sich alle für Besprechungen im Büro einfinden? Lässt man die Leute an Montagen und Freitagen zu Hause arbeiten oder besser mitten in der Woche? Um den Pendlerverkehr zu minimieren, wäre es wohl am sinnvollsten, wenn nicht alle Unternehmen dieselben Präsenztage wählten.

Eine meiner Vorhersagen in *Der Weg nach vorn* war, dass die Digitalisierung zu immer mehr Wahlmöglichkeiten führen werde, wo man leben wolle, und dass daher viele Menschen weiter aus den Städten wegziehen würden. Eine Zeit lang sah es nicht danach aus, als würde sich diese Prognose bewahrheiten – bis die Pandemie zuschlug. Jetzt jedoch wiederhole ich meine Vorhersage. Manche Firmen werden beschließen, die Präsenzzeit im Büro auf eine Woche im Monat zu begrenzen. Das würde es ihren Mitarbeiterinnen ermöglichen, weiter weg zu wohnen, weil ein langer Weg zum Arbeitsplatz leichter hinzunehmen ist, wenn man ihn nicht jeden Tag zurücklegen muss. Obwohl sich dieser Veränderungsprozess schon seit einiger Zeit abzeichnet, glaube ich, dass wir in diesem Jahrzehnt viel mehr davon zu sehen bekommen werden, wenn die Arbeitgeber die formalen Bedingungen für Telearbeit und Homeoffice genauer definieren.

Würde man beispielsweise festlegen, dass die Mitarbeiter maximal 50 Prozent der Arbeitszeit im Büro anwesend sein müssen, könnte man die Büroräume gemeinsam mit einem anderen Unternehmen nutzen. Büroräume stellen für die Firmen einen bedeutenden Kostenfaktor dar, der sich auf diese Weise halbieren ließe. Wenn genügend Unternehmen dazu übergehen, würde sich der Bedarf an teuren Büroräumen verringern.

Ich sehe keinen Grund, warum die Unternehmen derartige Entscheidungen sofort und endgültig treffen müssten. In der gegenwärtigen Phase wären zunächst einmal A/B-Tests sinnvoll, um die bisherigen Verfahren mit verschiedenen anderen Varianten vergleichen zu können. Man könnte etwa eine Konfiguration mit einem Team (A) und eine andere Variante mit einem zweiten Team (B) testen, die Ergebnisse vergleichen und so die richtige Balance für alle Beschäftigten herausfinden. Natürlich können dabei Spannungen auftreten, etwa zwischen Managern, die neuen Ansätzen eher konservativ gegenüberstehen, und Mitarbeitern, die sich mehr Flexibilität wünschen. In Zukunft wird man auch von Bewerberinnen um einen Job erwarten können, dass sie in ihrer Bewerbung angeben, wie ihre Präferenzen aussehen, auch außerhalb eines Büros zu arbeiten.

Die Pandemie zwingt die Unternehmen, auch die Produktivität am Arbeitsplatz zu überdenken. Die Grenzlinien zwischen einst deutlich voneinander getrennten Bereichen – etwa Brainstormings, Team-Meetings, kurze Flurgespräche – lösen sich auf. Strukturen, die wir bislang als wesentliche Elemente der Bürokultur ansahen, entwickeln sich weiter, und die Veränderungen werden sich in den kommenden Jahren noch deutlicher herauskristallisieren, je mehr Firmen und Arbeitnehmer zu neuen Arbeitsformen übergehen und sich an sie gewöhnen.

Ich glaube, die meisten Leute werden überrascht sein, wie schnell die Innovationen in den nächsten zehn Jahren voranschreiten werden, zumal sich nun auch die Software-Industrie auf die Remote-Working-Szenarios konzentriert. Viele der Vorteile der Arbeit im selben physischen Raum – beispielsweise die Zufallsbegegnungen am Kaffeeautomaten – lassen sich inzwischen mit dem richtigen User-Interface auch virtuell erreichen.

Wenn Sie heute für Ihre Arbeit eine Videokonferenz-Plattform wie Teams nutzen, haben Sie im Vergleich zum März 2020 bereits ein viel weiter entwickeltes Produkt auf dem Monitor. Features wie Gruppenräume, Aufzeichnungen, Untertitel und verschiedene Ansichtsoptionen sind heute bei den meisten Telefonkonferenzsystemen Standard. Die Nutzer haben gerade erst angefangen, die Vorteile der vielfältigen Features zu nutzen, die ihnen zur

294

Verfügung gestellt werden. So benutze ich beispielsweise in vielen meiner virtuellen Meetings die Chat-Funktion, um Anmerkungen zu machen oder Fragen zu stellen. Wenn ich mich heute persönlich mit den Leuten treffe, fehlt mir diese Möglichkeit zu einer Vielfalt von Interaktionen, die bei einer Präsenzbesprechung als störend empfunden würden.

Letztendlich werden sich die digitalen Meeting-Plattformen über die bloße Nachahmung von Präsenzbesprechungen hinaus weiterentwickeln. Das Transkriptions-Feature wird es Ihnen eines Tages erlauben, sämtliche Meetings in Ihrem Unternehmen nach bestimmten Themen zu durchsuchen. Sie könnten dann beispielsweise konkrete Arbeitsaufträge automatisch in Ihre To-do-Liste eintragen lassen, sobald sie beim Meeting erwähnt oder vereinbart werden, oder Sie könnten die Videoaufzeichnung eines Meetings genauer analysieren, um herauszufinden, wie Sie Ihre Zeit produktiver nutzen können.

Einer der größten Nachteile der Online-Meetings ist, dass man im Video nicht erkennen kann, wer wohin blickt. Viele der nonverbalen Interaktionen gehen verloren, was dem Ganzen ein wichtiges zwischenmenschliches Element nimmt. Erscheinen die Teilnehmenden auf dem Monitor statt in kleinen Quadrat- oder Rechteckfenstern in anderen »Sitzordnungen«, mag das vielleicht ein wenig natürlicher aussehen, kann jedoch den Verlust von direkten Blickkontakten nicht ausgleichen. Aber auch das wird sich ändern, wenn sich die Teilnehmenden zukünftig in einem dreidimensionalen Raum treffen. Mehrere Unternehmen, darunter Meta und Microsoft, haben kürzlich ihre Visionen für das sogenannte »Metaverse« vorgestellt, eine digitale Welt, die unsere physische Realität sowohl nachahmt als auch erweitert. (Der Begriff wurde schon 1992 von Neal Stephenson geprägt, einem meiner Lieblingsautoren für moderne Science-Fiction-Romane.)

Die Idee dabei ist, dass man einen 3-D-Avatar benutzt, also einen digitalen Repräsentanten, um sich mit anderen Personen in einem virtuellen Raum zu treffen, der das Gefühl vermitteln soll, sich im realen Leben zu begegnen. Dieser Eindruck wird oft

als »presence« bezeichnet, und schon vor dem Beginn der Pande-
mie hatten viele Tech-Unternehmen daran zu arbeiten begonnen.
Wenn das *presence*-Feature gut gemacht ist, kann es nicht nur die
Erfahrung eines persönlichen Meetings replizieren, sondern auch
aufwerten: Stellen Sie sich ein virtuelles Meeting vor, bei dem die
Ingenieure eines Autoherstellers, die sich auf drei verschiedenen
Kontinenten befinden, den Motor eines neuen Fahrzeugs ausei-
nandernehmen, um Verbesserungen vorzunehmen.

Dieser Typus eines Meetings könnte entweder durch »erwei-
terte Realität« (*augmented reality* – eine digitale Ebene wird über
unsere physische Umwelt gelegt oder eingeblendet) oder »virtuelle Realität« (*virtual reality* – man betritt eine scheinbar wirk-
liche, interaktive virtuelle Welt) erzielt werden. Die Veränderung
wird nicht sofort kommen, weil die meisten Leute noch nicht
über die Voraussetzungen verfügen, um diese Arten von »Realität« nutzen zu können. Dagegen war der Übergang zu Videokonferenzen einfacher, weil schon viele Menschen PCs und
Mobiltelefone mit Kameras besaßen. Immerhin kann man mit
der derzeit verfügbaren Technologie einen Avatar mittels Vir-
tual-Reality-Headsets und Datenhandschuh steuern und kon-
trollieren, aber auch anspruchsvollere und weniger auffällige
Geräte – beispielsweise besonders leichte VR-Brillen oder -Kon-
taktlinsen – werden sicherlich in den kommenden Jahren entwickelt werden.

Verbesserungen in Computer Vision (CV, dem computerba-
sierten Sehen), in der Display- oder Monitortechnologie, in der
Audio- und Sensorentechnologie werden die Mimik, Gesichts-
züge und Körpersprache der Nutzerinnen praktisch in Echtzeit
einfangen. Denken Sie nur mal daran, wie oft Sie sich während
eines Videomeetings mit einer Idee zu Wort melden wollten und
wie schwer es war, aus dem Verhalten der anderen Teilnehmenden schlussfolgern zu können, wie sie Ihre Idee fanden, weil Sie
die Veränderungen in deren Körpersprache nicht sehen konnten.

Ein Schlüsselfeature im Metaverse ist der Einsatz von räumlichen Audiosystemen *(spatial audio)*, die Gesprächsbeiträge so

klingen lassen, als kämen sie tatsächlich aus der Richtung der Sprecher. Echte *presence* bedeutet, dass die Technologie einem das Gefühl vermittelt, mit jemandem tatsächlich und nicht nur scheinbar in einem Raum zu sein.

Im Herbst 2021 setzte ich das Headset auf und nahm an einem Meeting im Metaverse teil. Es war verblüffend, wie sich die Stimmen mit den Sprechern im Raum bewegten. Es wird einem gar nicht klar, wie unnatürlich es sich anhört, wenn der Sound eines Meetings nur aus dem eigenen Computer-Lautsprecher kommt, bis man einmal etwas anderes ausprobiert hat. Im Metaverse werden Sie in der Lage sein, sich einem Kollegen zuzuwenden und mit ihm ein leises Seitengespräch zu führen, gerade so, als seien Sie mit ihm im selben Raum.

Mich begeistert vor allem, dass die Metaverse-Technologien mehr Spontaneität im Homeoffice ermöglichen. Denn Spontaneität ist der größte Verlust, wenn man sich physisch nicht im Büro befindet. Wenn Sie in Ihrem Wohnzimmer sitzen, führt das nicht so leicht zu einer ungeplanten Diskussion mit Ihrer Managerin über Ihr letztes Meeting, und Sie werden sicherlich auch nicht so leicht ein zwangloses Gespräch mit Ihrem neuen Mitarbeiter über das Fußballspiel gestern Abend anfangen. Aber wenn Sie in einem virtuellen Raum zusammenarbeiten, werden Sie sehen, wer gerade frei ist, und können sich dann dieser Person nähern, um ein wenig mit ihr zu plaudern.

Wir nähern uns der Schwelle, an der die Technologie beginnt, die Erfahrung der persönlichen Anwesenheit im Büro wirklichkeitsgetreu zu replizieren. Die Veränderungen, die wir am Arbeitsplatz sehen, sind die Vorläufer der Veränderungen, die wir meiner Meinung nach letztendlich auch in vielen anderen Bereichen erleben werden. Wir bewegen uns hin zu einer Zukunft, in der wir alle mehr Zeit in digitalen Räumen verbringen werden. Das Metaverse mag uns heute noch wie ein neues, ungewohntes Konzept erscheinen, aber je besser die Technologie wird, desto mehr wird sich das Metaverse zu etwas entwickeln, das wir als Erweiterung unserer physischen Welt wahrnehmen werden.

297

Natürlich gibt es große Sektoren der Wirtschaft, in denen sich die Arbeitsplätze nicht so stark verändern werden oder die sich auf andere Weise verändern als die, die ich hier beschrieben habe. Sind Sie eine Flugbegleiterin, dürfte sich Ihr Job in den letzten Jahren wahrscheinlich ebenfalls verändert haben, aber nicht wegen der zunehmenden Digitalisierung. Kellnern Sie in einem Restaurant, entscheiden Ihre Gäste heute vielleicht anhand eines QR-Code-Menüs, was sie essen wollen, und bestellen dann per Smartphone. Und wenn Sie in einer Fabrik arbeiten, hat sich Ihr Job durch den technologischen Fortschritt schon lange vor der derzeitigen Pandemie zu verändern begonnen.*

Aber die Digitalisierung wird letztlich unser aller Leben in der einen oder anderen Weise transformieren. Denken Sie nur einmal daran, wie sehr sich Ihre Gesundheitsvorsorge seit 2020 verändert hat. Haben vielleicht manche Ihrer Termine beim Arzt in den letzten paar Jahren nur virtuell stattgefunden? Hatten Sie vor Corona jemals einen virtuellen Gesundheitstermin? Die Zahl der Menschen, die telemedizinische Dienste in Anspruch genommen haben, hat während der Pandemie um das 38-fache zugenommen.[191]

Die Vorteile der Telemedizin während eines Krankheitsausbruchs liegen auf der Hand. Menschen, die früher virtuellen Arztterminen eher skeptisch gegenüberstanden, erkannten nun plötzlich die Vorteile: Wenn man sich nicht gut fühlt, ist es viel sicherer, den Termin von zu Hause aus wahrzunehmen, wo man sich nicht darüber Sorgen machen muss, andere anzustecken oder sich selbst zu infizieren.

Hat man die Telemedizin erst einmal ausprobiert, wird schnell klar, dass ihre Vorteile weit über die Vermeidung von Ansteckungsgefahren hinausgehen. Der Besuch beim Arzt kann eine

---

* Abgesehen von der zunehmenden Automatisierung wird auch immer mehr mit Verfahren der erweiterten Realität gearbeitet, um Arbeitskräfte für komplexe Aufgaben zu trainieren oder ihnen mit einem kurzen Blick den Status einer Produktionsmaschine kenntlich zu machen.

298

zeitaufwendige Tätigkeit sein, für die man sich unter Umständen freinehmen oder jemanden finden muss, der sich um die Kinder kümmert; man muss zur Praxis fahren, in einem Wartezimmer herumsitzen und nach der Untersuchung wieder nach Hause oder zur Arbeit zurückfahren. Bei bestimmten Arztterminen kann es den Aufwand wert sein, aber bei manch anderen kommen sie einem immer unnötiger vor – vor allem bei verhaltensmedizinischen Behandlungen.

Die Konsultation eines Therapeuten lässt sich viel weniger zeitaufwendig und leichter in den Alltag eingliedern, wenn man dafür nur den Laptop einschalten muss. Die Sitzungen können je nach Bedarf lang oder kurz sein. Eine fünfzehnminütige Sitzung mag den Aufwand nicht wert sein, wenn man dafür den Therapeuten in dessen Praxis aufsuchen muss, aber von zu Hause aus kann sie viel sinnvoller erscheinen. Ganz abgesehen davon, dass sich manche Menschen in ihren vertrauten Räumen wohler fühlen als in einer klinischen Umgebung.

Auch andere Arten von Arztbesuchen könnten durch die Entwicklung neuer Tools flexibler werden. Derzeit werden Sie wahrscheinlich für Ihren jährlichen Check-up die Arztpraxis aufsuchen müssen, wo Ihre Organe und Vitalfunktionen untersucht und Blutproben abgenommen werden. Aber was wäre, wenn Sie zu Hause ein eigenes, sicheres Blutdruckmessgerät stehen hätten, auf dessen Werte Ihr Arzt aus der Ferne zugreifen kann?

Eines baldigen Tages wird Ihre Hausärztin möglicherweise in der Lage sein, die von Ihrer Smartwatch gesammelten Daten – mit Ihrer Einwilligung – abzurufen, um zu sehen, wie gut Sie schlafen und wie sehr sich Ihr Puls unter Belastung von Ihrem Ruhepuls unterscheidet. Statt eine Praxis aufsuchen zu müssen, um sich Blut abnehmen zu lassen, könnten Sie Ihre Blutprobe gleich bei einer Einrichtung ganz in Ihrer Nähe untersuchen lassen, etwa bei Ihrer Apotheke, die dann die Ergebnisse an Ihre Ärztin weiterleitet. Ziehen Sie in einen anderen Bundesstaat oder in ein anderes Bundesland um, könnten Sie trotzdem weiter bei Ihrer Hausärztin bleiben, der Sie seit Jahren vertrauen.

All das sind reale Möglichkeiten für die Zukunft. Es wird immer fachärztliche Untersuchungen oder Operationen geben, für die Sie persönlich in der Arztpraxis oder im Krankenhaus erscheinen müssen – ich kann mir nicht vorstellen, dass uns eines Tages ein Roboter zu Hause im Wohnzimmer den Wurmfortsatz herausnimmt –, aber die meisten routinemäßigen Vorsorgemaßnahmen werden Sie irgendwann vom eigenen, bequemen Zuhause aus durchführen lassen können.

Ich glaube nicht, dass virtuelle Alternativen die bestehenden Strukturen des allgemeinbildenden Schulwesens so tief greifend verändern oder gar ersetzen können, wie es voraussichtlich bei der Büroarbeit oder im Gesundheitswesen der Fall sein wird. Dennoch werden sich auch im Bildungsbereich Veränderungen ergeben. Die Coronapandemie hat uns zwar vor Augen geführt, dass junge Menschen am besten lernen, wenn sie ihren Lehrkräften persönlich gegenübersitzen, aber die Digitalisierung wird zu neuen Tools führen, die den Präsenzunterricht im Klassenzimmer ergänzen können.

Wenn Sie während der Pandemie Eltern eines schulpflichtigen Kindes waren, stehen die Chancen gut, dass Sie sich mit den Konzepten des synchronen und des asynchronen Lernens vertraut gemacht haben. Synchrones Lernen versucht, die normale Erfahrung des Unterrichts in der Schule nachzuahmen: Die Lehrkraft benutzt einen Videokonferenzdienst, um die Klasse live zu unterrichten; die Schülerinnen und Schüler können sich einmischen und Fragen stellen, genau wie in einem wirklichen Klassenzimmer. Das wird auch weiterhin für viele Studierende im Hochschulbereich eine gute Option bleiben, vor allem für solche, die mehr Flexibilität benötigen. Aber ich kann mir nicht vorstellen, dass sich synchrones Lernen in den Primar- und Sekundarschulen in der postpandemischen Welt noch länger halten wird, mit Ausnahme vielleicht für die Schüler der letzten Jahrgangsstufen oder bei wetterbedingten Schulschließungen. Mit jüngeren Schülern funktioniert es einfach nicht gut genug.

Das asynchrone Lernen jedoch wird uns erhalten bleiben, allerdings in einer anderen Form als der, die wir auf dem Höhepunkt der Pandemie zu sehen bekamen. Bei dieser Lernform verfolgen die Teilnehmenden vorab aufgezeichnete Lerneinheiten und erledigen ihre Aufgaben nach eigenem Zeitplan; die Lehrkräfte posten die Aufgaben auf einem Diskussionsforum und fordern die Schülerinnen und Schüler auf, ihre Leistungen zur Beurteilung einzureichen.

Ich weiß, dass beide Formen des Distanzlernens für viele Lehrkräfte, Eltern und Schüler frustrierend waren, und dass der Gedanke, sie könnten auf Dauer beibehalten werden, nicht sonderlich attraktiv erscheint. Aber einige der Tools, die beim asynchronen Lernen zur Anwendung kamen, zeigen ein bemerkenswertes Potenzial, die von Lehrern und Schülern im Präsenzunterricht gemeinsam geleistete Arbeit zu ergänzen.

Stellen Sie sich nur einmal vor, wie Hausaufgaben durch den digitalen Lehrplan spannender und bereichernder werden können. Als Schüler würden Sie fast in Echtzeit ein Feedback zu den online erledigten Hausaufgaben bekommen. Die Zeiten wären vorüber, in denen Sie Ihre Hausaufgaben abgeben und dann auf die Beurteilung warten müssten, was Sie richtig gelöst oder beantwortet haben. Die Inhalte würden interaktiver und stärker personalisiert sein und Ihnen helfen, sich auf Bereiche zu konzentrieren, in denen Sie ein bisschen mehr Unterstützung benötigen, während sie zugleich Ihr Selbstvertrauen bei den Aufgaben stärken, die Ihnen leichter fallen.

Sind Sie Lehrer, könnten Sie sehen, wie schnell Ihre Schüler arbeiten und wie oft sie zusätzliche Hilfestellung benötigen. Sie bekämen dadurch einen besseren Überblick, wie gut sie zurechtkommen. Ein einfacher Klick auf ein Symbol kann Ihnen zeigen, dass Noah bei bestimmten Fragen mehr Unterstützung braucht, oder dass Olivia schon so weit ist, dass sie anspruchsvollere Stoffe durcharbeiten kann.

Digitale Tools können dazu beitragen, auch das Lernen im Klassenzimmer stärker zu personalisieren. Ein mir gut bekanntes Beispiel ist die Summit Learning Platform. Die Schüler legen zusammen mit dem Lehrer ein Ziel fest – vielleicht das Ziel, für eine bestimmte Universität zugelassen zu werden oder sich auf eine bestimmte Berufslaufbahn vorzubereiten. Dafür erstellen sie einen digitalen Lernplan. Zusätzlich zu den Informationen, die sie im Klassenzimmer erhalten, nutzen sie die Plattform, um ihr Wissen zu testen und ihre Lernleistungen einzuschätzen. Indem man Kindern und Jugendlichen die Kontrolle über ihr eigenes Lernen ermöglicht, unterstützt man ihr Selbstvertrauen und stärkt ihre Neugier und Ausdauer.

Derartige Technologien sind schon seit einiger Zeit in Arbeit, aber der Fortschritt beschleunigte sich stark, als die Nachfrage während der Pandemie praktisch durch die Decke schoss. In den kommenden Jahren wird die Gates Foundation massiv in diese Tools investieren und testen, was am besten funktioniert.

Besonders große Fortschritte sind bislang im Lehrplan Mathematik erzielt worden, vor allem in Algebra. Algebra I (auch Elementare Algebra genannt) ist ein entscheidender Meilenstein auf dem Weg zum Schulabschluss, weist aber in den USA die höchsten Durchfallquoten aller Fächer der Highschool auf.[192] Für Schüler, die ihre Tests in Algebra nicht bestehen, stehen die Chancen nur 1 : 5, den Highschool-Abschluss zu schaffen – ein Problem, das vor allem Kinder und Jugendliche afroamerikanischer oder lateinamerikanischer Herkunft betrifft, aber auch Lernende mit einer nicht-englischen Muttersprache oder Kinder aus armen Bevölkerungsschichten. Dieses Problem benachteiligt sie auch im Hinblick auf ihre berufliche Zukunft und die Möglichkeit, später ein höheres Einkommen zu erzielen. Kinder mit einem Algebra-Lernproblem entwickeln oft das Selbstbild, nicht gut in Mathe zu sein, das sie durch ihre gesamte Schulkarriere verfolgt. Manche Aufgabenstellungen frustrieren sie und überfordern ihre aktuellen Fähigkeiten; fallen sie erst einmal deutlich hinter den Lernfortschritt ihrer Klasse zurück, können sie den Rückstand nicht mehr aufholen.

Ein Beispiel für ein Unternehmen, das an digital unterstützten Innovationen arbeitet, ist Zearn. Der von der Firma entwickelte neue Mathematik-Lehrplan unterstützt die Schüler beim Erwerb bestimmter mathematischer Schlüsselkompetenzen, beispielsweise beim Bruchrechnen und bei der Operatorrangfolge. Das Projekt stellt Lehr- und Lernmaterialien zur Verfügung, die der Lehrkraft helfen, Unterrichtspläne zu erarbeiten, und bietet digitale Unterrichtseinheiten und Aufgabenstellungen, die die Hausaufgaben interessanter machen sollen.

Ich bin voller Hoffnung, dass derartige Tools noch mehr Schülerinnen und Schülern zu besseren schulischen Lernerfolgen verhelfen, aber auch den Lehrkräften die Arbeit erleichtern werden. Im Unterschied zu der Situation, die auf dem Höhepunkt der Pandemie bestand – als die Lehrkräfte durch den Fernunterricht mehr Arbeit als in normalen Zeiten bewältigen mussten –, wird ihnen die Software in Zukunft Zeit verschaffen, um sich stärker auf das konzentrieren zu können, womit sie den größten Nutzen erzielen.

Natürlich hängt die Wirksamkeit der neuen digitalen Tools bei der Transformation des Lernens davon ab, dass die Kinder und Jugendlichen auch zu Hause Zugang zu den erforderlichen Technologien haben. Die hier bestehende Lücke hat sich zwar seit dem Beginn der Pandemie verringert und wird auch in Zukunft immer schmaler werden, aber nach wie vor haben sehr viele Kinder keinen hinreichend leistungsfähigen Computer oder keinen Zugang zu zuverlässig funktionierendem, schnellem Internet.[193] (Das trifft vor allem für Children of Color und für Kinder aus einkommensschwachen Familien zu, die am meisten von den digitalen Instrumenten profitieren würden, durch die sich die Bildungslücken weiter schließen ließen.[194]) Wege zu finden, die ihren Zugang verbessern, ist genauso wichtig wie die Entwicklung innovativer Pläne und Methoden. Denn letztendlich hängt das Ausmaß, in dem sich die Digitalisierung verfestigen kann – ob nun im schulischen Bildungswesen oder auf einem anderen Gebiet –, davon ab, wie gut die neuen Tools und Technologien von möglichst allen Bevölkerungsschichten angenommen werden.

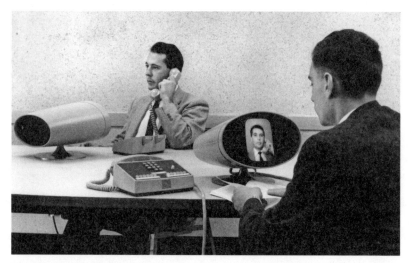

Virtuelle Besprechungen sind heute nicht mehr mit diesem frühen Prototyp des Picturephones von Bell Telephone von 1964 zu vergleichen.[195]

Im Jahr 1964 präsentierte Bell Telephone auf der New York World's Fair das weltweit erste Bildtelefon. Das »Picturephone« sah aus wie etwas aus der Zeichentrickserie *The Jetsons,* mit einem kleinen Live-Bild, eingebettet in ein futuristisch anmutendes ovales, röhrenartiges Gehäuse. Ich war damals erst acht Jahre alt, aber ich sah Fotos des Bildtelefons in der Zeitung und konnte kaum glauben, dass so etwas überhaupt möglich sei. Damals konnte ich nicht ahnen, dass ich Jahrzehnte später viele Stunden am Tag mit Videocalls verbringen würde.

Es ist leicht, eine Technologie für banal zu halten, wenn sie zu einem festen Bestandteil unseres Alltags geworden ist. Nimmt man sich jedoch die Zeit, einmal genauer darüber nachzudenken, erkennt man, wie wunderbar die heutigen digitalen Möglichkeiten tatsächlich sind. Wir sind heute in der Lage, buchstäblich überall auf der Welt miteinander in Verbindung zu treten. Früheren Generationen wäre das wie ein fantastischer Traum erschienen.

Für viele Menschen, vor allem für die älteren Bewohner in Altersheimen und Pflegeeinrichtungen, sind Videocalls oftmals die einzige Verbindung zur Außenwelt. Selbst wenn man von den virtuellen Happy Hours und Geburtstagspartys genug hat, kann man kaum bestreiten, dass uns diese Verbindungen geholfen haben, die finstersten Tage der Pandemie zu überstehen.

So katastrophal COVID-19 auch war, mag man sich kaum vorstellen, wie viel schlimmer die Isolation selbst noch vor zehn Jahren gewesen wäre. Zwar gab es auch damals schon Videotelefonie, aber die Breitbandgeschwindigkeiten waren noch nicht schnell genug, um einer großen Zahl von Menschen Videokonferenzen von zu Hause aus zu ermöglichen. Der Grund, warum sich die Breitband-Infrastruktur im Verlauf des letzten Jahrzehnts so schnell verbesserte, lag darin, dass die Leute eben abends gern Netflix schauen wollten. Als dann die Pandemie ausbrach, hatte sich die Bandbreite schon genug verbessert, um tagsüber im Homeoffice arbeiten zu können.

Es ist praktisch unmöglich, genau vorherzusagen, wie weitere bahnbrechende Innovationen die Zukunft formen und gestalten werden. Man kann jede Menge Szenarien entwickeln, wie eine neue Technologie die Welt verändern könnte – und dann kommt ein Virus wie SARS-CoV-2 daher und zwingt uns alle, uns neue Verwendungsmöglichkeiten für die bereits vorhandenen Tools auszudenken. Auch die erstaunlich weitsichtige Katalin Karikó mag sich kaum vorgestellt haben, dass die mRNA-Vakzine eines Tages entscheidend dazu beitragen würden, eine Pandemie zu beenden.

Ich kann es kaum erwarten, die digitalen Durchbrüche zu beobachten, die sicherlich in den nächsten Jahren immer wieder erzielt werden. Die technologischen Fortschritte, die wir in den letzten paar Jahren erlebt haben, haben das Potenzial, nicht nur noch mehr Flexibilität, sondern auch neue Optionen hervorzubringen, die das Leben der Menschen verbessern. Sie versetzen uns sogar in eine bessere Lage, die nächste Pandemie abzuwenden. Ich vermute, wenn wir später einmal auf diese Zeit zurückblicken, wird sie als eine Periode in die Geschichte eingegangen sein, die furchtbare Zerstörungen und große Verluste verursachte, aber auch gewaltige Veränderungen zum Besseren entfachte.

305

GLOSSAR

Antigentest (antigen test): ein Diagnoseverfahren, bei dem nach bestimmten Proteinen auf der Oberfläche eines Krankheitserregers gesucht wird. Antigentests sind etwas ungenauer als PCR-Tests, liefern aber schnelle Ergebnisse, erfordern kein Labor und sind gut geeignet, um festzustellen, wann eine infizierte Person ansteckend sein könnte. Ein Antigentest ist ein sogenanntes »lateral flow immunoassay« oder Lateral-Flow-Test – ähnlich wie Schwangerschaftstests für zu Hause.

Antikörper (antibody): vom Immunsystem erzeugte Proteine, die an der Oberfläche eines Krankheitserregers (Pathogens) andocken und versuchen, ihn zu neutralisieren.

CEPI (Coalition for Epidemic Preparedness Innovations): Die »Koalition für Innovationen in der Epidemievorbeugung« ist eine Non-Profit-Organisation, die 2017 gegründet wurde, um die Entwicklung von Impfstoffen (Vakzinen) gegen neu aufkommende Infektionskrankheiten zu fördern und darauf hinzuarbeiten, dass diese Impfstoffe möglichst viele gefährdete Menschen in den ärmsten Ländern erreichen.

COVAX (COVID-19 Vaccines Global Access): eine weltweit aktive, gemeinsam von CEPI, Gavi und der WHO geführte Initiative, die sich dafür einsetzt, COVID-19-Impfstoffe in Länder mit niedrigen oder mittleren Einkommen zu liefern.

Effektivität, Wirksamkeit (effectiveness, efficacy): das Maß dafür, wie gut ein Impfstoff oder ein Medikament wirkt. Im medizinischen Bereich bezieht sich »Wirksamkeit« auf die Wirkung in einer klinischen Studie, »Effektivität« auf die Wirkung in der realen Welt. Der Einfachheit halber verwende ich in diesem Buch für beide Begriffe das Wort »Wirksamkeit«.

Gavi, the Vaccine Alliance: Gavi, die Impfallianz, ist eine gemeinnützige öffentlich-private Partnerschaft und wurde im Jahr 2000 gegründet, um Impfstoffhersteller davon zu überzeugen, in den ärmsten Ländern der

Welt die Preise für Impfstoffe zu senken. Im Gegenzug wird den Herstellern anhaltende, großvolumige und berechenbare Nachfrage in diesen Ländern in Aussicht gestellt. Die Stiftung hieß früher Global Alliance for Vaccines and Immunization (»Globale Allianz für Impfstoffe und Immunisierung«).

Genom (genome), Genomsequenzierung (genomic sequencing, auch DNA-*Sequenzierung):* Das Genom ist der Genbestand (die Erbmasse) eines Organismus. Alle Lebewesen haben ein Genom, und jedes Genom ist einzigartig. Ein Krankheitserreger-Genom zu sequenzieren bedeutet, die Reihenfolge, in der seine genetischen Informationen auftreten, zu ermitteln.

GERM (Global Epidemic Response and Mobilization Team): Das »Globale Seuchenschutz- und Mobilisierungsteam« ist eine zur Diskussion gestellte weltweite Seuchenschutzorganisation, die dafür zuständig sein soll, Krankheitsausbrüche zu erkennen, Schutzmaßnahmen dagegen zu empfehlen und dadurch zu verhindern, dass sich solche Ausbrüche zu Pandemien auswachsen.

Global Fund: offiziell The Global Fund to Fight AIDS, TB, and Malaria (»Globaler Fonds zur Bekämpfung von AIDS, Tuberkulose und Malaria«), eine Non-Profit-Organisation mit dem Ziel, die Epidemien dieser Krankheiten zu beenden.

IHME: Das Institute for Health Metrics and Evaluation (»Institut für globale Gesundheitsstatistik und Wirkungsevaluierung«) an der University of Washington erarbeitet Statistiken als Orientierungshilfen für Entscheidungen im Gesundheitswesen.

Impfdurchbruch (breakthrough infection): eine Infektion bei einer Person, die bereits gegen die betreffende Krankheit geimpft wurde.

Kontaktnachverfolgung (contact tracing): das Verfahren, alle Kontaktpersonen eines mit einer bestimmten Krankheit infizierten Menschen zu ermitteln.

Kühlkette (cold chain): das Verfahren, mit dem sichergestellt wird, dass ein Impfstoff während des Transports von der Fabrik, wo er hergestellt wurde, bis zu dem Ort, wo er verabreicht wird, auf die richtige Temperatur gekühlt wird.

Monoklonale Antikörper (monoclonal antibodies, mABs*):* ein Mittel gegen bestimmte Krankheitserreger. Bei mABs handelt es sich um Antikörper, die aus dem Blut eines Patienten isoliert oder in einem Labor zusammengesetzt und dann Zigmilliarden Mal geklont wurden, um damit eine infizierte Person zu behandeln.

mRNA (messenger ribonucleic acid, Boten-Ribonukleinsäure): genetisches
Material, das die Anweisungen für das Erzeugen bestimmter Proteine
zu den Fabriken im Zellplasma des Menschen transportiert, wo diese
Proteine zusammengesetzt werden. Impfstoffe, die mRNA verwenden,
wirken, indem sie einen Bauplan in die Zellen des Körpers einbringen,
der die Zellen anweist, Formen herzustellen, die bestimmten Formen
des betreffenden Virus entsprechen. Dadurch wird das Immunsystem
angeregt, Antikörper gegen dieses Virus zu produzieren.

*Nicht-pharmazeutische Interventionen (*NPI*s):* Maßnahmen und Tools, die
die Ausbreitung einer Infektionskrankheit ohne den Einsatz von Impfstoffen oder Medikamenten hemmen. Zu den gängigen NPIs gehören
Masken, Social Distancing, Quarantäne, Geschäfts- und Schulschließungen, Reisebeschränkungen und die Nachverfolgung von Kontakten.

PCR-Test: Testverfahren nach der Methode der Polymerase-Kettenreaktion
(polymerase chain reaction), das derzeit zuverlässigste Verfahren, um bestimmte Krankheiten zu diagnostizieren.

SCAN: Das Seattle Coronavirus Assessment Network wurde eingerichtet,
um analog zur Seattle Flu Study (»Seattle-Grippestudie«) zu erforschen,
wie ein Atemwegsinfekt sich in einer Bevölkerungsgruppe ausbreitet.

WHO (World Health Organization): die Weltgesundheitsorganisation, eine
Sonderorganisation der Vereinten Nationen mit Sitz in Genf. Sie ist auf
internationaler Ebene zuständig für öffentliche Gesundheit.

DANK

Ich möchte allen Mitarbeitern, Begünstigten und Partnern sowie dem Stiftungsrat der Bill & Melinda Gates Foundation danken, die während der COVID-19-Pandemie unermüdlich gearbeitet haben, um zu helfen. Eure Leidenschaft und euer Engagement haben mich inspiriert. Melinda und ich können uns glücklich schätzen, mit so talentierten Menschen zusammenarbeiten zu können.

Dieses Buch zu schreiben war ungefähr wie der Versuch, ein sich bewegendes Ziel zu treffen, da fast täglich neue Informationen hereinkamen. Um stets auf dem neuesten Stand der aktuellen Daten und Analysen zu bleiben, war Teamarbeit gefordert. Ich bin allen dankbar, die mir geholfen haben, *Wie wir die nächste Pandemie verhindern* fertigzustellen.

Ich habe jedes meiner Bücher mit einem oder mehreren Schreib- und Recherchepartnern geschrieben. Für dieses Buch – ebenso wie für das vorige – hat Josh Daniel mir mit seinen brillanten Fähigkeiten geholfen, komplizierte Themen einfach und klar zu erklären. Josh und seine Kollegen Paul Nevin und Casey Selwyn waren ein fantastisches Trio, das gründlich recherchiert, Ideen von Experten aus diversen Disziplinen zusammengeführt und mir geholfen hat, meinen Gedanken den letzten Schliff zu geben. Ich schätze ihren Rat und habe Hochachtung vor ihrem Fleiß.

Für dieses Buch habe ich von dem Wissen zahlreicher Mitarbeiter der Gates Foundation profitiert, darunter Mark Suzman, Trevor Mundel, Chris Elias, Gargee Ghosh, Anita Zaidi, Scott Dowell, Dan Wattendorf, Lynda Stuart, Orin Levine, David

Blazes, Keith Klugman und Susan Byrnes. Sie beflügelten Brainstorming-Sitzungen und revidierten mehrere Versionen des Buchmanuskripts, während sie zugleich unter den erschwerten Bedingungen der COVID-19-Pandemie ihre anderen anspruchsvollen Aufgaben erledigten. Viele andere Mitarbeiter der Gates Foundation lieferten fachliche Beiträge, Recherchearbeiten und Feedback zum Manuskript, darunter Hari Menon, Oumar Seydi, Zhi-Jie Zheng, Natalie Africa, Mary Aikenhead, Jennifer Alcorn, Valerie Nkamgang Bemo, Adrien de Chaisemartin, Jeff Chertack, Chris Culver, Emily Dansereau, Peter Dull, Ken Duncan, Emilio Emini, Mike Famulare, Michael Galway, Allan Golston, Vishal Gujadhur, Dan Hartman, Vivian Hsu, Hao Hu, Emily Inslee, Carl Kirkwood, Dennis Lee, Murray Lumpkin, Barbara Mahon, Helen Matzger, Georgina Murphy, Rob Nabors, Natalie Revelle, David Robinson, Torey de Rozario, Tanya Shewchuk, Duncan Steele, Katherine Tan, Brad Tytel, David Vaughn, Philip Welkhoff, Edward Wenger, Jay Wenger, Greg Widmyer und Brad Wilken. Die Kommunikations- und Advocacy-Teams der Stiftung haben nicht nur Recherchearbeit beigetragen, sondern werden diese Arbeit auch fortführen und mir helfen, die in diesem Buch dargestellten Ideen in konkrete Veränderungen umzusetzen, damit die Welt besser darauf vorbereitet ist, mit dem nächsten großen Ausbruch fertigzuwerden.

Fundierte Kritik zu frühen Versionen von Textpassagen und -entwürfen kam von Anthony Fauci, David Morens, Tom Frieden, Bill Foege, Seth Berkley, Larry Brilliant, Sheila Gulati und Brad Smith.

Ich möchte auch den vielen Menschen bei Gates Ventures danken, die dieses Buch ermöglicht haben.

Larry Cohen hat sowohl Führungsstärke als auch Weitblick bewiesen, eine Kombination, die ebenso wichtig wie selten ist. Ich schätze seine ruhige Art, seine kluge Regie und sein Engagement für unsere gemeinsame Arbeit.

Niranjan Bose beriet mich in fachlichen Fragen und half mir, viele technische Details richtig darzustellen. Becky Bartlein und das Team von Exemplars in Global Health halfen mir, detailliert die Gründe herauszuarbeiten, warum einige Länder so viel besser abschnitten als andere.

Alex Reid leitete sehr umsichtig das Kommunikationsteam, das für die erfolgreiche Markteinführung des Buches verantwortlich war. Joanna Fuller half mir bei allen Details der Beschreibungen von Seattle Flu Study und SCAN.

Andy Cook war für die Online-Strategie, mit der das Buch auf meiner Website, auf Social-Media-Plattformen und anderen Portalen veröffentlicht wurde, federführend verantwortlich.

Ian Saunders hat das Kreativteam, von dem das Buch auf den Markt gebracht wurde, glänzend geführt.

Meghan Groob gab fundierten redaktionellen Rat, vor allem in Bezug auf das Nachwort. Anu Horsman leitete die kreative Arbeit für die visuellen Elemente des Buches. Jen Krajicek arbeitete hinter den Kulissen, um die Produktion des Buches zu managen. Brent Christofferson überwachte die Produktion der visuellen Elemente mit Diagrammen von Beyond Words und Illustrationen von Jono Hey. John Murphy half mir, viele der Helden im Kampf gegen COVID-19 ausfindig zu machen und kennenzulernen.

Greg Martinez und Jennie Lyman helfen mir dabei, zu erkennen, in welche Richtung der technologische Fortschritt geht, und auf dem neuesten Stand der Entwicklung zu bleiben – was vor allem dem Nachwort zugutegekommen ist.

Gregg Eskenazi und Laura Ayers haben Verträge ausgehandelt und für die Abbildungen in diesem Buch Abdruckgenehmigungen der Rechteinhaber eingeholt.

Viele andere spielten eine wichtige Rolle bei Produktion und Veröffentlichung des Buches, darunter Katie Rupp, Kerry McNellis, Mara MacLean, Naomi Zukor, Cailin Wyatt, Chloe Johnson, Tyler Hughes, Margaret Holsinger, Josh Friedman, Ada Arinze, Darya Fenton, Emily Warden, Zephira Davis, Khiota Therrien, Abbey Loos, K. J. Sherman, Lisa Bishop, Tony Hoelscher, Bob Regan, Chelsea Katzenberg, Jayson Wilkinson, Maheen Sahoo,

Kim McGee, Sebastian Majewski, Pia Dierking, Hermes Arriola, Anna Dahlquist, Sean Williams, Bradley Castaneda, Jacqueline Smith, Camille Balsamo-Gillis und David Sanger.

Und ich möchte auch den anderen Mitgliedern des unglaublichen Teams von Gates Ventures danken: Aubree Bogdonovich, Hillary Bounds, Patrick Brannelly, Gretchen Burk, Maren Claassen, Matt Clement, Quinn Cornelius, Alexandra Crosby, Prarthna Desai, Jen Kidwell Drake, Sarah Fosmo, Lindsey Funari, Nathaniel Gerth, Jonah Goldman, Andrea Vargas Guerra, Rodi Guidero, Rob Guth, Rowan Hussein, Jeffrey Huston, Gloria Ikilezi, Farhad Imam, Tricia Jester, Lauren Jiloty, Goutham Kandru, Sarah Kester, Liesel Kiel, Meredith Kimball, Jen Langston, Siobhan Lazenby, Anne Liu, Mike Maguire, Kristina Malzbender, Amelia Mayberry, Caitlin McHugh, Emma McHugh, Angelina Meadows, Joe Michaels, Craig Miller, Ray Minchew, Valerie Morones, Henry Moyers, Dillon Mydland, Kyle Nettelbladt, Bridgette O'Connor, Patrick Owens, Dreanna Perkins, Mukta Phatak, David Vogt Phillips, Tony Pound, Shirley Prasad, Zahra Radjavi, Kate Reizner, Chelsea Roberts, Brian Sanders, Bennett Sherry, Kevin Smallwood, Steve Springmeyer, Aishwarya Sukumar, Jordan-Tate Thomas, Alicia Thompson, Caroline Tilden, Rikki Vincent, Courtney Voigt, William Wang, Stephanie Williams, Sunrise Swanson Williams, Tyler Wilson, Sydney Yang, Jamal Yearwood und Mariah Young.

Ein besonderer Dank geht an die Human-Resources-Teams bei Gates Ventures und der Gates Foundation für alles, was sie während der COVID-19-Pandemie getan haben, um eine angenehme Arbeitsatmosphäre aufrechtzuerhalten und zugleich für die Gesundheit und Sicherheit aller Mitarbeiter Sorge zu tragen.

Chris Murray und die anderen Teammitglieder am Institute for Health Metrics and Evaluation haben mir mit Recherchen, Modellierungen und Analysen geholfen, die meine Überlegungen beeinflusst haben und auf denen viele der Diagramme und Statistiken in diesem Buch beruhen.

Max Rosers Website *Our World in Data* ist eine unschätzbare Ressource, auf die ich beim Schreiben des Buches unzählige Male zurückgegriffen habe.

Dieses Buch wäre nicht möglich gewesen ohne die unermüdliche Unterstützung von Robert Gottlieb, Cheflektor bei Knopf. Mit seinem Rat half er uns, das Buch klar und ansprechend zu formulieren. Katherine Hourigan hat den gesamten Prozess hervorragend gemanagt und uns geholfen, den engen (selbst auferlegten) Zeitplan einzuhalten. Und ich möchte allen anderen bei Penguin Random House danken, die mit ihrer Unterstützung zu diesem Buch beigetragen haben: Reagan Arthur, Maya Mavjee, Anne Achenbaum, Andy Hughes, Ellen Feldman, Mike Collica, Chris Gillespie, Erinn Hartman, Jessica Purcell, Julianne Clancy, Amy Hagedorn, Laura Keefe, Suzanne Smith, Serena Lehman und Kate Hughes.

Warren Buffetts unglaublich großzügige Unterstützung für die Gates Foundation, die er erstmals 2006 zusagte, hat es uns ermöglicht, unsere Arbeit auf der ganzen Welt zu erweitern und zu vertiefen. Ich fühle mich durch sein Engagement geehrt und schätze mich glücklich, ihn meinen Freund nennen zu dürfen.

Seit dem Tag, an dem wir uns 1987 kennenlernten, habe ich von Melinda viel gelernt. Ich bin sehr stolz auf die Familie, die wir gegründet, und die Kinder, die wir großgezogen haben – und ich bin stolz auf die Gates Foundation, die wir gemeinsam ins Leben gerufen haben.

Und zu guter Letzt möchte ich Jenn, Rory und Phoebe danken. Das Jahr, in dem ich dieses Buch geschrieben habe, war ein sehr schwieriges Jahr für die Welt und auch für unsere Familie. Ich bin dankbar für eure unbeirrbare Unterstützung und Liebe. Nichts bedeutet mir mehr, als euer Dad zu sein.

ANMERKUNGEN

Einführung

1 Hien Lau et al., »The Positive Impact of Lockdown in Wuhan on Containing the COVID-19 Outbreak in China«, in: *Journal of Travel Medicine* 27, Nr. 3, April 2020.

2 Nicholas D. Kristof, »For Third World, Water Is Still a Deadly Drink«, in: *The New York Times,* 9. Januar 1997.

3 Aus der *New York Times.* © 1997 The New York Times Company. Alle Rechte vorbehalten. Abgedruckt mit Genehmigung.

4 World Bank, *World Development Report 1993*, https://elibrary.worldbank. org.

5 World Health Organization (WHO), »Number of New HIV Infections«, https://www.who.int.

6 WHO, »Managing Epidemics: Key Facts About Major Deadly Diseases«, 2018, https://www.who.int.

7 Institute for Health Metrics and Evaluation an der University of Washington, Global Burden of Disease Study 2019.

8 Foto: Eye Ubiquitous/Universal Images Group via Getty Images.

9 Institute of Health Metrics, Global Burden of Disease Compare, https:// vizhub.healthdata.org/gbd-compare.

10 Our World in Data, »Tourism«, https://www.ourworldindata.org.

11 Centers for Disease Control and Prevention (CDC), »2014–2016 Ebola Outbreak in West Africa«, http://www.cdc.gov.

12 Foto: Enrico Dagnino/Paris Match via Getty Images.

13 Seth Borenstein, »Science Chief Wants Next Pandemic Vaccine Ready in 100 Days«, Associated Press, 2. Juni 2021.

14 WHO, »Global Influenza Strategy 2019–2030«, https://www.who.int.

15 Die geschätzte weltweite Übersterblichkeit erfasst bestätigte COVID-19-Todesfälle, die darüber hinausgehenden übrigen COVID-19-Todesfälle sowie alle Todesfälle, die von der Pandemie verursachten Komplikationen (Folgeerscheinungen) zugeschrieben werden. Quelle: Institute for Health Metrics and Evaluation (2021).

1 Aus COVID-19 lernen

16 Our World in Data, »Estimated Cumulative Excess Deaths Per 100,000 People During COVID-19«, https://ourworldindata.org.

17 Neuinfektionen pro Tag (im Sieben-Tage-Durchschnitt). Siehe: Exemplars in Global Health, »Emerging COVID-19 Success Story: Vietnam's Commitment to Containment«, https://www.exemplars.health/emerging-topics/epidemic-preparedness-and-response/covid-19/vietnam, veröffentlicht im März 2021, abgerufen im Januar 2022. Einige Daten stammen von Hannah Ritchie et al., »Coronavirus Pandemic (COVID-19)«, 2020 online veröffentlicht bei Our World in Data, https://ourworldindata.org/coronavirus.

18 Our World in Data, »Estimated Cumulative Excess Deaths per 100,000 People During COVID-19«, https://ourworldindata.org.

19 T. J. Bollyky et al., »Pandemic Preparedness and COVID-19: An Exploratory Analysis of Infection and Fatality Rates, and Contextual Factors Associated with Preparedness in 177 Countries, from January 1, 2020, to September 30, 2021«, in: *The Lancet,* im Druck.

20 Foto: Sally Hayden/SOPA Images/LightRocket via Getty Images.

21 Prosper Behumbiize, »Electronic COVID-19 Point of Entry Screening and Travel Pass DHIS2 Implementation at Ugandan Borders«, https://community.dhis2.org.

22 Foto: © *The Gates Notes,* LLC/Ryan Lobo.

23 »7 Unsung Heroes of the Pandemic«, *Gates Notes,* https://gatesnotes.com.

24 WHO, »Health and Care Worker Deaths During COVID-19«, https://www.who.int.

25 Der folgende Bericht über David Sencers Erlebnisse basiert auf diesem Interview von Victoria Harden mit David Sencer: CDC, »SENCER, DAVID J.«, *The Global Health Chronicles,* https://globalhealthchronicles.org, abgerufen am 28. Dezember 2021.

315

26 Kenrad E. Nelson, »Invited Commentary: Influenza Vaccine and Guillain-Barré Syndrome – Is There a Risk?«, in: *American Journal of Epidemiology 175*, Nr. 11, 1. Juni 2012, S. 1129–1132.

27 UNICEF, »COVID-19 Vaccine Market Dashboard«, https://www.unicef.org; sowie von Linksbridge zur Verfügung gestellte Daten.

28 Hans Rosling, *Factfulness: Ten Reasons We're Wrong About the World – and Why Things Are Better Than You Think*, New York: Flatiron Books, 2018 [Deutsche Ausgabe: *Factfulness. Wie wir lernen, die Welt so zu sehen, wie sie wirklich ist*, Berlin: Ullstein, 2018].

2 Ein Pandemie-Präventionsteam aufstellen

29 Michael Ng, »Cohorts of Vigiles«, in: *The Encyclopedia of the Roman Army*, 2015, S. 122–276.

30 Merrimack – Fire, Rescue, EMS, »The History of Firefighting«, https://www.merrimacknh.gov/about-fire-rescue.

31 U. S. Bureau of Labor Statistics, »Occupational Employment and Wages, May 2020«, https://www.bls.gov; National Fire Protection Association, »U. S. Fire Department Profile 2018«, https://www.nfpa.org.

32 Thatching Info, »Thatching in the City of London«, https://www.thatchinginfo.com.

33 National Fire Protection Association, https://www.nfpa.org.

34 Global Polio Eradication Initiative (GPEI), »History of Polio«, https://www.polioeradication.org.

35 GPEI, https://www.polioeradication.org.

36 Dargestellt sind nur Fälle von Wildpolio auf Basis der Daten von 194 Mitgliedsstaaten der WHO. Siehe: WHO, »Progress Towards Global Immunization Goals«, 2011, abgerufen im Januar 2022.

37 Foto: © UNICEF/UN0581966/Herwig.

38 Interview mit Dr. Shahzad Baig, dem nationalen Koordinator des Pakistan National Emergency Operation Centre, Juli 2021.

39 IISS, »Global Defence-Spending on the Up, Despite Economic Crunch«, https://www.iiss.org.

3 Besser werden bei der Früherkennung von Ausbrüchen

40 CDC, »Integrated Disease Surveillance and Response (IDSR)«, https://
www.cdc.gov.

41 A. Clara et al., »Developing Monitoring and Evaluation Tools for Event-
Based Surveillance: Experience from Vietnam«, in: *Global Health 16*,
Nr. 38, 2020.

42 WHO, »Global Report on Health Data Systems and Capacity, 2020«,
https://www.who.int.

43 IHME, »Global COVID-19 Results Briefing«, 3. November 2021,
https://www.healthdata.org.

44 IHME, Ergebnisbriefings für die Europäische Union und Afrika.

45 Schätzungen des Vaccine Impact Modeling Consortium auf der Grundlage der Veröffentlichung von Jaspreet Toor et al., »Lives Saved with
Vaccination for 10 Pathogens Across 112 Countries in a Pre-COVID-19
world«, 13. Juli 2021.

46 CHAMPS, »A Global Network Saving Lives«, https://champshealth.
org.

47 MITS Alliance, »What Is MITS?«, https://mitsalliance.org.

48 Foto: The Gates Notes, LLC/Curator Pictures, LLC.

49 Cormac Sheridan, »Coronavirus and the Race to Distribute Reliable
Diagnostics«, in: *Nature Biotechnology 38*, April 2020, S. 379–391.

50 Biosearch Technologies, technische Daten des Nexar-Systems, https://
www.biosearchtech.com.

51 Foto: LGC, Biosearch Technologies™.

52 E-Mail-Austausch mit Lea Starita vom Advanced Technology Lab am
Brotman Baty Institute.

53 Diese Daten wurden am 9. Dezember 2021 abgerufen. Die »Bestätigte
Fallzahl« entspricht der Zahl der gemeldeten Fälle pro Tag (Tagesinzidenz). Die »Geschätzte Fallzahl« ist die Anzahl der Personen, die sich
wahrscheinlich jeden Tag mit COVID-19 infizierten, einschließlich de-
rer, die nicht getestet wurden. COVID-19-Daten sind verfügbar für die
Zeit von Februar 2020 bis 1. April 2020. Quelle: Institute for Health
Metrics and Evaluation (IHME) an der University of Washington.

54 Sheri Fink und Mike Baker, »Coronavirus May Have Spread in U. S. for
Weeks, Gene Sequencing Suggests«, in: *The New York Times,* 1. März
2020.

55 Oxford Nanopore, »Oxford Nanopore, the Bill and Melinda Gates
Foundation, Africa Centres for Disease Control and Prevention and

317

Other Partners Collaborate to Transform Disease Surveillance in Africa«, https://nanoporetech.com.

56 Neil M. Ferguson et al., »Report 9 – Impact of Non-Pharmaceutical Interventions (NPIs) to Reduce COVID-19 Mortality and Healthcare Demand«, https://www.imperial.ac.uk.

4 Den Menschen sofort beim Selbstschutz helfen

57 Bill Gates, »Where Do Vaccine Fears Come From?«, https://www.gatesnotes.com.

58 Foto: Gado via Getty Images.

59 Steffen Juranek und Floris T. Zoutman, »The Effect of Non-Pharmaceutical Interventions on the Demand for Health Care and on Mortality: Evidence from COVID-19 in Scandinavia«, in: *Journal of Population Economics,* Juli 2020, S. 1–22, doi: 10.1007/s00148-021-00868-9.

60 Solomon Hsiang et al., »The Effect of Large-Scale Anti- Contagion Policies on the COVID-19 Pandemic«, in: *Nature* 584, Nr. 7820, August 2020, S. 262–267, doi: 10.1038/s41586-020-2404-8.

61 UNESCO, »School Closures and Regional Policies to Mitigate Learning Losses in Asia Pacific«, http://uis.unesco.org.

62 Die geschätzte Infektionssterblichkeitsrate umfasst die geschätzte Zahl der Frauen und Männer, die 2020 weltweit an COVID-19 gestorben sind, also vor der Einführung von Impfstoffen. Quelle: Institute for Health Metrics and Evaluation (IHME) an der University of Washington.

63 UNESCO, a. a. O.

64 Emma Dorn et al., »COVID-19 and Learning Loss – Disparities Grow and Students Need Help«, McKinsey & Company, 8. Dezember 2020, https://www.mckinsey.com.

65 CDC, »Science Brief: Transmission of SARS-CoV-2 in K-12 Schools and Early Care and Education Programs – Updated«, Dezember 2021, https://www.cdc.gov.

66 Victor Chernozhukov, Hiroyuki Kasahara und Paul Schrimpf, »The Association of Opening K-12 Schools with the Spread of COVID-19 in the United States: County-Level Panel Data Analysis«, in: *Proceedings of the National Academy of Sciences of the United States of America,* Oktober 2021, S. 118.

67 Joakim A. Weill et al., »Social Distancing Responses to COVID-19 Emergency Declarations Strongly Differentiated by Income«, in: *Proceedings of the National Academy of Sciences of the United States of America,* August 2020, S. 19 658–19 660.

68 CDC, »Frequently Asked Questions About Estimated Flu Burden«, https://www.cdc.gov; WHO, »Ask the Expert: Influenza Q & A«, https://www.who.int.

69 »Why Many Countries Failed at COVID Contact-Tracing – but Some Got It Right«, in: *Nature,* 14. Dezember 2020.

70 Ha-Linh Quach et al., »Successful Containment of a Flight-Imported COVID-19 Outbreak Through Extensive Contact Tracing, Systematic Testing and Mandatory Quarantine: Lessons from Vietnam«, in: *Travel Medicine and Infectious Disease* 42, August 2021.

71 R. Ryan Lash et al., »COVID-19 Contact Tracing in Two Counties – North Carolina, June–July 2020«, in: *MMWR: Morbidity and Mortality Weekly Report* 69, 25. September 2020.

72 B. C. Young et al., »Daily Testing for Contacts of Individuals with SARS-CoV-2 Infection and Attendance and SARS-CoV-2 Transmission in English Secondary Schools and Colleges: An Open-Label, Cluster-Randomised Trial«, in: *The Lancet,* September 2021.

73 Billy J. Gardner und A. Marm Kilpatrick, »Contact Tracing Efficiency, Transmission Heterogeneity, and Accelerating COVID-19 Epidemics«, in: *PLOS Computational Biology,* 17. Juni 2021.

74 Dillon C. Adam et al., »Clustering and Superspreading Potential of SARS-CoV-2 Infections in Hong Kong«, in: *Nature Medicine,* September 2020.

75 Kim Sneppen et al., »Overdispersion in COVID-19 Increases the Effectiveness of Limiting Nonrepetitive Contacts for Transmission Control«, in: *Proceedings of the National Academy of Sciences of the United States of America* 118, Nr. 14, April 2021.

76 W. J. Bradshaw et al., »Bidirectional Contact Tracing Could Dramatically Improve COVID-19 Control«, in: *Nature Communications,* Januar 2021.

77 Akira Endo et al., »Implication of Backward Contact Tracing in the Presence of Overdispersed Transmission in COVID-19 Outbreaks«, in: *Wellcome Open Research* 5, Nr. 239, 2021.

78 Anthea L. Katelaris et al., »Epidemiologic Evidence for Airborne Transmission of SARS-CoV-2 During Church Singing, Australia, 2020«, in: *Emerging Infectious Diseases* 27, Nr. 6, 2021, S. 1677.

79 Jianyun Lu et al., »COVID-19 Outbreak Associated with Air Conditio-
ning in Restaurant, Guangzhou, China, 2020«, in: *Emerging Infectious Diseases* 26, Nr. 7, 2020, S. 1628.

80 Nick Eichler et al., »Transmission of Severe Acute Respiratory Syn-
drome Coronavirus 2 During Border Quarantine and Air Travel, New Zealand (Aotearoa)«, in: *Emerging Infectious Diseases* 27, Nr. 5, 2021, S. 1274.

81 CDC, »Science Brief: SARS-CoV-2 and Surface (Fomite) Transmission for Indoor Community Environments«, 5. April 2021, https://www.cdc. gov.

82 Apoorva Mandavilli, »Is the Coronavirus Getting Better at Airborne Transmission?«, in: *The New York Times,* 1. Oktober 2021.

83 Rommie Amaro et al., »#COVIDisAirborne: AI-Enabled Multiscale Computational Microscopy of Delta SARS-CoV-2 in a Respiratory Aerosol«, 17. November 2021, https://sc21.supercomputing.org.

84 Christos Lynteris, »Why Do People Really Wear Face Masks During an Epidemic?«, in: *The New York Times,* 13. Februar 2020; Wudan Yan, »What Can and Can't Be Learned from a Doctor in China Who Pio-
neered Masks«, in: *The New York Times,* 24. Mai 2021.

85 M. Joshua Hendrix, Charles Walde, Kendra Findley und Robin Trot-
man, »Absence of Apparent Transmission of SARS-CoV-2 from Two Stylists After Exposure at a Hair Salon with a Universal Face Covering Policy – Springfield, Missouri, May 2020«, in: *Morbidity and Mortality Weekly Report* 69, 2020, S. 930–932.

86 J. T. Brooks et al., »Maximizing Fit for Cloth and Medical Procedure Masks to Improve Performance and Reduce SARS-CoV-2 Transmission and Exposure«, in: *Morbidity and Mortality Weekly Report* 70, 2021, S. 254–257.

87 Siddhartha Verma, Manhar Dhanak und John Frankenfield, »Visuali-
zing the Effectiveness of Face Masks in Obstructing Respiratory Jets«, in: *Physics of Fluids* 32, Nr. 061 708, 2020.

88 J. T. Brooks et al., »Maximizing Fit for Cloth and Medical Procedure Masks to Improve Performance and Reduce SARS-CoV-2 Transmission and Exposure«, in: *Morbidity and Mortality Weekly Report* 70, 2021, S. 254–257.

89 Gholamhossein Bagheri et al., »An Upper Bound on One-to-One Expo-
sure to Infectious Human Respiratory Particles«, in: *Proceedings of the National Academy of Sciences* 118, Nr. 49, Dezember 2021.

90 Foto: The Gates Notes, LLC/Sean Williams.

91 Christine Hauser, »The Mask Slackers of 1918«, in: *The New York Times*, 10. Dezember 2020.

92 Jason Abaluck et al., »Impact of Community Masking on COVID-19: A Cluster-Randomized Trial in Bangladesh«, in: *Science*, 2. Dezember 2021.

5 Die Suche nach neuen Wirkstoffen beschleunigen

93 Bemerkung von Tedros Adhanom Ghebreyesus auf der Münchener Sicherheitskonferenz am 15. Februar 2020, https://www.who.int/director-general/speeches/detail/munich-security-conference.

94 WHO, »Coronavirus Disease (COVID-19) Advice for the Public: Mythbusters«, Mai 2021, https://www.who.int; Ian Freckelton, »COVID-19: Fear, Quackery, False Representations and the Law«, in: *International Journal of Law and Psychiatry* 72, Nr. 101 611, September/Oktober 2020.

95 U.S. National Library of Medicine, https://clinicaltrials.gov (Suchergebnis für »COVID-19 and hydroxychloroquine«); Peter Horby und Martin Landray, »No Clinical Benefit from Use of Hydroxychloroquine in Hospitalised Patients with COVID-19«, 5. Juni 2020, https://www.recoverytrial.net.

96 Aliza Nadi, »›Lifesaving‹ Lupus Drug in Short Supply After Trump Touts Possible Coronavirus Treatment«, NBC News, 23. März 2020.

97 The Recovery Collaborative Group, »Dexamethasone in Hospitalized Patients with Covid-19«, in: *New England Journal of Medicine*, 25. Februar 2021.

98 Africa Medical Supplies Platform, 17. Juli 2020, https://amsp.africa; Ruth Okwumbu-Imafidon, »UNICEF in Negotiations to Buy COVID-19 Drug for 4.5 Million Patients in Poor Countries«, in: *Nairametrics*, 30. Juli 2020.

99 England National Health Service, »COVID Treatment Developed in the NHS Saves a Million Lives«, 23. März 2021, https://www.england.nhs.uk.

100 Robert L. Gottlieb et al., »Early Remdesivir to Prevent Progression to Severe Covid-19 in Outpatients«, in: *New England Journal of Medicine*, 22. Dezember 2021.

101 U.S. National Institutes of Health, »Table 3a. Anti-SARS-CoV-2 Monoclonal Antibodies: Selected Clinical Data«, Dezember 2021, https://www.covid19treatmentguidelines.nih.gov.

321

102 Pfizer, »Pfizer's Novel COVID-19 Oral Antiviral Treatment Candidate Reduced Risk of Hospitalization or Death by 89% in Interim Analysis of Phase 2/3 EPIC-HR Study«, 5. November 2021, https://www.pfizer.com.

103 WHO, »COVID-19 Clinical management/Living guidance«, 25. Januar 2021, https://www.who.int.

104 Clinton Health Access Initiative, »Closing the Oxygen Gap«, Feb. 2020, https://www.clintonhealthaccess.org/.

105 Siehe: https://hewatele.org.

106 »Stone Age Man Used Dentist Drill«, BBC News, 6. April 2006.

107 Alan Wayne Jones, »Early Drug Discovery and the Rise of Pharmaceutical Chemistry«, in: *Drug Testing and Analysis* 3, Nr. 6, Juni 2011, S. 337–344; Melissa Coleman and Jane Moon, »Antifebrine: A Happy Accident Gives Way to Serious Blues«, in: *Anesthesiology* 134, 2021, S. 783.

108 Arun Bhatt, »Evolution of Clinical Research: A History Before and Beyond James Lind«, in: *Perspectives in Clinical Research* 1, Nr. 1, 2010, S. 6–10.

109 Center for Global Development, »Background Research and Landscaping Analysis on Global Health Commodity Procurement«, Mai 2018, https://www.cgdev.org.

110 WHO, »Impact Assessment of WHO Prequalification and Systems Supporting Activities«, Juni 2019, https://www.who.int.

111 U. S. Food and Drug Administration, »Generic Drugs«, https://www.fda.gov.

6 Die Impfstoffherstellung vorbereiten

112 COVID-19-Impfstoffe wurden unglaublich schnell entwickelt. »Krankheit erkannt« bezeichnet das Jahr, in dem das jeweilige Virus zum ersten Mal aus einer von Patienten genommenen Probe isoliert wurde. »Impfstoff verfügbar« markiert den Zeitpunkt der jeweils ersten weitverbreiteten Vakzine. Die weltweite Impfung gegen Keuchhusten, Polio und Masern zeigt den Anteil einjähriger Kinder, die gegen die jeweilige Krankheit immunisiert wurden, während die COVID-19-Impfungen alle impfberechtigten Personen bis Dezember 2021 umfasst. Siehe: Samantha Vanderslott, Bernadeta Dadonaite und Max Roser, »Vaccination«, 2013, online veröffentlicht bei OurWorldInData.org, https://ourworldindata.org/vaccination.

113 Asher Mullard, »COVID-19 Vaccine Development Pipeline Gears Up«, in: *The Lancet,* 6. Juni 2020.

114 Siddhartha Mukherjee, »Can a Vaccine for Covid-19 Be Developed in Time?«, in: *The New York Times,* 9. Juni 2020.

115 WHO, »WHO Issues Its First Emergency Use Validation for a COVID-19 Vaccine and Emphasizes Need for Equitable Global Access«, 31. Dezember 2020, https://www.who.int.

116 CDC, »Vaccine Safety: Overview, History, and How the Safety Process Works«, 9. September 2020, https://www.cdc.gov.

117 »Maurice Hilleman«, Wikipedia, Dezember 2021.

118 Die Zeitspanne bei den COVID-19-Impfstoffen umfasst den Beginn der Impfstoffentwicklung und die Notfallzulassung für das Vakzin von Pfizer und BioNTech. Quelle: *NEJM.*

119 Foto links: Paul Hennessy/SOPA Images/LightRocket via Getty Images; Foto rechts: Brian Ongoro/AFP via Getty Images.

120 Gavi, »Our Impact«, 21. September 2020, https://www.gavi.org.

121 Dargestellt ist die kumulierte Zahl der Kinder, die mit dem aktuell empfohlenen, von Gavi unterstützten Vakzin bei Routineimpfungen zwischen 2016 und 2020 versorgt wurden. Die Todeszahlen der unter Fünfjährigen stellen die durchschnittliche Wahrscheinlichkeit der Kindersterblichkeit vor Erreichen des fünften Lebensjahres in den von Gavi unterstützten Ländern dar. Quelle: Gavi, die Impfallianz.

122 Joseph A. DiMasia, Henry G. Grabowski und Ronald W. Hansen, »Innovation in the Pharmaceutical Industry: New Estimates of R & D Costs«, in: *Journal of Health Economics,* Mai 2016, S. 20–33.

123 CEPI, »Board 24–25 June 2021 Meeting Summary«, 19. August 2021, https://www.cepi.net.

124 Benjamin Mueller und Rebecca Robbins, »Where a Vast Global Vaccination Program Went Wrong«, in: *The New York Times,* 7. Oktober 2021.

125 Illustration: The Gates Notes, LLC/Studio Muti.

126 J. J. Wheeler et al., »Stabilized Plasmid-Lipid Particles: Construction and Characterization«, in: *Gene Therapy,* Februar 1999, S. 271–281.

127 Nathan Vardi, »Covid's Forgotten Hero: The Untold Story of the Scientist Whose Breakthrough Made the Vaccines Possible«, in: *Forbes,* 17. August 2021.

128 Our World in Data, »COVID-19 Vaccine Doses Administered by Manufacturer, Japan«, Januar 2022, https://www.ourworldindata.org.

129 Patrick K. Turley, »Vaccine: From Vacca, a Cow«, U. S. National Library of Medicine, 29. März 2021, https://www.ncbi.nlm.nih.gov.

130 »Antitoxin Contamination«, in: *The History of Vaccines,* https://www.historyofvaccines.org.

131 »The Biologics Control Act«, in: *The History of Vaccines,* https://www.historyofvaccines.org.

132 »Vaccine Development, Testing, and Regulation«, in: *The History of Vaccines,* 17. Januar 2018, https://www.historyofvaccines.org; BrightFocus Foundation, »Phases of Clinical Trials«, https://www.brightfocus.org.

133 Cormac O'Sullivan, Paul Rutten und Caspar Schatz, »Why Tech Transfer May Be Critical to Beating COVID-19«, McKinsey & Company, 23. Juli 2020, https://www.mckinsey.com.

134 Hannah Ritchie et al., »Coronavirus Pandemic (COVID-19)«, Our World in Data, Januar 2022, https://www.ourworldindata.org.

135 Dargestellt ist der Bevölkerungsanteil mit mindestens einer Impfdosis, nicht berücksichtigt sind Genesene. Quelle: Our World in Data, https://ourworldindata.org/vaccination/coronavirus.

136 White House, »American Pandemic Preparedness: Transforming Our Capabilities«, September 2021, https://www.whitehouse.gov.

137 Gavi, »Indian Manufacturer Cuts Price of Childhood Vaccine by 30 Percent«, 18. April 2013, https://www.gavi.org.

138 Melissa Malhame et al., »Shaping Markets to Benefit Global Health – a 15-Year History and Lessons Learned from the Pentavalent Vaccine Market«, in: *Vaccine*: X, 9. August 2019.

139 Gavi, »India Completes National Introduction of Pneumococcal Conjugate Vaccine«, 12. November 2021, https://www.gavi.org; IHME, »GBD Compare«, https://www.healthdata.org.

140 WHO, »Diptheria tetanus toxoid and pertussis (DTP3), 2021«, abgerufen im Januar 2022; Daten zur Verfügung gestellt von The World Bank Income Group, https://apps.who.int/gho/data.

141 Foto: The Gates Notes, LLC/Uma Bista.

142 CDC, »Measles Vaccination«, https://www.cdc.gov.

143 W. Ian Lipkin, Larry Brilliant und Lisa Danzig, »Winning by a Nose in the Fight Against COVID-19«, in: *The Hill,* 1. Januar 2022.

144 Photo: The Gates Notes, LLC/Jason J. Mulikita.

324

7 Üben, üben und nochmals üben

145 Kathryn Schulz, »The Really Big One«, in: *The New Yorker*, 13. Juli 2015.

146 Washington Military Department, »Looking at Successes of Cascadia Rising and Preparing for Our Next Big Exercise«, 7. Juni 2018, https://m.mil.wa.gov; Emergency Management Division, »Washington State 2016 Cascadia Rising Exercise, After-Action Report«, aktualisiert am 1. August 2018, https://mil.wa.gov.

147 WHO, »A Practical Guide for Developing and Conducting Simulation Exercises to Test and Validate Pandemic Influenza Preparedness Plans«, 2018, https://www.who.int.

148 Karen Reddin, Henry Bang und Lee Miles, »Evaluating Simulations as Preparation for Health Crises Like CoVID-19: Insights on Incorporating Simulation Exercises for Effective Response«, in: *International Journal of Disaster Risk Reduction* 59, 1. Juni 2021, 102245.

149 David Pegg, »What Was Exercise Cygnus and What Did It Find?«, in: *The Guardian*, 7. Mai 2020.

150 U. S. Department of Health and Human Services, »Crimson Contagion 2019 Functional Exercise After-Action Report«, Januar 2020, abgerufen über https://www.governmentattic.org.

151 Tara O'Toole, Mair Michael und Thomas V. Inglesby, »Shining Light on ›Dark Winter‹«, in: *Clinical Infectious Diseases* 34, No. 7, 1. April 2002, S. 972–983.

152 Kathy Scott, »Orland Int'l Battles Full-Scale Emergency (Exercise)«, in: *Airport Improvement*, Juli-August 2013.

153 Sam LaGrone, »Large Scale Exercise 2021 Tests How Navy, Marines Could Fight a Future Global Battle«, in: *USNI News*, 9. August 2021.

154 Alexey Clara et al., »Testing Early Warning and Response Systems Through a Full-Scale Exercise in Vietnam«, in: *BMC Public Health* 21, No. 409, 2021.

155 Nathan Myhrvold, »Strategic Terrorism: A Call to Action«, in: *Lawfare*, https://paper.ssrn.com.

156 E-Mail-Korrespondenz mit Bill Foege.

157 Samantha Artiga, Latoya Hill und Sweta Haldar, »COVID-19 Cases and Deaths by Race/Ethnicity: Current Data and Changes over Time«, https://www.kff.org.

158 Daniel Gerszon Mahler et al., »Updated Estimates of the Impact of COVID-19 on Global Poverty: Turning the Corner on the Pandemic

in 2021?«, in: *World Bank Blogs,* 24. Juni 2021, https://blogs.worldbank. org.

159 Tedros Adhanom Ghebreyesus, »WHO Director-General's Opening Remarks at 148th Session of the Executive Board«, 18. Januar 2021, https://www.who.int.

160 Weiyi Cai et al., »The Pandemic Has Split in Two«, in: *The New York Times,* 15. Mai 2021.

161 James Morris, »Rich Countries Hoarding COVID Vaccines Is ›Grotesque Moral Outrage‹ That Leaves UK at Risk, WHO Warns«, in: *Yahoo News UK,* 6. Mai 2021.

162 Our World in Data, »Share of the Population Fully Vaccinated Against COVID-19«, https://www.ourworldindata.org.

163 Our World in Data, »Estimated Cumulative Excess Deaths During COVID, World«, https://ourworldindata.org.

164 IHME, »GBD Compare«, https://healthdata.org, abgerufen am 31. Dezember 2021.

165 Nordamerika umfasst hier die Länder mit hohen Einkommen (Vereinigte Staaten und Kanada) sowie Grönland. Quelle: Institute for Health Metrics and Evaluation (IHME) an der University of Washington, Global Burden of Diseases Study 2019.

166 WHO, »Life Expectancy at Birth (Years)«, https://www.who.int.

167 Sterblichkeitsraten der unter Fünfjährigen (5q0), die Wahrscheinlichkeit des Todes zwischen Geburt und dem Alter von genau fünf Jahren, ausgedrückt als durchschnittliche jährliche Todesfälle je 1000 Geburten. Quelle: United Nations, Department of Economic and Social Affairs, Population Division, 2019, World Population Prospectus 2019, Special Aggregates, Online Edition, Rev. 1.

168 Hans Rosling, »Will Saving Poor Children Lead to Overpopulation?«, https://www.gapminder.org; Our World in Data, »Where in the World Are Children Dying?«, https://ourworldindata.org.

169 Bill and Melinda Gates Annual Letter, 2014, https://www.gates foundation.org.

170 United Nations Population Fund, »Demographic Dividend«, https:// www.unfpa.org.

171 The Global Fund, »Our COVID-19 Response«, https://www.theglobal fund.org, abgerufen im Dezember 2021.

172 WHO, »Tuberculosis Deaths Rise for the First Time in More Than a Decade Due to the COVID-19 Pandemic«, 14. Oktober 2021, https:// www.who.int.

173 Gavi, https://www.gavi.org.
174 Chandrakant Lahariya, »A Brief History of Vaccines & Vaccination in India«, in: *Indian Journal of Medical Research* 139, Nr. 4, 2014, S. 491–511.
175 Die Daten der Masernimpfungen umfassen die erste (MCV1) und die zweite Dosis (MCV2). Die Jahreszahlen der Masernfälle umfassen die Fälle, die klinisch bestätigt wurden, einen epidemiologischen Zusammenhang aufweisen oder durch Laboruntersuchungen festgestellt wurden. Quelle: WHO, »Measles vaccination coverage, 2021«, abgerufen im Januar 2022, Daten erfasst durch die WHO/UNICEF Joint Reporting Form on Immunization und die WHO/UNICEF Joint Estimates of National Immunization Coverage: https://immunizationdata.who.int/pages/coverage.
176 WHO Immunization Dashboard for India, https://immunizationdata.who.int.
177 WHO Immunization Dashboard for Pakistan, https://immunization‍data.who.int.
178 Global Polio Eradication Initiative, »The First Call«, 13. März 2020, https://polioeradication.org.
179 Interview with Faisal Sultan, 13. Oktober 2021.
180 Our World in Data, »Daily COVID-19 Vaccine Doses Administered per 100 People«, https://ourworldindata.org.
181 IHME, »Flows of Development Assistance for Health«, https://vizhub.healthdata.org.
182 Statista Research Department, »Size of the Global Fragrance Market from 2013 to 2025 (in Billion U.S. Dollars)«, 30. November 2020, https://www.statista.com.
183 Gesamtzahl der Todesfälle durch übertragbare Krankheiten bei unter Fünfjährigen 1990–2019. Quelle: Institute for Health Metrics and Evaluation (IHME) an der University of Washington, Global Burden of Disease Study 2019.
184 Todesfälle durch Infektionen der unteren Atemwege sind hier unter Lungenentzündung erfasst. Quelle: Institute for Health Metrics and Evaluation (IHME) an der University of Washington.

9 Pandemieprävention planen und finanzieren

185 CDC, »History of Smallpox«, https://www.cdc.gov.
186 The Primary Health Care Performance Initiative, https://improving‚ phc.org.
187 G20 High Level Independent Panel on Financing the Global Commons for Pandemic Preparedness and Response, »A Global Deal for Our Pandemic Age«, Juni 2021, https://pandemic-financing.org.
188 OECD, »The 0.7 % ODA/GNI Target – A History«, https://www.oecd.org.

Nachwort: Wie Corona unsere digitale Zukunft prägt

189 Pew Research Center, »Mobile Fact Sheet«, https://www.pewresearch.org.
190 U.S. Census Bureau, »Quarterly Retail E-Commerce Sales, 4th Quarter 2020«, Februar 2021, https://www.census.gov.
191 Oleg Bestsennyy et al., »Telehealth: A Quarter-Trillion-Dollar Post-COVID-19 Reality?«, McKinsey & Company, 9. Juli 2021, https://www.mckinsey.com.
192 Timothy Stoelinga und James Lynn, »Algebra and the Underprepared Learner«, UIC Research on Urban Education Policy Initiative, Juni 2013, https://mcmi.uic.edu.
193 Emily A. Vogels, »Some Digital Divides Persist Between Rural, Urban and Suburban America«, Pew Research Center, 19. August 2021, https://www.pewresearch.org.
194 Sara Atske and Andrew Perrin, »Home Broadband Adoption, Computer Ownership Vary by Race, Ethnicity in the U.S.«, Pew Research Center, 16. Juli 2021, https://www.pewresearch.org.
195 Foto: AT & T Photo Service/United States Information Agency/PhotoQuest via Getty Images.

REGISTER

Abstandhalten *48, 116, 129*
Abwasserprobe *65*
Adjuvans *190, 197*
Aerosole *127 f.*
Africa Centres for Disease Control and Prevention (Africa CDC) *97, 317*
African Medical Supplies Platform *82, 142*
Africa Pathogen Genomics Initiative *275*
Afrika *9, 43, 73 f., 82, 144, 205, 241, 244, 249, 252, 269, 275, 317*
AIDS *11, 14 f., 234, 250, 259, 307*
Allen, Paul *281*
Alpha-Variante *128*
Antibiotika *111, 138, 234*
Antigentest *80, 82, 306*
Antikörper *80, 142–144, 161, 164–166, 168, 183, 189, 211, 270, 306–308*
antivirale Medikamente *28, 270*
Aspen Pharmacare *201*
AstraZeneca *189, 191, 201*
Atemschutzmaske *42, 44 f., 48 f., 101, 104 f., 117, 131–133, 135, 137*
Atemwegserkrankung *9, 205, 222*

Atemwegsviren *16, 85, 131, 266 f., 270, 275*
Ausbruch *13 f., 19, 23, 27, 31, 47, 51, 53, 57, 60, 63, 68, 71 f., 76, 85, 87, 89, 91, 97, 102 f., 107 f., 111, 116, 120 f., 128, 131, 134, 137, 146, 148, 152, 168 f., 179 f., 191 f., 201, 214, 220–222, 225 f., 228, 231 f., 235, 258, 265, 273–275, 277, 283–285, 307, 310*
Australien *35, 81, 97, 124, 126, 272*
Autoimmunerkrankung *51*

Backward Contact Tracing *124, 136, 319*
Balochistan Youth Against Corona *43*
Banda, Astridah *214*
Bedford, Trevor *91 f., 96*
Beta-Variante *144, 249*
B-Gedächtniszellen *183*
Bharat Biotech *191, 205*
Bill & Melinda Gates Foundation *9 f., 14, 19, 21–23, 25 f., 32 f., 74, 84 f., 99, 143 f., 159, 163, 176, 199, 204 f., 225, 242, 246, 253, 277, 302, 309, 312 f., 317*
Biological E. Limited *201, 204*

329

BioNTech *172, 187, 191, 208, 323*
Bioreaktor *197*
Bioterrorismus *232, 235 f., 252*
Biowaffen *17, 233, 235*
BioWatch *235*
Biss, Eula *105*
Bizenjo, Sikander *43*
Boosterimpfungen *269*
Branch, Ethel *43*
Brasilien *35, 162*
Breitbandtherapien *168, 191*
Brilliant, Larry *27, 211, 310, 324*
Brotman Baty Institute
    90, 317
B-Zellen *183*

Centers for Disease Control and
    Prevention (CDC)
    *12, 39, 41, 48–51, 65, 93, 97, 236,
    314 f., 317–320, 323 f., 328*
Chang, David *200*
Child Health and Mortality
    Prevention Surveillance
    (CHAMPS) *75, 77 f., 317*
China *9, 56, 126, 131, 165, 205, 222,
    229, 232, 269, 276, 314, 320*
Cholera *14, 68, 192*
CHO-Zellen *165*
Coalition for Epidemic Preparedness
    Innovations (CEPI)
    22, 181, 199, 202, 306, 323
Comirnaty *191*
Computermodellierung
    59, 61 f., 66, 103, 249
Coronakrise *112, 181, 195–197,
    231, 254, 261 f., 264, 268, 271,
    279, 281, 283, 285*
Coronapandemie *139, 143, 147,
    149 f., 187, 194, 201 f., 209, 222,*

*225, 240, 242, 250 f., 254, 269,
    278, 289, 300*
Coronavirus *10, 16, 23, 30 f., 43,
    87 f., 91, 93 f., 96 f., 99, 121 f., 125 f.,
    128, 130–132, 134 f., 140, 144 f.,
    181, 190, 225, 227, 240, 248, 253,
    255 f., 259, 264, 278, 287, 308,
    315, 317, 320 f., 324*
COVAX (COVID-19 Vaccines
    Global Access)
    181 f., 205, 253, 306
COVID-19 *9–11, 13, 16, 22–24,
    31 f., 34–40, 44–46, 48, 54, 65–68,
    70, 73, 83, 91–93, 98–100, 105 f.,
    111, 113 f., 120, 125, 127, 129, 132,
    138–147, 152 f., 159 f., 168–170,
    172–175, 180 f., 184, 187 f., 190,
    212–215, 221, 231 f., 238–240, 242,
    248 f., 253, 255 f., 258, 262–264,
    268, 272 f., 277 f., 282, 288 f., 305 f.,
    311, 314–328*
– -Test *38, 42, 92–94*
– Therapeutics Accelerator *159*
Covishield *189, 191*
Covovax *190 f.*
Cullis, Pieter *186*
CureVac *187*

Dänemark *110*
Defense Advanced Research Projects
    Agency (DARPA) *186*
Delta-Variante *36, 45 f., 128, 320*
Desinfektionsmaßnahmen *129*
Deutschland *22, 116, 134, 187,
    247, 259, 282*
Dexamethason *141, 159, 167*
Diagnoseverfahren *23, 28, 81, 306*
diagnostische Tests *89, 285*
Diarrhö *11 f., 72, 74*

330

Diphtherie *192, 207*
Distanzunterricht *114, 290*
DNA-Sequenzierung *88 f., 94,*
97, 103, 249, 307
Doppelblindversuch *156*
Douglas Scientific *82*

Ebola *11, 14, 19–21, 23, 65, 72, 87,*
89, 121, 189, 258, 281, 314
Emergency Operations Center
64–66
Epidemien *13 f., 16, 20 f., 23, 30,*
68, 72, 74, 78, 138, 145, 169, 226
Epidemiologie *27, 39, 61, 96, 101,*
194, 211
Europäische Union *269, 283, 317*
Exemplars in Global Health
36 f., 311, 315

Fake News *287*
Famulare, Michael *92, 310*
Fauci, Anthony *24, 108, 110, 186, 310*
Foege, William H. *12, 39, 236,*
281, 310, 325
Food and Drug Administration
(FDA) *78, 96, 140, 156, 158,*
172, 192, 195, 322
Ford, Gerald *51, 200*
Franklin, Benjamin *56*
Fred Hutchinson Cancer Research
Center *84, 90, 194*
Frieden, Thomas R. *39, 310*
Funktionsübung *222*

Gates, Melinda *11, 15, 23 f., 242,*
309, 313, 317, 326
Gavi, the Vaccine Alliance *176*
Generika *162, 164, 199, 271*
Genetik *61, 276*

genetischer Code *86*
Genom *45, 60, 79, 87, 307*
Genomik *84, 96, 276*
Genomsequenzierung *91, 187,*
249, 272, 275 f., 307
Geschäfts-/Grenz-/Schulschließung
106, 108, 111, 116, 225 f.
Gesundheitliche Notlage von
internationaler Tragweite
(GNIT) *69*
Gesundheitslücke *238, 241, 247*
Gesundheitssysteme *27, 37, 59,*
102, 151, 169, 243, 258, 276–278,
283, 285, 290
Global Burden of Disease
33, 314, 326 f.
Global Epidemic Response and
Mobilization Team (GERM)
61–63, 66 f., 226–228, 231, 273,
280, 282–284, 307
Global Fund *166, 250 f., 261, 307, 326*
Global Outbreak Alert and
Response Network (GOARN)
60
Grippe *16, 20–22, 31, 50 f., 53,*
68–70, 83, 86 f., 89–91, 96, 107,
113, 119 f., 125, 136, 184 f., 189,
212, 215, 220, 222, 227, 264, 267,
269, 314, 316, 319, 325
Großbritannien
19, 101, 140, 221, 254
Großveranstaltungen *105, 107–110*
Guinea *19, 89*

Hepatitis *142, 173, 189*
Hewatele *150 f.*
Hilleman, Jeryl Lynn *173*
Hilleman, Maurice *173, 323*
Hippokrates *151*

331

HIV *11, 14, 77, 88, 97, 121, 153,*
162 f., 166 f., 173, 188, 194,
198, 206, 234, 240, 250–252, 259,
262, 270, 276, 278, 314
HIV Vaccine Trials Network *252*
hochmolekulare Medikamente *148*
Homeoffice *293, 297, 305*
Hongkong *232*
Human Challenge Study *160*
Humanes Respiratorisches Synzytial-
virus (RSV) *83, 142, 215*
Hydroxychloroquin *138–141*

Imhotep *151*
Impfdurchbruch
44–46, 146, 216, 267
Impfquote *46*
Impfstoffe *11, 22–24, 28–30, 44 f.,*
47, 51, 54, 63, 66, 112, 116, 140,
143, 145, 147, 157, 170, 172–176,
178–187, 189 f., 192, 195–202,
204–213, 215 f., 233–235, 239,
250–253, 257, 267, 269, 279 f.,
282, 306–308, 322
Impfstoffforschung *182*
Impfstoffherstellung *170, 174,*
177 f., 201, 205, 322
Impfstoffplan *181*
Impfstoffzulassung *93, 97, 158,*
166, 171 f., 174 f., 179, 187, 195,
200, 205, 217, 268
Indien *42, 46, 142, 164, 182, 205,*
209, 239, 254–256, 265, 269, 276
Infektionsblocker *212*
Infektionskrankheiten *20, 116,*
168, 232, 308
Infektionsrate *136*
Infektionsträger *127*
Influenzavirus *89*

Infodemie *138*
in Gavi, the Vaccine Alliance
176 f., 199, 253 f., 260 f., 306,
323 f., 327
Innovation *26, 52 f., 84, 147, 160,*
291, 323
Institute for Disease Modeling
85, 98, 250
Institute for Health Metrics and
Evaluation (IHME) *14, 33–36,*
84, 92, 98, 100, 113, 241, 249, 260,
307, 312, 314 f., 317 f., 324, 326 f.
Integrated Disease Surveillance and
Response (IDSR) *70, 317*
International Health Regulations
285
Inzidenz *34, 46*
Inzidenzkarten *103*
Italien *19, 232*

Japan *22, 34, 72, 124, 135, 187,*
280, 323
Jenner, Edward *192*
Johnson & Johnson
189, 191, 193, 201

Kanada *35, 218, 232, 326*
Karikó, Katalin *182, 185–187, 305*
Katastrophenschutzübung
219–225, 228, 232, 279, 325
Kenia *149 f.*
Kindersterblichkeit *74–77, 243 f.,*
246–248, 258, 260, 267, 323
Klimawandel *11, 286*
klinische Studien *140, 155, 193,*
198, 252
Klugman, Keith *11, 310*
Kontaktnachverfolgung
118, 121–124, 251, 257, 278, 307

332

Krankheiten
– endemische *13, 66, 228, 262, 264, 275*
Krankheitsüberwachung *68–72, 102, 274 f.*
Kristof, Nicholas *11, 314*

Länder mit hohen Einkommen *326*
Länder mit mittleren Einkommen *163*
Lassafieber *65*
Lateral-Flow-Test *81, 273, 306*
LGC, Biosearch Technologies *83, 317*
Liberia *19*
Lind, James *155 f., 322*
Lipide *186, 201*
Lockdown *110–112, 117 f., 123, 285, 289, 314*
Logistik *50, 61, 256*
London School of Hygiene and Tropical Medicine (LSHTM) *99*
Long COVID *146, 263, 270*
Lüften *116, 125*
Luftfilter *128*
Luftzirkulation *129*
LumiraDx *82 f., 273*

MacLachlan, Ian *186*
Malaria *11–14, 50, 66, 68, 77, 139, 160, 166, 206, 227, 240–243, 250 f., 258–262, 275 f., 284, 307*
Masern *65, 68, 126, 173 f., 210, 255, 284, 322*
Médecins Sans Frontières (Ärzte ohne Grenzen) *66*
medizinische Grundversorgung *258, 277, 285*
Meldesysteme *59*

Messenger-RNA *52 f., 182–191, 196–199, 201, 208, 211, 215, 231, 251, 267, 282, 305, 308*
Middle East Respiratory Syndrome (MERS) *121, 190, 230*
Mikronadelpflaster *216, 269*
minimalinvasive Autopsie *76, 78*
Moderna *187, 191*
Molnupiravir *145, 164*
monoklonale Antikörper (mABs) *143 f., 148, 167, 307*
Mosambik *75, 78, 274*
mRNA-Impfstoff *182, 184–189, 197–199, 201, 208, 211, 215, 231, 267*
mRNA-Technologie *188, 252*
Mumps *173*
Mundel, Trevor *23, 309*
Mutation *227, 276*
Myhrvold, Nathan *17 f., 233 f., 323, 325*

Nasenspray *161, 211, 216*
National Institutes of Health (NIH) *24, 186, 192, 321*
Navajo & Hopi Families COVID-19 Relief Fund *43*
Neuseeland *35, 81, 126*
Nexar *82 f., 317*
Nicht-pharmazeutische Interventionen (NPI) *106 f., 110, 117, 308*
Norwegen *22, 110, 278, 283*
Novavax *190 f., 201*
Nuvaxovid *190 f.*

Olayo, Bernard *149 f.*
Omikron-Variante *31, 40, 45, 99, 111, 124, 128, 249*
Oxford Nanopore *97, 276, 317*

333

Pakistan *64, 151, 256, 316, 327*
Pandemie *5, 10 f., 13, 16, 20, 22–24,*
26–28, 30–33, 35, 37–41, 45, 48,
50 f., 53, 55–57, 59, 61 f., 69, 78 f.,
85, 95, 98–101, 103, 105–107, 109,
113 f., 119 f., 123, 126, 130, 134–138,
147, 149–152, 158, 165, 168, 174,
180, 191, 196 f., 201, 217, 220,
224–226, 228 f., 231, 234, 238–240,
248 f., 253, 262, 264–266, 268,
270, 277, 280, 282, 286 f., 289–294,
296, 298, 300–303, 305, 309 f.,
312, 315 f.
Pandemieausbruch *67, 147*
Pandemieprävention *59, 62, 67,*
76, 176, 262, 264, 328
pan-family therapies 168
Papillomaviren *189*
Pathogene *28, 31, 265, 268, 271*
Paxlovid *145, 153*
PCR-Test *78–80, 82, 91, 272,*
306, 308
Pest *14, 131, 192*
Pfizer *145, 153, 172, 187, 208, 322 f.*
Pflegeheime *116*
Pharmakonzerne *105, 163, 265*
pharmazeutische Therapien *140*
Placebo *157, 193*
Planungsübung *224 f., 228 f.,*
232, 325
Pneumokokken *205*
Pocken *12, 14, 50, 70, 121, 192,*
224, 233, 235, 254, 271
Polio *26, 33, 50 f., 63–66, 72 f.,*
257 f., 316, 322, 327
Präsenzarbeit *292*
Präsenzunterricht *48, 113, 300 f.*
Präventionsmaßnahmen *116, 226*
Präventionsplan *37*

Program for Appropriate Technology
in Health (PATH) *84*
Protein-Untereinheitenimpfstoffe
189
Puck, Theodore *165*

Quarantäne *50, 122, 272, 308*

RECOVERY-Studie *159, 268*
Remdesivir *140, 142, 321*
Rosling, Hans *54, 175, 246 f.,*
316, 326
Rotary International *64 f.*
Rotavirus *74, 205–207, 276*
Röteln *174*

Sabin, Albert *51*
Salk, Jonas *51*
Sambia *213 f.*
Schultz, Kathryn *218*
Schutzausrüstung *223*
Schweden *110, 278, 283*
Seattle *11, 22, 33, 69, 84–86, 89–94,*
96–98, 100, 194, 218, 275, 284,
308, 311
Seattle Coronavirus Assessment
Network (SCAN) *94–98, 284,*
308, 311
Seattle Flu Study *22, 85 f., 89–94,*
96–98, 275, 284, 308, 311
Second-Source-Vereinbarungen
200 f., 269
Seleke, Thabang *42*
Sencer, David *50–52, 315*
Serum Institute of India (SII)
189, 191, 200 f., 204
Seuchen-Großübung *226*
Seuchenschutzsysteme *97*
Shilpashree A. S. *42*

Sierra Leone *19, 241, 247*
Simulationsübung *224 f.*
Singapur *232*
Smil, Vaclav *292*
Social Distancing *17, 25, 29, 45,*
    99, 118, 308, 319
Sotrovimab *144*
South African Centre for Epidemio-
    logical Modelling and Analysis
    99
Spikevax *191*
Starita, Lea *91, 317*
Stephenson, Neal *295*
Stichproben-Registriersystem *75*
strukturgeleitete Forschung *153*
Südafrika *10, 42, 76, 88, 97, 99,*
    111, 162, 239, 249, 252
Südkorea *35, 81, 111, 121, 123*
Superspreader *121, 124 f.*

Taiwan *232*
Tedros Adhanom Ghebreyesus
    69, 239, 321, 326
Telearbeit *292 f.*
Testkits *38, 40, 78, 98, 103, 280*
Testprogramm *40, 88, 96*
Testverfahren *38, 79, 82, 272, 308*
Tetanus *192, 207*
T-Gedächtniszellen *183*
Thailand *232*
T-Killerzellen *183*
Tollwut *192*
Tools *24, 28, 45, 54 f., 58, 66,*
    75, 85, 102, 107, 113, 149, 151, 168,
    235, 258, 265, 267 f., 276, 280,
    282 f., 285 f., 289, 291, 299–303,
    305, 308, 317
Tröpfchen *127, 130, 133*
Trump, Donald *39, 321*

Tuberkulose
    14, 50, 77, 97, 121, 166, 206,
    228, 250 f., 275 f., 278, 307
Typhus *192*

Überreaktion *108 f., 141*
Übersterblichkeit
    34–36, 136, 240, 315
Übertragungsrate *111, 117 f.*
Übertragungsrisiko *123, 137*
Uganda *38*
Ultra-Hochdurchsatz-Screening
    82, 154, 272
UNICEF *65, 142, 166, 209, 254,*
    316, 321, 327
United Nations Population Fund
    247, 326
United States Public Health Service
    48, 50
USA *39, 50, 55 f., 81, 94, 96, 101,*
    115, 131 f., 135, 150, 156, 158, 164,
    172, 175, 187, 218, 222, 224 f.,
    233 f., 237, 302, 326

Vakzin *146, 192, 282, 323*
Vaxart *212*
Vektorimpfstoffe *189*
Videocall *290*
Vietnam *35 f., 72, 81, 121–123,*
    206, 221, 230, 232, 315, 317,
    319, 325
viraler Vektor *53*
Virostatika *14, 140, 143–145, 147,*
    154, 164, 167
Virus *9–11, 19 f., 23, 31, 36 f., 40,*
    44–47, 52, 65, 78–83, 85–89, 91–93,
    99, 105, 108, 110–113, 116, 122–128,
    138, 141–144, 147, 152 f., 160, 165 f.,
    170, 174, 176, 183 f., 187, 189 f.,

335

210 f., 214, 222 f., 230, 232, 234,
248, 251, 262 f., 267, 271, 305,
308, 322
Virusvariante *101, 144, 252*

Wallace, Stephaun *194*
Weissman, Drew *186*
Weltbank *61, 149*
Welthandelsorganisation (WTO)
198
Westafrika *20, 72, 258*
Wissenschaftsfeindlichkeit *105*
World Health Organization (WHO)
*13 f., 16, 22, 43, 60–62, 64 f.,
67, 69 f., 73, 130, 138, 140 f., 149,*

*164, 187, 195, 202, 205, 207,
220, 227, 239, 255, 273, 277, 284,
287, 306, 308, 314 f., 317, 319,
321–327*
Wuhan *10, 314*
Wu Lien-teh *131, 135*

Zielproteine *152 f.*
Zoonose *13, 103*
Zulassungsverfahren
158, 162, 191 f., 204–206, 271
Zytokinsturm *141*